重症医学

（供临床医学专业用）

主　编　吕建农

副主编　燕宪亮　叶　英

编　者（按姓氏笔画为序）：

叶　英　吕建农　李　丽

李　聪　邱小松　卓　越

燕宪亮　薛　婷

东南大学出版社
SOUTHEAST UNIVERSITY PRESS
·南京·

图书在版编目(CIP)数据

重症医学 / 吕建农主编. — 南京：东南大学出版社,2021.3

ISBN 978 - 7 - 5641 - 9472 - 7

Ⅰ. ①重… Ⅱ. ①吕… Ⅲ. ①险症-诊疗 Ⅳ. ①R459.7

中国版本图书馆 CIP 数据核字(2021)第 051317 号

重症医学

主　　编	吕建农	
出 版 人	江建中	
出版发行	东南大学出版社	
责任编辑	胡中正	
社　　址	南京市四牌楼 2 号	
邮　　编	210096	
网　　址	http://www.seupress.com	
经　　销	全国各地新华书店	
印　　刷	南京玉河印刷厂	
开　　本	787 mm×1092 mm　1/16	
印　　张	18.75	
字　　数	470 千字	
书　　号	ISBN 978 - 7 - 5641 - 9472 - 7	
版　　次	2021 年 3 月第 1 版	
印　　次	2021 年 3 月第 1 次印刷	
定　　价	60.00 元	

---

* 本社图书若有印装质量问题,请直接与营销部联系,电话:025－83791830。

前　言

重症医学将可逆性危及生命的疾病状态及器官/系统功能障碍作为研究和诊治对象,经过了上百年的历程,已成为一门专业医学学科,是现代医学不断发展的必然产物。现在重症医学也是临床医学中发展最为迅速的二级学科之一,其专业理论、诊疗技术可谓日新月异,已成为其他临床学科发展的坚强后盾,救治重症患者生命的最后防线。

编写本教材旨在为临床医学专业学生和从事本专业的临床医护人员提供较为系统的重症医学的知识和技能,以提高对危重疾病的认识和诊治水平。

本教材是在前期 5 年的大学本科教学实践的基础上,尽可能融合当今重症医学最新最权威的研究成果而成。全书分为 7 篇 21 章,主要内容包括重症医学的内涵与发展历程,危重病人的救治原则与策略,重要器官与系统重症的监测、评估与治疗,高级生命支持,重症感染的诊治与 ICU 相关性感染等。但由于医学进展快速,我们的水平有限,不免存在不足,有待以后不断完善与提高。

主编　吕建农

2020 年 9 月 19 日

目　录

第一篇　概　论

第二篇　呼吸重症的监测与治疗

第三篇　循环重症的监测与治疗

第四篇　肾脏重症的评估与治疗

第五篇　代谢与营养

第六篇　重症感染

第七篇　综合

第一篇 概论

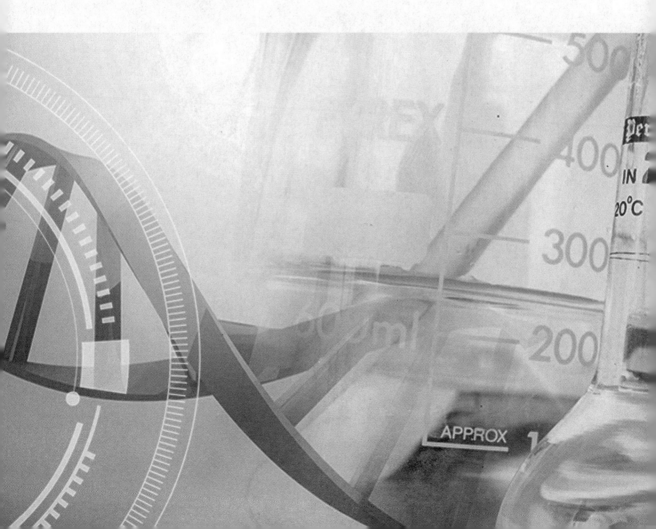

第一章　财介

第一章 绪 论

重症医学(Critical Care Medicine,CCM)是一门医学新兴学科,是现代医学发展到一定阶段的产物。重症医学在世界范围内经历了从无到有的历程,大大提高了重症患者的救治成功率。现在已是临床医学密不可分的重要组成部分。

第一节 重症医学的学科内涵

重症医学是一门研究危及人类生命的疾病状态的发生、发展规律及其诊疗方法的学科,也称为危重病医学、重症监护医学等。

重症医学主要涉及其他临床专科难以诊治的可治性危及生命的疾病,包括:① 急性、可逆、已危及生命的器官或系统功能衰竭;② 存在各种高危因素,具有潜在生命危险的疾病;③ 在慢性器官或系统功能不全的基础上,出现急性加重且危及生命的疾病状态。上述这些疾病也是重症医学收治的适应证。而慢性消耗性疾病及肿瘤的终末状态、不可逆性疾病和不能从加强监测治疗中获得益处的危及生命的疾病,一般不属于重症医学的范畴。

临床上遇到的"急性、可逆、已危及生命的器官或系统功能衰竭"几乎涉及全身各个器官与系统,涉及临床医学其他各专业学科,如急性颅脑损伤导致呼吸循环功能障碍、重症肺炎、急性呼吸窘迫综合征、心脏骤停与心脏骤停后综合征、循环性休克、常规治疗难以缓解的急性心力衰竭、栓塞性血小板减少性紫癜、重症胰腺炎、各种原因导致的急性肝功能衰竭、需要床边肾脏替代治疗的急性肾损伤、严重多发伤、各种重度中毒、脓毒症、多器官功能障碍综合征等。

临床上常见的"存在各种高危因素,具有潜在生命危险的疾病"主要涉及高龄、幼儿、存在多种基础疾病(如冠心病、高血压、高血脂、糖尿病、肥胖、免疫功能异常、营养不良、慢性器官功能障碍等)的急性重要器官或系统的疾病、重要生命器官疾病需要接受重大手术或特殊治疗的患者(如接受心、肺、脑部手术的患者)、手术创面大手术持续时间长的患者、心肺肝肾等器官移植患者、免疫功能低下的感染患者等。

"在慢性器官或系统功能不全的基础上,出现急性加重且危及生命的疾病状态",临床上常见的有慢性阻塞性肺疾病急性发作(AECOPD)伴呼吸衰竭、风湿性心脏病突发心力衰竭、慢性肾功能衰竭急性加重伴急性肺水肿、糖尿病酮症酸中毒、甲状腺危象、高血压危象、狼疮危象等。

就临床而言,重症医学具有鲜明的学科特色,即集中数量足够的专业医护人员和先进监测与治疗设备,实施连续不间断的器官或系统功能状态的监测与评估、持续多器官系统的生命支持和多学科重症疾病的综合诊治。

第二节　重症医学的起源与发展

早先的重症治疗常常在相应的专科中进行,如急性呼吸衰竭归属呼吸科救治,急性心力衰竭归属心内科救治。随着人类社会和现代医学的不断进步,人类寿命不断延长,医学专科的分化也越来越细,同时疾病的复杂程度和严重度越来越高,不少患者同时存在不同专科的多种疾病。人们发现在疾病发展到危及生命的状态时其诊疗技术已超越原有专科的范围,常涉及多学科的知识,并需要各种特殊的器官/系统功能支持技术。到此阶段,客观上需要一个学科能综合应用多学科的知识和先进的诊疗技术对单学科难于救治的重症患者实施更为有效的救治。在这种背景下,重症监护病房(Intensive Care Unit,ICU)应运而生,成为重症医学的发源地。

重症医学的产生与发展,经过了上百年的历程。

1863年,护理学先驱南丁格尔(Florence Nightingale)撰文:"在小的乡村医院里,把病人安置在一间由手术室腾出的小房间内,直至病人恢复或至少从手术的即时影响中解脱的情况已不鲜见。"这种专门为术后病人开设的术后恢复室被认为是ICU的雏形。

1923年,Walter Dandy在美国约翰霍普金斯医院建立了脑外科术后恢复室。

1930年,Kirschner在德国创建术后恢复室与ICU混合型病房。

1937年,Robter Mason在美国麻省总医院建立了术后恢复室。

1947年,美国宾夕法尼亚州成立麻醉学术小组,对306例死亡病人进行分析后发现有效的监测可以使死亡率下降50%。有计划的针对性监测,需要一批具有休克的病理生理知识的重症医生。第一次提出ICU要有专业的人员。

1952年,丹麦哥本哈根脊髓灰质炎爆发,大批需要机械通气的患者的集中救治激发了重症医学的崛起。

1958年,美国Peter Safar(麻醉医师)、Mark Ravitch(外科医师)在马里兰州的巴尔的摩市医院创建了世界上第一个真正意义上的ICU,对患者提供24 h不间断的生命支持。

1963年,Peter Safar移师匹兹堡,成立了麻醉与重症医学系。这是世界上第一个重症医学培训中心。

20世纪60年代末,重症医学在发达国家正式兴起。

1972年,美国在28位医生的提议下,成立了美国重症医学会(Society of Critical Care Medicine,SCCM)。这可能是世界上最早的重症医学学术组织。

1980年,在日本和菲律宾的专家倡导下,成立了西太平洋重症医学会(WPACCM)。

1982年,欧洲重症医学会(European Society of Intensive Care Medicine,ESICM)成立。

1997 年,美国已有超过 5 000 个 ICU。

我国的重症医学起步相对较晚,但发展较快。

20 世纪 70 年代,北京、天津等地医院建立呼吸衰竭、心力衰竭、肾功能衰竭的"三衰病房",可算是中国 ICU 的雏形。

20 世纪 80 年代我国的 ICU 开始在为数不多的三级综合性教学医院兴起。1982 年曾宪九、陈德昌教授在北京协和医院设立了我国第一张具有现代意义的 ICU 病床,随后在 1984 年成立加强治疗科,这是中国最早的重症医学科。

1991 年曾因明等主编的《重症监测治疗与复苏》成为我国最早的重症医学大学本科教材。1997 年 6 月,中华医学会麻醉学分会成立了 ICU 学组,这是中华医学会第一个重症医学学术组织。1997 年,中国病理生理学会成立了危重症专业委员会。

2002 年,北京护理学会成立了重症监护委员会,这是中国最早的重症护理专业学术组织。2003 年,我国 200 家医院共计成立 398 个 ICU。2004 年,中华医学会辽宁危重病学分会成立,这是中国首个省级重症医学学术组织。2005 年 3 月,中华医学会重症医学分会成立,确立了中国重症医学学科地位,为持续快速发展注入了活力。2008 年 7 月,国家批准重症医学为临床医学二级学科。2009 年 1 月前卫生部在《医疗机构诊疗科目名录》中增加"重症医学科"诊疗科目,并要求具备条件的二级以上综合医院设置重症医学科。至此,我国的重症医学与外科、内科、妇产科、儿科、急诊科一样,成为二级临床学科。2020 年 9 月,国家在临床医学专业学位类别下增列重症医学,使重症医学专业研究生教育步入正式轨道。进入 21 世纪,我国重症医学发展迅速,已经成为临床医学中举足轻重的学科,不仅在日常危重病人的救治中,而且在灾害或突发公共事件的重症救治中发挥了主力军的作用。

未来重症医学,不仅是基础研究的热门学科,也是临床医学的朝阳学科。重症医学新的治疗理念与方法将不断出现,监测与治疗设备日益完善与精准,在规范化诊治、智能化医疗、精准医疗上将不断发展。可以预见,未来重症医学在医院内不断发展壮大,并将走出以医院为中心的模式,为急危重症病人提供更快捷高效的医疗服务,造福于人类。

第三节　重症监护病房

重症医学科在临床上依托的病区为 ICU,主要由特别设计的病区、先进的监测与治疗设备和专业化的医护人员所组成,可以对重症患者实施连续不间断的全方位精准监测评估与综合救治。

一、特别设计的病区

病区应位于方便患者转运、检查和治疗的区域,并宜接近手术室、医学影像学科、检验科和输血科(血库)等。

有相对独立的监护治疗区域、洁物储存区、污物处理区、设备存放区、检验室、医务人员办公与生活区、患者家属陪护区等。病区的建筑应该满足提供医护人员便利的观察条件和在必要时尽快接触病人的通道。装饰必须遵循不产尘、不积尘、耐腐蚀、防潮防霉、防静电、容易清洁和符合防火要求的原则。病区具备良好的通风、采光条件。医疗区域内宜恒温恒湿。病区内配备足够数量的非接触性洗手设施和手部消毒装置,如单间每床1套,开放式病床至少每2床1套。要有合理的包括人员流动和物流在内的医疗流向,应设置不同的进出通道,如病员进出通道、医护人员进出通道、洁物通道、污物通道等。

每张监护床使用面积不少于 15 m²,床间距大于 1 m;每个病区要配备一定数量的单间单人监护病室,使用面积不少于 18 m²,用于收治隔离病人。监护病床的数量应符合医院功能任务和实际收治重症患者的需要,三级综合医院重症医学科床位数为医院病床总数的 3%～8%,床位使用率以 75% 为宜。全年床位使用率平均超过 85% 时,应该适度扩大规模。重症医学科每天至少应保留 1 张空床以备应急使用。

二、先进的监测与治疗设备

重症医学需要的监测治疗设备会随着医学科学技术的发展与人类治疗疾病的需求不断地改进与完善。

现阶段重症医学科的基本设备如下:

1. 电气系统 每床单元配备完善的功能设备带或功能架,提供电、氧气、压缩空气和负压吸引等功能支持。每张监护病床装配电源插座 12 个以上,氧气接口 2 个以上,压缩空气接口 2 个和负压吸引接口 2 个以上。医疗用电和生活照明用电线路分开。每个床位的电源应该是独立的反馈电路供应。重症医学科应有备用的不间断电力系统(UPS)和漏电保护装置;每个电路插座都应在主面板上有独立的电路短路器。

2. 监护床 应配备多功能专用监护病床,配备防褥疮床垫。

3. 生命体征监护系统 每床配备床旁监护系统,进行心电、血压、脉搏、血氧饱和度、有创压力监测等基本生命体征监护。为便于安全转运患者,每个重症加强治疗病区至少配备 1 台便携式监护仪。

4. 呼吸机 三级综合医院的重症医学科原则上应该每床配备 1 台呼吸机,二级综合医院的重症医学科可根据实际需要配备适当数量的呼吸机。每床配备简易呼吸器(复苏呼吸气囊)。为便于安全转运患者,每个重症加强治疗病区至少应有 1 台便携式呼吸机。

5. 输注设备 每床均应配备输液泵和微量注射泵,其中微量注射泵原则上每床 4 台以上。另配备一定数量的肠内营养输注泵。

6. 其他必配设备 如心电图机、血气分析仪、除颤起搏仪、心肺复苏抢救装备车(车上备有喉镜、气管导管、各种管道接头、急救药品以及其他抢救用具等)、电子支气管镜、升降温设备等。三级医院常需配置血液净化机、血流动力学与氧代谢监测设备、主动脉内囊反搏设备、体外膜氧合(ECMO)设备等。

三、专业化的医护人员

重症医学科需要配备足够数量,受过专门训练,掌握重症医学基本理念、基础知识和基本操作技术,具备独立工作能力的医护人员。其中医师人数与床位数之比应为 0.8：1以上,护士人数与床位数之比应为 3：1 以上。可以根据需要配备适当数量的医疗辅助人员,有条件的医院还可配备相关的设备技术与维修人员。

现阶段对重症医学医生的基本要求:

1. 具备重症医学执业资格 经过严格的专业理论和技术培训并考核合格。

2. 掌握重症医学的知识与技能 掌握重症患者重要器官/系统功能监测和支持的理

论与技能,要对脏器功能及生命的异常信息具有足够的快速反应能力,如休克、呼吸功能衰竭、心功能不全、严重心律失常、急性肾功能不全、中枢神经系统功能障碍、严重肝功能障碍、胃肠功能障碍与消化道大出血、急性凝血功能障碍、严重内分泌与代谢紊乱、水电解质与酸碱平衡紊乱、肠内与肠外营养支持、镇静与镇痛、严重感染、多器官功能障碍综合征、免疫功能紊乱。要掌握复苏和评估疾病严重程度的方法。

3. 具备器官/系统功能的监测与支持的能力　除掌握临床科室常用诊疗技术外,应具备独立完成以下监测与支持技术的能力,如心肺复苏术、颅内压监测技术、人工气道建立与管理、机械通气技术、深静脉及动脉置管技术、血流动力学监测技术、持续血液净化、纤维支气管镜等技术。

现阶段对重症医学护士的基本要求:

1. 重症护理资格　经过严格的专业理论和技术培训并考核合格。

2. 掌握重症监护的专业技术　输液泵的临床应用和护理,外科各类导管的护理,给氧治疗、气道管理和人工呼吸机监护技术,循环系统血流动力学监测,心电监测及除颤技术,血液净化技术,水、电解质及酸碱平衡监测技术,胸部物理治疗技术,重症患者营养支持技术,危重症患者抢救配合技术等。

3. 其他技能　除掌握重症监护的专业技术外,应具备以下能力:各系统疾病重症患者的护理、重症医学科的医院感染预防与控制、重症患者的疼痛管理、重症监护的心理护理等。

第四节　重症医学与其他学科的关系

重症医学是传统临床医学专科发展到一定阶段而产生的一门新兴学科,虽然与传统的临床医学专科有着密切的联系,但是它的跨学科综合诊治、全方位的器官功能和生命支持是传统专科不能替代的。

一、灾害医学

灾害医学是一门研究灾害发生期间所面临的各种医学问题的发生、发展规律及其应对策略的学科。它更多体现在灾害发生期间,如何利用有限的医疗资源救治更多的患者,而重症患者的救治常常面临挑战。

如何降低灾害所致的伤残率和死亡率,是现代医学救援的核心问题。重症医学作为灾害医学救援中的重要一环,是大批重症患者救治的最后屏障,在提高重症患者的生存率方面发挥重要作用。在灾害发生期间,重症医学的前移,移动 ICU 将使更多的重症患者得到有效救治。

二、急诊医学

急诊医学更多体现在院前及到达医院时的急症与重症患者的早期急救与分检。而重症医学更多体现在入院后的持续高级生命支持。在医院急诊区域设立专业化的 ICU 能在更早时间内为急危重病人提供高质量的生命支持,提高患者生存率。

三、手术学科

手术学科与重症医学相关的是重症患者的外科问题的确定性治疗,而重症医学在围术期重症患者的救治中发挥重要作用,可以说是手术科学不断发展的重要保障。

四、非手术学科

非手术学科的专科疾病发展到严重阶段时需要重症医学的支撑,而重症医学需要传统专科对专科疾病的成熟诊疗知识和技术的支持。

第五节 危重病人的治疗

一、危重病人的治疗原则

危重病人因存在危及生命的单个或多个急性器官或系统功能障碍,或因某些疾病状态或创伤导致其他器官或系统的急性功能障碍而危及生命,或因慢性疾病急性发作而危及生命,或因某种疾病发展到终末状态而危及生命。在临床上对于这些危重病人的救治,通常采取以下基本治疗原则。

(一)优先处理危及生命的病症

当急危重症已经或随时威胁病人生命时,必须立即实施挽救生命的医疗措施。第一时间最紧急的急救措施是针对气道、呼吸和循环问题而采取的开放与保持呼吸道通畅,改善肺部氧合和维持血液循环。这些措施,很多时候要在病人进入 ICU 前就实施。病人进入 ICU 时,或在 ICU 治疗期间,每日每时都应评估上述问题存在与否,采取必要的预防措施,一旦发现,就应快速有效处理。

1. 需要紧急处理的致命性疾病 如气道梗阻、呼吸停止、张力性气胸、心脏骤停、急性 ST 段抬高性心肌梗死、影响血压的快速或缓慢性心律失常、急性大出血、休克等疾病,必须争分夺秒救治。

2. 需要紧急处理的致命性病症 在疾病的演变过程中,如遇到患者发生重度低氧血症、重度低血压或高血压、重度电解质紊乱(如高血钾、低血钾)、严重酸碱紊乱(如酸中毒、碱中毒)、严重低血糖或高血糖、高热或低温、重度颅内高压等,不管是何种疾病或因素所致,必须立即对症处理,使其在短时间内脱离危及生命的状态。

(二)高级有限的器官/系统功能支持

高级器官/系统功能支持体现在当患者发生急性器官/系统功能衰竭时,需要应用不同于普通专科的特殊医疗技术部分或全部替代其功能(如治疗急性肾功能衰竭时连续肾脏替代治疗技术)。在器官/系统功能支持的基础上,再通过对原发病和并发症等病变的治疗,使病变的机体恢复至能依靠自身的器官/系统维持其生命活动的状态。

器官/系统功能的有限支持体现在疾病发展的不同阶段机体所需的器官/系统功能的支持力度会有所不同;有些疾病到一定程度变成不可逆性;目前的器官/系统的功能支持技术还不够完美。器官/系统功能支持的目的是为原发病症的决定性治疗与康复提供保障和赢得时间。通过特殊的支持措施,让患者度过生命危险的阶段,随着原发病症的缓解或治愈而终止。对于不可逆的自然死亡过程,或不可替代的疾病终末状态,实施器官/系统的生命支持意义不大。

(三)多学科融合的综合治疗

在 ICU 的危重患者常常因原发性病变或多发性病变累及全身多个器官与系统的功能,在诊治方面除了应用先进医疗技术外,还需要多个专业学科的知识,并加以应用。这种多学科知识的应用,不是简单的叠加,而是由重症医学专业医生会同其他专科医生,依据病人的病情与病理生理的变化,将多学科知识加以融合的综合治疗。综合治疗涉及的另一层含义是危重患者的治疗不仅仅是对原发病的单一治疗,而是有所侧重地对机体各个器官与系统的全方位的治疗。如对急性呼吸窘迫综合征的治疗,不仅需要不同层次的呼吸支持和对肺部病变的治疗,而且治疗还涉及由此引发的或可能引发的其他器官与系统的功能受损、原发病因、特殊治疗技术(如有创机械通气)等医疗行为可能造成的潜在并发症、患者不能主动经口饮食等诸多方面。所有这些常常涉及多个专科及全身各个器官与系统,只有采取全方位的综合治疗,才有可能使病人最终得到康复。

(四)病因与原发病的治疗

危重病人因病情严重或进行性加重,累及多个器官/系统,并随时出现危及生命的状态。这种发病过程的严重状态,常常会掩盖病因或原发病。患者进入 ICU 前,不少病人的相关检查与评估尚未完善,有的发病病因不明。进入 ICU 后,医护人员面对病人各种危及生命的状态,需要在第一时间给予相应的器官/系统功能支持,以保护其生命;又由于病情复杂凶险,在最初相当长一段时间内病人的生命体征、生理指标变化不定,病情不易稳定,医护人员忙于应对病人出现的各种紧急状况。危重病人在 ICU 接受器官/系统的生命支持后,虽然生命体征及大多数生理指标趋于正常,但这些正常更多的是反映救治的有效性,而不完全是病人实际病情的好转。一旦撤离相应的功能支持措施,病人仍可能面临生命危险。因此,在危重病人的救治过程中,不能忽略病因、原发病的诊断与治疗。病因没有去除,原发病没有得到控制,一味地给予生命支持,除了能延长病人的住院时间,产生高额的医疗费用外,达不到真正救活病人的目的。如脓毒性休克的患者,通过容量复苏和应用血管升压药等循环支持后,虽然可以在一段时间内维持机体的基本血液循环,但是如果没有及时去除致病菌、没有及时处理感染灶,上述支持的效果只能是短暂的,最终仍将面临死亡的结局。因此,在危重病人的救治中,一定要注重病因和原发病的诊断与治疗,做到标本兼治。

二、危重病人的治疗策略

(一)加强监测与治疗策略

加强监测与治疗是危重病人的基本治疗策略。通过设立 ICU,将危重病人集中救治,其主要目的就是要实施这个策略。这个策略的基本内涵是通过配备训练有素、技术精湛、数量充足的专业化医护团队,利用先进的医疗监测设备在床边进行连续精确的生命体征、器官/系统功能和其他病理生理指标的监测,综合影像学、病理学、微生物学等结果,实时动态地对疾病演变过程做出病情评估与分级,依此快速实施特殊的精细器官/系统功能的高级生命支持和其他治疗措施,为危重病人提供连续不间断的全程救治,最大程度降低病死率。

加强监测不仅体现在床边连续、精确、系统的生命体征监测与原发器官/系统功能的监测,而且对有可能涉及的或潜在的其他器官/系统功能状态也要进行有所侧重的监测,巨细无遗,全方位动态评估疾病的病理生理的变化。

加强监测会产生大量数据,需要临床医生进行系统化综合分析,及时发现问题,对病情的轻重缓急做出分级,做出精准治疗决策。智能技术的出现与进步,无疑有利于协助医生的诊治。

加强治疗是相对于传统专科的普通治疗而言的,是在普通治疗基础上的特殊治疗,是快速、连续、精细、多角度全方位的综合治疗。这里的普通治疗是指普通专科常用的治疗方法,而特殊治疗是指利用更为先进的技术性更强的有效治疗方法。后者主要体现在器官/系统功能的支持治疗。如急性呼吸衰竭的呼吸支持,普通治疗仅为鼻导管吸氧,至多面罩吸氧;而加强治疗除此以外,还会利用特殊呼吸支持设备按需选择高流量氧疗,无创或有创机械通气,甚至用最先进高端的体外膜氧合(ECMO)技术。治疗快速性体现在通过加强监测,及时发现问题,即刻床边处理。治疗的连续性体现在不分昼夜地持续不间断覆盖全程的救治。如一般药物的普通治疗常常只在白天进行,而同种药物的加强治疗会覆盖全天 24 h。治疗的精细化除了体现在通过微电脑技术结合病人的特殊药代动力学精确控制用药时机、单位时间内的用药剂量、用药次数,还体现在通过系统监测,针对发病过程中不同的病理生理问题做出分门别类的精准化处理。以休克的循环支持为例,普通治疗常用的方法是给予补液,应用血管活性药物,应用正性肌力药物等治疗。而加强治疗是在连续血流动力学的系统监测、床边超声等动态评估循环功能的基础上,针对血流动力学不同的变化特点,利用输液泵和/或微量注射器分别按需按时进行不同液体不同剂量的容量复苏、不同种类不同剂量的血管活性药物或正性肌力药物的适时应用,并根据实时监测结果,再作出相应的调整,必要时还会应用机械辅助循环技术等。多角度全方位的综合治疗是基于危重病人的病情特点,即原发病常常造成的其他器官与系统功能等多方面的损害,单一的治疗方法不足以解决单个器官或系统的所有问题。如脓毒性休克的救治除了重要的循环复苏外,还涉及抗致病微生物治疗、感染灶的外科处理、多器官功能障碍综合征等一系列医学问题的处理等。因此,对于危重病人必须从疾病发生发展的不同角度实施覆盖全面的综合救治,方可挽救其生命。

加强监测与治疗策略的实施需要配备数量充足的重症医学专业化医护人员,这样才能确保每一位危重病人在病情变化的第一时间都能得到快速有效的诊治。

(二)调整与维持适合机体生存的内环境策略

保持机体内环境(细胞外液)的各种成分和理化性质相对稳定是细胞生存及维持细胞正常生理功能的基本条件,是机体能自由和独立生存的首要条件。绝大多数危重病人会出现不能依靠自身机制维持内环境稳定的病理生理状态。这种状态,将严重影响机体进行正常的新陈代谢,阻碍疾病的康复过程,甚至危及生命。通过体液疗法、氧疗、营养支持、血液净化,目标体温管理,目标血糖管理,血电解质、酸碱、血气管理等一系列医学干预措施,适当调整与维持机体内环境,让受损的组织细胞得以生存与康复,并在一定程度上可以缓解病情的进展,尤其对一部分原因不明的自限性可逆性又缺乏特异性治疗方法的危重病症更为有用。然而,在实施这种策略时,需要注意的是对机体内环境的调整不是一味追求维持其正常生理水平,而是需依据机体病理生理演变过程中所处的实际状态,审时度势,以适合其基本生理需求为度,因势利导、顺势而为之。这种调整和维持机体内环境的治疗策略,通过逐步提供机体组织细胞自身修复的各种底物和赖以生存的内环境,在减轻机体自身调节负担的同时,让受损机体自身康复。

（三）器官/系统功能的替代与保护策略

危重病人常常存在原发性和/或继发性的单个或多个急性器官/系统功能障碍。这种急性的器官/系统功能障碍大多会随着原发病或病因的去除,经过一段时间后得以部分或全部恢复。但是在发病的严重阶段常常不能依靠自身功能维持生命所需的最低生理状态而危及生命。这时临床上常用的基本治疗方法也不足以挽救其生命,而需要通过实施相应的器官/系统功能支持技术,部分或全部代替其功能,直到其自身功能恢复或移植新的器官为止。现在临床上已有各种常用的器官/系统功能支持技术,如有针对呼吸衰竭的机械通气、体外膜氧合;针对肾脏衰竭的连续肾脏替代治疗;针对肝功能衰竭的人工肝支持系统;针对心脏功能衰竭(泵衰竭)的主动脉内囊反搏、左心室辅助泵、体外循环等。

危重病人常因某个器官或系统的疾病,累及其他正常的器官或系统的功能。如病毒性重症肺炎病人,在发生急性呼吸窘迫综合征(ARDS)的同时,常常导致急性肾损伤、急性凝血功能障碍、急性肝功能障碍、急性脑功能障碍、急性胃肠功能障碍,甚至多器官功能障碍综合征等。因此,在危重症的救治中,对发生多器官功能障碍综合征的高危病人要实施相关器官/系统的保护策略。如在动态监测与评估器官功能状态的同时,进行保肝护肾治疗、营养心肌治疗、肺保护治疗、早期肠内营养,避免或慎用对脏器有毒性的药物与其他治疗措施等。

（四）疾病特异性治疗策略

危重病人的疾病特异性治疗策略是不同于普通治疗的技术含量高、针对性极强的特殊治疗。这种治疗策略,除了去除病因外,主要体现在同种疾病采用不同的特殊治疗,不同疾病采用相应的特殊治疗。对于前者,如 ARDS 病人的呼吸支持,因病因不同、严重程度不同、发病阶段不同,需要适时采用不同的支持策略,在实施肺保护性通气策略的基础上,有时还需要实施肺复张策略、高吸入氧浓度低呼气末正压通气策略或低吸入氧浓度高呼气末正压通气策略、半卧位或俯卧位通气策略,甚至还需要体外肺替代(如体外膜氧合)等。对于后者,比较容易理解,即专病专治。除了前述的针对器官/系统功能特殊支持技术外,更多体现在其他特异性治疗,如重症感染的抗生素降阶梯治疗、有机磷中毒的血液灌流、重症自身免疫性疾病的特异性免疫吸附治疗、心脏骤停自主循环恢复(ROSC)后实施的"综合结构化多学科系统监护"策略等。

（五）精准化分层治疗策略

在临床上,我们经常会遇到同种疾病不同个体的危重病人,其疾病严重程度、疾病演变过程、可能累及的其他器官与系统的个数和程度会有所不同。有的病情进展快,来势凶猛,从一开始就险象环生,救治显得十分艰难,病死率高;有的病情进展缓慢而相对稳定,对治疗的反应性好,成功救治机会多。同样疾病接受同样治疗的不同病人,有的能从病死率高的病中奇迹般生还,有的却在病死率低的病中逝去。在临床上也有相当一部分常见病的病人经过规范治疗后病情却不能有效缓解,演变为慢性疾病,随着时间的推延,病情逐渐加重,最终变成危重病人。因危重病人的个体差异,在接受规范化治疗后出现不可预测的临床治疗结局,对从事重症医学的临床医护人员是一个严重的挑战。

精准化分层治疗策略应运而生,其内涵是精准医疗。精准医疗是指以个体化医疗为基础,通过基因组、蛋白质组等技术,对大样本人群与特定疾病类型进行生物标记物的分析与鉴定、验证与应用,从而精确寻找到疾病的原因和治疗的靶点,最终实现对疾病和特定患者进行个性化精确治疗。精准医疗为危重病人的个体化救治提供了一种新的治疗策略。通过对危重病人特异性相关性基因检测与分析,综合种族、地域、性别、年龄、生活环境、饮食习惯、基础病等情况,评估病情的严重性、转归、对各种治疗的有效性等,进行分层管理,优选敏感性与特异性高、疗效好并发症少的治疗方法,制定个体化的治疗方案,以获得最大的救治存活率。

精准化分层治疗策略是危重病人救治中值得关注的治疗策略。

(六) 心理与康复的辅助治疗策略

危重病人在 ICU 治疗期间,不仅要承受身体上原有疾病的痛苦,还会遭受心理上的压力。有意识的危重病人置身于仪器设备林立、医护人员忙碌不停的 ICU 救治环境中时,面对自身疾病的严重性和生命安危,在心理上难免会出现焦虑不安,甚至恐惧;又由于接受有创治疗、保护性约束等,难免导致不适和疼痛。这种心理和躯体上长时间的不良刺激会加剧病人的神经精神系统等功能紊乱,影响原有疾病的恢复过程,甚至出现新的疾病而影响其预后。在临床治疗上,同时为危重病人进行心理治疗是极为重要的辅助治疗策略。如为患者提供舒适温馨的医疗环境,床边专业性心理疏导与人文关怀等。

ICU 获得性衰弱(ICU Acquired Weakness, ICU-AW)是危重症患者常见的获得性神经肌肉功能障碍,表现为肢体无力。有文献报道在 ICU 患者中该病发病率为 25%~100%,是 ICU 较为严重的并发症之一。危重病人因长时间卧床、食欲缺乏、负氮平衡、肌肉萎缩导致体力不支、免疫力下降、深静脉血栓形成等,直接增加感染的风险与控制难度,影响呼吸机撤离、受损器官的修复甚至疾病的转归。在 ICU 期间,同步为患者实施床边专业化的主动与被动相结合的康复治疗是重要的辅助治疗策略之一。

危重病人的治疗原则与治疗策略是从总体上把握重症的救治过程,以最大限度提高病人的救治成活率为目的。随着现代科学技术和医学的不断发展,上述原则与策略定将不断完善和充实。

（吕建农）

第二篇 呼吸重症的监测与治疗

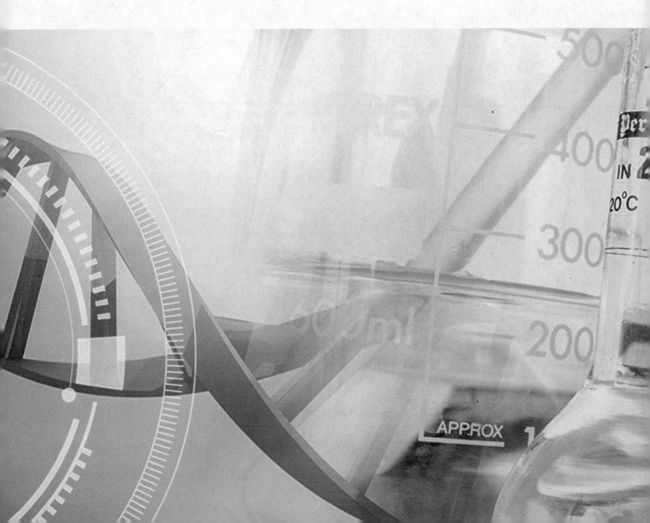

第二章 重症呼吸功能监测与评估

第一节 重症病人肺功能监测与评估

重症病人肺呼吸功能监测与评估主要涉及肺通气功能、换气功能以及呼吸力学。机械通气期间肺功能的监测与评估主要通过呼吸机固有监测装置或另外的肺功能监测装置来实现。肺功能监测方法及对监测结果的正确评估对判断肺部病情的演变,指导病人的治疗,尤其机械通气的实施是十分重要的。

一、通气功能监测

(一)静态肺容量

由呼吸运动过程中肺和胸廓的扩张和回缩引起肺内气体容量变化所产生的各项容量指标构成了静态肺容量。各容量指标相互关系见图2-2-1。

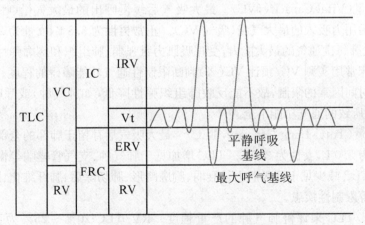

图2-2-1 静态肺容量及组成

1. 潮气量(Tidal Volume,Vt) 每次平静呼吸时吸入或呼出的气体量。正常值:8～12 ml/kg,平均约500 ml。男性400～800 ml,女性300～600 ml。

机械通气时吸气与呼气 Vt 的差值反映呼吸管道的漏气情况。Vt 可作为是否需行机械通气的参考指标,如 Vt<5 ml/kg 应给予机械通气治疗。机械通气治疗中监测 Vt 变化可指导判断呼吸肌功能并指导停机。

2. 补吸气量(Inspiratory Reserve Volume,IRV) 平静吸气末再用力吸入的气量,或称吸气储备量。反映肺脏及胸廓的弹性和吸气肌的力量。

3. 深吸气量(Inspiratory Capacity,IC) 平静呼气末用最大吸气力量吸入的气量,与吸气肌的力量大小、肺弹性和气道通畅情况相关,是最大通气量的主要动力来源,IC＝Vt＋IRV。

4. 补呼气量(Expiratory Reserve Volume,ERV) 平静呼气末再用最大呼气力量呼出的气体量,反映肺脏及胸廓的弹性和呼气肌的力量。

5. 功能残气量(FRC) 平静呼气后肺内残留的气体量。正常成年男性约 2 300 ml,女性约 1 600 ml。

6. 残气量(RV) 最大呼气后肺内残留的全部气体量,亦称余气量,正常范围为1.5～2 L。RV＝FRC－ERV。

监测 FRC 及 RV 对限制性通气功能障碍性疾病(如 ARDS、肺水肿及肺纤维化等)和阻塞性通气功能障碍性疾病(如 COPD、支气管哮喘等)的病人具有重要临床意义。

FRC 主要是缓冲肺泡气体分压的变化,减少通气间歇时对肺泡内气体交换的影响,而 RV 则主要是防止呼气末小气道的闭塞。在病理状态下,FRC 及 RV 会发生变化,如 ARDS 时因弥漫性肺泡损伤,广泛肺泡塌陷,肺容积减少,导致两者均降低。其机械通气策略应以促进塌陷肺泡的复张为核心,进而增加 RV 及 FRC。如使用适宜的呼气末正压(PEEP)、增加吸气时间、缩短呼气时间等。COPD 等阻塞性呼气功能障碍疾病时,因吸气末气道等压点上移,导致呼气时气道直径小于 2 mm 的小气道广泛塌陷,气流呼出受阻,RV 及 FRC 增加。其机械通气策略应以促进塌陷肺泡的复张为核心,进而增加 RV 及 FRC,如增加吸气气流峰值流速、缩短吸气时间、延长呼气时间、使用适宜 PEEP 等。动态监测 FRC 及 RV 的变化比单一测定绝对值更有指导意义。

7. 肺活量(Vital Capacity,VC) 最大吸气后缓慢呼出的最大气量(呼气 VC)或最大缓慢呼气后用力吸入的最大气量(吸气 VC)。正常男性为 3.5 L,女性为 2.4 L。

VC 反映肺每次通气的最大能力,受呼吸肌力量强弱、肺组织和胸廓弹性及气道通畅的影响。临床常用实测 VC/预计 VC(%)判断限制性通气功能障碍的程度。由于 VC 在测定时没有时间因素的限制,故不能反映肺组织弹性降低(如肺气肿)或呼吸道狭窄(如哮喘)等疾病所致的通气功能不全。

8. 肺总量(Total Lung Capacity,TLC) 最大吸气后存留于肺部的全部气体量。正常成年男性为 5.0 L,女性为 3.5 L。TLC 增加见于肺气肿、支气管哮喘等慢性阻塞性肺疾病病人。TLC 减少见于呼吸肌力量衰弱、胸廓畸形、肺切除后、肺纤维化、肺水肿、气胸和胸腔积液等限制性疾患。

常用 RV/TLC 来评价肺气肿的严重程度。RV/TLC 20%～25% 为正常;35%～45% 为轻度肺气肿;46%～55% 为中度肺气肿;>56% 为重度肺气肿。

不同类型疾患肺容量变化具有各自特点(表 2-2-1)。

表 2-2-1 不同肺疾患时肺容量变化

肺容量	限制性疾病	阻塞性疾病	神经肌肉疾患
VC	↓	N 或↓	↓
FRC	↓	↑	N
RV	↓	↑	↑或 N
TLC	↓	N 或↓	↓或 N
RV/TLC	↓	↑	不等

注：↑增高；↓降低；N 正常

（二）动态肺容量

动态肺容量是指单位时间内进出肺的气体量，主要反映气道的状态。

1. 分钟通气量（Minute Ventilation，MV）　静息状态下每分钟呼出或吸入的气量。MV＝Vt×呼吸频率（RR）。成年人正常值 6～8 L/min。机械通气中成人 MV＞10～12 L/min 提示通气过度，如发热、躁动、缺氧等；MV＜3～4 L/min 提示通气不足，如管道漏气、气道不完全堵塞、潮气量设置不当等。

2. 分钟肺泡通气量（Alveolar Ventilation，VA）　静息状态下每分钟进入肺泡进行气体交换的有效通气量，以潮气量与生理死腔量（VD）差乘以每分钟呼吸频率计算，即 VA＝（Vt－VD）×RR。正常值 4.2 L/min，反映肺真正有效的气体交换量。

3. 用力肺活量（Forced Vital Capacity，FVC）　深吸气（吸气至 TLC 位）后用最快速度、最大用力呼气所能呼出的全部气量，亦称用力呼气量（FEV）。$FEV_{1.0}$、$FEV_{2.0}$、$FEV_{3.0}$，分别指最大吸气至 TLC 位后，1 秒钟内、2 秒钟内、3 秒钟内快速呼出的气体量。正常 $FEV_{1.0}$ 为 2.83 L，$FEV_{2.0}$ 为 3.30 L，$FEV_{3.0}$ 为 3.41 L。临床常用正常 $FEV_{1.0}$％（$FEV_{1.0}$/FVC 的百分比）为 83％，$FEV_{2.0}$％为 96％，$FEV_{3.0}$％为 99％表示。用来判断较大气道的阻塞性病变，其中以 $FEV_{1.0}$ 和 $FEV_{1.0}$％意义最大。

4. 最大呼气流量-容积曲线（F-V 曲线）　受试者在最大用力呼气过程中将其呼出的气体容积及相应的呼气流量描记成的一条曲线图形（图 2-2-2）。

MEFV 曲线的临床意义：主要反映在用力呼气过程中胸膜腔内压、肺弹性回缩力、气道阻力对呼气流量的影响。MEFV 曲线前半部分的最大呼气流量取决于受检者呼气时用力大小，而后半部分的最大呼气流量与受检者用力大小无关，主要决定于肺泡弹性回缩力和外周气道的生理性能。MEFV 曲线目前主要用于对小气道阻塞性病变的监测。凡实测值/预计值＜80％为异常。另外，在不同气道阻塞性通气功能障碍时 MEFV 曲线形态各异（图 2-2-2）。随着气道阻塞程度逐渐加重，前半部的呼气峰流速（V_{max}）及后半部的最大呼气流量均逐渐降低。

5. 流量-容积环　在用力吸入和呼出肺活量过程中连续记录流量和容积的变化而绘成的环。环的形状反映了肺容积和整个呼吸周期气道的状态。在限制性和阻塞性病变时可见典型改变（图 2-2-3a）。其中，限制性通气功能障碍（如 ARDS、肺水肿、肺纤维化等）改变（图 2-2-3b），最主要改变为肺总量（TLC）及残气量（RV）减少，而呼气峰流速（PEF）及最大呼气流量（MEF）改变不明显；阻塞性通气功能障碍改变（图 2-2-3c），则主要为 PEF 及 MEF 显著降低，TLC 及 RV 明显增加。

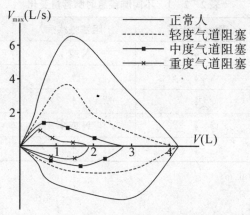

图 2-2-2　正常人及不同程度气道阻塞性通气功能障碍的 MEFV 曲线

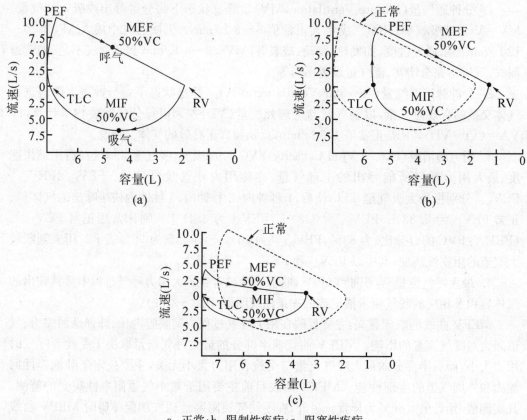

a. 正常；b. 限制性疾病；c. 阻塞性疾病

图 2-2-3　流量-容积环

（三）死腔率 VD/Vt

生理死腔量（VD）占潮气量（Vt）的百分比。用呼吸功能监测仪直接测定，也可根据 Bohr 公式计算，即：

$$VD/Vt = (PaCO_2 - PECO_2)/PaCO_2$$

正常值为 0.2～0.35。反映通气的效率，用于评价死腔对病人通气功能的影响。

二、换气功能监测

肺换气功能受通气/血流比例（VA/Qc）、肺内分流、生理死腔、弥散功能等影响，因此其功能监测包括诸多方面，常用的有以下几种。

（一）一氧化碳弥散量（DL_{CO}）

一氧化碳在肺泡毛细血管膜两侧的分压差为 1 mmHg 时，单位时间（1 min）内通过肺泡毛细血管膜的一氧化碳量（ml），即：$DL_{CO} = \dot{V}_{CO}/(P_ACO - PcCO)$。其中 $\dot{V}_{CO}$ 为肺 CO 摄取速率，P_ACO 为肺泡 CO 分压，PcCO 为肺泡毛细血管 CO 分压。监测方法：病人从 RV 位最大吸入含有已知 CO 浓度的气体，屏气 10 秒，然后快速呼出至 RV 位。取部分肺泡气（呼气末气体）分析 CO，计算在此呼吸过程中吸收的 CO 量。

DL_{CO} 正常为 26.5～32.9 ml/(min·mmHg)。气体通过肺泡毛细血管界面的能力，取决于三个方面的因素：① 肺泡-毛细血管膜的面积；② 肺毛细血管容积；③ 肺泡至毛细血管之间的距离（弥散距离）。以血红蛋白水平校正后，弥散量<预计值的 80%，即提示弥散缺陷。DL_{CO} 降低可发生于 VA/Qc 失调、肺泡-毛细血管膜增厚、肺泡-毛细血管膜破坏（如肺气肿、间质性肺炎或纤维化过程）以及弥散距离增大（如肺水肿等）。

（二）肺内分流量（Qs）和分流率（Qs/Qt）

Qs 指每分钟右心排出量中未经肺内氧合而直接进入左心的血流量；Qs/Qt 是指分流量和心排出量（Qt）的比率。

正常值：3%～8%。Qs/Qt 增加见于以下情况：① 肺弥散功能障碍，如 ARDS、肺水肿；② 肺内通气/血流比例失调，如肺炎、肺不张等；③ 右向左分流的先天性心脏病等。

三、呼吸力学监测

与呼吸运动有关的呼吸力学参数包括：压力、容量和流速三要素及其相关的顺应性、阻力和呼吸做功等。通过该监测可对病人的肺组织弹性、气道阻力和机械通气效率做出更明确的判断，同时监测结果还可以指导机械通气的治疗和参数的调整。

（一）气道阻力监测

呼吸系统的阻力分为弹性阻力和非弹性阻力。非弹性阻力包括呼吸道阻力和呼吸运动时摩擦阻力（组织阻力）。正常情况下，组织阻力仅占全部非弹性阻力的 10%～20%。气道阻力（Airway Resistance，RAW）指气体流经呼吸道时气体分子间及气体与气道内壁间发生摩擦所造成的阻力。RAW 以单位时间流量所需的压力差表示。气道阻力的大小主要由气体本身的性质、气体流动方式及气道口径和长度来决定，在临床上气道口径的变化和气体流动方式起主要作用。人体呼吸道从主支气管到细支气管虽然管腔内径逐渐变小，但总横截面积则逐渐增加。根据气流速度与横截面积的关系，横截面积愈大，气流速度愈慢，气道阻力就愈小。因此，气道的阻力很大一部分位于上呼吸道，包括鼻、口腔、咽喉和气管，其余阻力大部分位于中等大支气管，而直径<2 mm 的小气道，阻力仅占总阻力 20% 左右。

1. 影响气道阻力的因素

(1) 气流形式和速度：气流形式分为层流、湍流（涡流）以及两者同时存在的混合型三种（图2-2-4）。

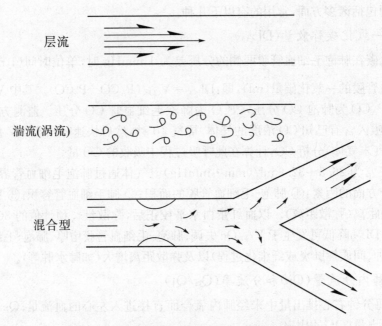

层流

湍流（涡流）

混合型

图2-2-4 不同气流形式（层流、湍流及混合型）

① 层流及速度的影响：气体流动为流线型，与管壁呈平行方向，管道中央部分线流速度较管壁为快，因此形成抛物线形。正常人体呼吸道内，层流时压力（P）与速度（$\dot{V}$）的关系见下列公式：

$$P = K_1 \dot{V}$$

式中，K_1为一常数，与气体黏滞度有关，与气体密度无关。

② 湍流或涡流及速度的影响：当气体在直的管道内以较高速度流动时出现湍流，其特征为气体分子相互撞击，并改变其速度，因此气体流线不呈直线形。湍流见于大气道内气体流动速度较快时。湍流时压力与流速的关系见下列公式：

$$P = K_1 \dot{V}^2$$

式中，K_1为与气体密度有关的常数，与气体黏滞度无关。由公式可见，湍流所需压力与气流速度平方成正比，因此在相同速度下，湍流对气道阻力的影响大于层流。

③ 混合型：为层流和湍流的混合型，见于支气管分叉部位。当支气管内流速较慢的气体进入分支时，或当呼气气体由分支的支气管进入一共同管道时，层流的抛物线形受挫，而在分支部位形成一定数量的湍流。

(2) 气道管径和长度：层流时气道阻力与管径和长度的关系可用以下公式表示：

$$RAW = 8nl/\pi r^4$$

其中，n为气体黏滞度，l为气道长度，r为气道半径。由公式可见，气道阻力与气道长度成正比,而与半径 4 次方成反比。

RAW 直接反映气道的阻塞情况。RAW 增加可见于气道分泌物增多;气管黏膜水肿(如哮喘、支气管炎、肺水肿);支气管痉挛;气道异物;气管内肿瘤;另外见于人工气道或呼吸机管道障碍,如气管插管过深、气管导管套囊疝出或偏心、人工气道内形成痰痂、呼吸机管道内积水等。RAW 降低可见于呼吸机管道脱落;管道漏气;气管插管套囊压力过低等。对机械通气病人实施气道阻力监测有利于评价气道病变的程度、指导机械通气的撤机和呼吸治疗,评价支气管扩张药物的疗效等。

(二) 肺顺应性(C_L)监测

单位经肺压改变时所引起的肺容量变化,即:

$$C_L = 肺容量的改变(\Delta V)/经肺压(P_{tp})$$

$$经肺压 = 肺泡压(P_{alv}) - 胸膜腔内压(P_{pl})$$

C_L 反映一定压力下肺容量扩张的难易程度,是反映肺组织弹性的指标。肺顺应性又分为静态肺顺应性(Static Compliance,C_{st})和动态肺顺应性(Dynamic Compliance,C_{dyn})。C_{st} 指在呼吸周期中气流暂时阻断时测得的肺顺应性,主要由肺泡表面张力及肺组织弹性决定。C_{dyn} 指在呼吸周期中,气流未阻断时测得的肺顺应性,受肺组织弹性和呼吸道阻力的双重影响,它同时反映肺组织弹性及气道阻力的情况。利用呼吸机监测结果,可以通过以下公式计算出 C_{st} 和 C_{dyn}:

$$C_{st}(L/cm\ H_2O) = Vt/(P_{plat} - PEEP)$$

$$C_{dyn}(L/cm\ H_2O) = Vt/(P_{peak} - PEEP)$$

式中,P_{plat} 为气道平台压,P_{peak} 为气道峰压,PEEP 为呼气末正压。正常成人 C_{dyn} 为 50～80 ml/cm H_2O,C_{st} 为 60～100 ml/cm H_2O。C_L 主要用于:① 评价肺组织的弹性:C_{st} 减少,常见于肺实质损害、肺表面活性物质功能障碍和肺容积减小,如 ARDS、肺不张、肺水肿、肺炎等限制性通气功能障碍病人;C_{st} 增加,多见于肺气肿。② 检测小气道疾患:在小气道疾患时,随呼吸频率增加,C_{dyn} 可明显减小(称动态顺应性的频率依赖性,FDC)。FDC 是检测小气道疾患最敏感的指标之一。③ 指导机械通气模式的调整和 PEEP 的应用。

(三) 压力-容量环(P-V 环)

P-V 环是指受试者做平静呼吸或接受机械通气,用肺功能测定仪描绘的一次呼吸周期潮气量与相应气道压力相互关系的曲线环(图 2-2-5)。因其表示呼吸肌运动产生的力以克服肺弹性阻力(肺顺应性)和非弹性阻力(气道阻力和组织黏性)而使肺泡膨胀的压力-容量关系,故也称为肺顺应性环。P-V 环反映呼吸肌克服阻力维持通气量所做的功(WOB)。

P-V 环的意义在于:① 利用病人自主呼吸或机械辅助通气时所测得的 P-V 环可计算病人呼吸做功,作为客观的定量指标。为使病人呼吸肌得到完全休息,可以用较高的压力支持,使 WOB_P 为零;如病人需要呼吸锻炼,可逐步减少 PSV 水平,使 WOB_P 逐渐增加至正常水平,而不增加病人的呼吸肌负荷。② 指导呼吸机撤离,如 $WOB_P < 0.75$ J/L 撤机多能成功,$WOB_P > 0.75$ J/L 可导致呼吸肌疲劳。③ 定量判断呼吸困难的程度,

WOB_P 在 0.85~1.15 J/L 时为典型的呼吸肌运动负荷增加,$WOB_P>1.25$ J/L 为严重呼吸肌疲劳的高负荷状态。④ 评价气管插管、呼吸机和其他治疗对呼吸功的影响。⑤ 寻找 WOB 增加的原因,便于迅速纠正。WOB 增加可见于气道阻力增加、胸肺顺应性减退、呼吸机的触发水平调节不当、病人和呼吸机对抗(人机对抗)、通气方式选择不当、存在内源性 PEEP 等。

图 2-2-5 中 ABC 三角形面积表示呼吸时消耗于弹性阻力的功;而半圆形 D 的面积表示呼吸时消耗于非弹性阻力的功。根据 P-V 环的形状可以对某些疾病状态做出判断。例如阻塞性通气功能障碍病人,以气道阻力增加为主,弹性阻力改变不明显(图 2-2-5b);而限制性通气功能障碍病人,以弹性阻力增加为主而气道阻力改变不明显(图 2-2-5c)。

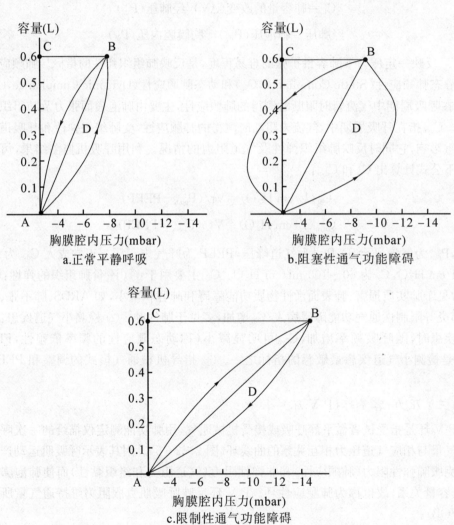

a.正常平静呼吸

b.阻塞性通气功能障碍

c.限制性通气功能障碍

注:1 mbar=100 Pa

图 2-2-5 生理及病理情况下的压力-容量环

第二节　血液气体监测

　　重症病人的呼吸支持,主要是维持呼吸功能的稳定和充分的组织供氧。对呼吸状态的全面判断,有赖于血液气体分析。因此,血液气体分析已成为临床上不可缺少的监测项目。

一、血液气体监测指标及临床意义

　　血气分析时常用参数的符号、名称、正常值及单位见表 2-2-2。

表 2-2-2　血气分析常用数据

符号	名称	正常值及单位
$C\text{-}O_2$	全血氧含量	—
CaO_2	动脉血氧含量	200 ml/L
$C_{\bar{v}}O_2$	混合静脉血氧含量	150 ml/L
$C_{(a\text{-}v)}O_2$	动静脉氧含量差	50 ml/L
VO_2	氧耗	$110\sim180$ ml/(min·m²)
VCO_2	二氧化碳产生量	$3\sim4$ ml/L(kg·min)
DO_2	氧供	$520\sim720$ ml/(min·m²)
SO_2	血氧饱和度	—
S_aO_2	动脉血氧饱和度	$96\%\sim100\%$
$S_{\bar{v}}O_2$	混合静脉血氧饱和度	$>70\%,<80\%$
PO_2	氧分压	—
$P_{\bar{v}}O_2$	混合静脉血氧分压	40 mmHg
$P_{(a\text{-}v)}O_2$	动静脉氧分压差	50 mmHg
P_AO_2	肺泡气氧分压	102 mmHg
P_{50}	血氧饱和度为50%时的氧分压	26.6 mmHg
$A\text{-}aDO_2$	肺泡与动脉血氧分压差	$5\sim15$ mmHg(FiO_2 21%) <150 mmHg(FiO_2 100%)
TCO_2	二氧化碳总量	动脉血 490 mmol/L 静脉血 530 mmol/L
PCO_2	二氧化碳分压	—
$PaCO_2$	动脉血二氧化碳分压	40 mmHg
P_ACO_2	肺泡气二氧化碳分压	40 mmHg
$P_{\bar{v}}CO_2$	混合静脉血二氧化碳分压	45 mmHg
$P_{tc}O_2$	经皮氧分压	—
$P_{ET}CO_2$	呼气末二氧化碳分压	$34\sim40$ mmHg

符号	名称	正常值及单位
$P_{tc}CO_2$	经皮二氧化碳分压	—
SpO_2	脉搏血氧饱和度	95％～97％
$A-DO_2/PaO_2$	呼吸指数	<0.15
PaO_2/FiO_2	氧合指数	430～560 mmHg
Qs/Qt	分流率	<5％

（一）血氧分压（Partial Pressure of Oxygen，PO_2）

血氧分压是指物理溶解在血液中的氧分子所产生的压力。在吸入空气的情况下，以溶解状态存在于血中的氧是很少的，每 100 ml 血液中仅能溶解氧约 0.3 ml，而绝大部分氧是以与血红蛋白相结合的形式存在并被运输的。

动脉血氧分压（PaO_2）：正常人 PaO_2 为 80～100 mmHg，并随年龄的增加而呈进行性的下降（表 2-2-3），其关系也可用公式表示，即：PaO_2（mmHg）=102-0.33×年龄（岁），但随着年龄增大，PaO_2 一般不低于 70 mmHg。

表 2-2-3　各年龄组动脉血氧分压的正常值（单位：mmHg）

年龄	均数	全距
20～29 岁	94	84～104
30～39 岁	91	81～101
40～49 岁	88	78～98
50～59 岁	84	74～94
60～69 岁	81	71～91

氧在血液中的溶解量随吸入氧分压（P_1O_2）升高而增多。而在通常情况下，P_1O_2=（PB-PH$_2$O）×FiO_2，故 P_1O_2 的高低直接受 FiO_2 的影响。提高 FiO_2 可提高 P_1O_2。在不同大气压的情况下，PaO_2 的高低与大气压呈正相关（表 2-2-4）。另外，PaO_2 的高低也受到 P_ACO_2 或 P_aCO_2 的影响，即 P_aCO_2 升高，PaO_2 将相应降低。在临床上解释病人 PaO_2 时，通常必须考虑以下四个因素：P_1O_2（主要是 FiO_2）、病人年龄、P_aCO_2 水平和先前肺部疾病状态。

动脉血氧分压反映机体的氧合状态。血氧分压与组织供氧情况有直接关系，即氧向组织中释放并不直接取决于血氧饱和度的高低，而是直接取决于 PaO_2 的高低。因为氧从毛细血管向组织方向弥散的动力为 $P_{(a-t)}O_2$。当 PaO_2<20 mmHg 时，组织就失去了从血液中摄取氧的能力。

表 2-2-4　大气压对氧分压和血液氧含量的影响(Hb＝150 g/L)

氧指标	1 个大气压		2 个大气压	3 个大气压
	空气	纯氧	纯氧	纯氧
P_1O_2(mmHg)	150	713	1 426	2 139
PaO_2(mmHg)	100	600	1 313	2 026
PvO_2(mmHg)	39	48	68	360
CaO_2(容积％)	19.3	21.3	23.4	25.5
CvO_2(容积％)	14.3	16.3	18.4	20.5
$C_{a\text{-}v}O_2$(容积％)	5	5	5	5

（二）血氧饱和度（Oxyhemoglobin Saturation，SO_2）

血红蛋白被氧饱和的程度，以百分比表示，亦即血红蛋白的氧含量与氧容量之比乘以 100。

$$血氧饱和度(SO_2)＝\frac{Hb\ 氧含量}{Hb\ 氧容量}×100$$

从上式可知，血氧饱和度和血红蛋白的多少无关。

1. 动脉血氧饱和度（S_aO_2）　组织氧供的指标之一。在正常情况下，S_aO_2 与 PaO_2 存在相关性，如 S_aO_2＜90％，PaO_2 常＜60 mmHg。S_aO_2＜90％常提示低氧血症。但将 S_aO_2 作为组织缺氧的指标没有 PaO_2 敏感，这与 S_aO_2 是一个浓度比值及其高低受诸多因素影响有关。血氧饱和度的高低与血红蛋白和氧的结合能力（或称亲和力）有关。氧与血红蛋白的结合与氧分压直接有关，亦受到体温、二氧化碳分压、H^+ 浓度（即 pH）的影响，还与红细胞中有机磷酸盐以及代谢产物形成的脂含量多少有关（图 2-2-6）。此外，与血红蛋白的功能状态亦有关，如一氧化碳血红蛋白、变性血红蛋白即无这种与氧结合的能力。组织碱中毒时，血红蛋白与氧的亲和力较高，向组织释放的氧量减少，组织可能得不到足够的氧供而发生缺氧。组织酸中毒时，血红蛋白与氧的亲和力降低。

2. 脉搏血氧饱和度（SpO_2）　脉搏血氧饱和度仪测定 SpO_2 主要根据血红蛋白的光吸收特性而设计，由于能无创伤连续经皮监测血氧饱和度，因而是每个病人必备的常规监测手段之一。

脉搏血氧饱和度仪依据光电比色原理，利用不同组织吸收光线的波长差异设计而成。脉搏血氧饱和度仪起到间接测定动脉血氧分压作用。血氧饱和度和动脉血氧分压相应对照如表 2-2-5 所示。脉搏血氧饱和度仪使用十分方便，只需将不同规格和形状的传感器，固定在毛细血管搏动部位（指、趾端甲床，耳垂，鼻翼，足背），开机数秒钟即可以数字及波形显示脉率及 SpO_2。

表 2-2-5　S_aO_2 与 PaO_2 相应对照表(pH＝7.4，T＝37 ℃)

S_aO_2（％）	50	60	70	80	90	91	92	93	94	95	96	97	98	99
PaO_2（mmHg）	27	31	37	44	57	60	63	66	69	74	81	92	110	159

从氧离曲线（图 2-2-6）特点可知，在 PaO_2＜99 mmHg 时，S_aO_2 可以灵敏地反映

PaO_2 的变化,特别当缺氧时,PaO_2 在 60 mmHg 以下,此时氧离曲线在陡直部 S_aO_2 急剧下降,比 PaO_2 的下降更为灵敏。因 SpO_2 与 S_aO_2 呈显著相关,相关系数为 0.90~0.98,所以以用脉搏氧饱和度仪测定 SpO_2 以间接反映氧分压变化十分可靠,能在症状和体征出现之前诊断低氧血症状。

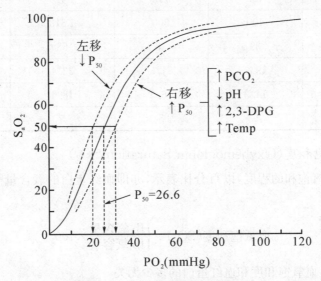

图 2-2-6　氧离曲线与影响因素

3. 混合静脉血氧饱和度($S_{\bar{v}}O_2$)　可经右心导管由肺动脉内取混合静脉血直接测得,亦可用置入肺动脉的光导纤维心导管监测系统持续监测。

$$S_{\bar{v}}O_2 = S_aO_2 - VO_2/13.9 \times Q \times [Hb]$$

正常值 65%~75%。反映由心排血量、S_aO_2、血红蛋白浓度决定的氧输送与氧消耗之间平衡关系的指标,低的 S_aO_2、低心排血量、低血红蛋白浓度、DO_2 减少或 VO_2 增加可导致 $S_{\bar{v}}O_2$ 的降低。所有这些情况都将影响组织氧供与氧耗。因此,单独监测 $S_{\bar{v}}O_2$ 有助于确定任何可能导致组织氧合损害的情况。即低 $S_{\bar{v}}O_2$(通常<60%)可明显反映上述公式右侧一个或多个因素所造成的异常状态。在脓毒症和左向右分流(包括心内或以外)时 $S_{\bar{v}}O_2$ 会升高。

（三）二氧化碳分压（PCO_2）

1. 动脉血二氧化碳分压（$PaCO_2$）　物理溶解于动脉血中的二氧化碳所产生压力。$PaCO_2$ 是肺泡通气与二氧化碳产生量平衡的结果,在二氧化碳产生量不变的情况下,$PaCO_2$ 与肺泡通气量呈反比关系,因此,$PaCO_2$ 是反映通气功能的重要指标。同时 $PaCO_2$ 也是酸碱平衡的指标。$PaCO_2$ 的正常值为 35~45 mmHg。$PaCO_2 > 45$ mmHg 提示通气不足,见于:① 中枢性或外周性呼吸抑制,如过深的镇痛镇静,术后全麻药物残余、高平面椎管内麻醉时;② 机械通气时呼吸机调节不当或呼吸机故障;③ 二氧化碳生成增加,如寒战、高热、输入碳酸氢钠、二氧化碳气腹时。$PaCO_2 < 35$ mmHg 提示通气过度,见于:① 中枢神经系统疾病如脑炎、脑卒中;② 精神因素如癔症、疼痛等;③ 低氧血症;④ 发热、甲亢、呼吸机通气过度等;⑤ 代谢性酸中毒的代偿。

2. 呼气末二氧化碳分压（$P_{ET}CO_2$）监测　呼气末 CO_2 监测（$P_{ET}CO_2$）主要根据红外线原

理、质谱原理、拉曼散射原理和图-声分光原理,测定呼气末二氧化碳。以红外线二氧化碳分析仪为例,其是用红外线技术,使 CO_2 能在窄波长范围内吸收红外线光,呼气的红外线吸收,是通过侧气流或主气流采集气体样本来测定,即分为主流型和旁流型。主气流传感器是插入呼吸回路中间,有特殊插入器使红外线经此而至气道,没有采样管,故要比侧气流分析仪准确。

通过呼气末 CO_2 监测仪可描记二氧化碳波形(图 2-2-7),标准曲线分四部分:上升支、肺泡平台、下降支、基线,P、Q、R 为呼气相,R、S、T 为吸气相,曲线与基线之间的面积是二氧化碳排出量。

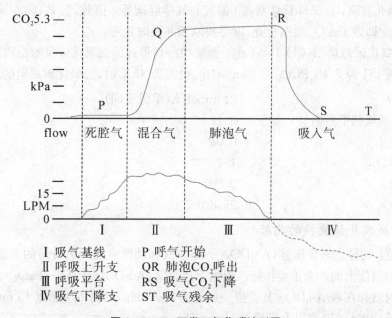

Ⅰ 吸气基线	P 呼气开始
Ⅱ 呼吸上升支	QR 肺泡CO_2呼出
Ⅲ 呼吸平台	RS 吸气CO_2下降
Ⅳ 吸气下降支	ST 吸气残余

图 2-2-7 正常二氧化碳波形图

$P_{ET}CO_2$ 的正常值为 38 mmHg 左右,较 $PaCO_2$ 低 1~3 mmHg。呼气末 CO_2 监测临床应用包括:

(1)估计 $PaCO_2$:机械通气时维持正常通气,根据 $P_{ET}CO_2$ 监测和调节肺泡通气量,尤其是心肺功能正常、呼吸管理中无明显肺泡死腔增大,血流动力学稳定的病人。小儿心肺功能良好,$P_{ET}CO_2$ 较能准确地反映 $PaCO_2$,但还要看到,儿童机械死腔与 Vt 的比值增大,尤其呼吸频率快,机械通气时新鲜气流量高等因素均可使 $P_{ET}CO_2$ 低于 $PaCO_2$。此外,高频喷射通气(HFJV)时,$P_{ET}CO_2$ 与 $PaCO_2$ 相关性和频率有关,当 RR<60 次/分时,两者相关性最密切,随 RR 增快,两者相关性显著下降。当 RR> 200 次/分时,$P_{ET}CO_2$ 不能准确反映 $PaCO_2$。

(2)结合 $PaCO_2$ 分析和处理异常情况:大多数情况下,$P_{ET}CO_2$ 可代替 $PaCO_2$,但如果影响动脉血与呼气末二氧化碳分压差[P(a-ET)CO_2]的因素很多,如果术中呼吸管理不当或发生明显呼吸、循环障碍和意外并发症时,如仍以 $P_{ET}CO_2$ 代替 $PaCO_2$ 监测和调节通气量,则可导致判断失误,甚至引起意外。

引起 $P_{ET}CO_2$ 异常升高的原因有:① 在波形不变的情况下,$P_{ET}CO_2$ 逐渐升高可能与分钟通气量不足、二氧化碳产量增加或腹腔镜检查时行二氧化碳气腹 CO_2 吸收有关;

② 如同时伴有基线抬高提示有二氧化碳重复吸入，见于麻醉呼吸环路中活瓣失灵、CO_2 吸收剂耗竭。在应用麦氏系统时表示新鲜气流量不足；③ $P_{ET}CO_2$ 突然增高而基线为零可能是由于静脉注射碳酸氢钠或松解肢体止血带引起。

导致 $P_{ET}CO_2$ 异常降低的原因有：① 突然降低为零，见于呼吸环路断开、气管导管脱出或误入食管、采样管阻塞等气道相关事件；② 呈指数形式降低，见于短时间内循环血容量快速减少致血压下降、肺栓塞及心搏骤停等；③ 突然降低但不为零，可由气管导管扭折、通气回路部分脱连接引起。

影响呼气末 CO_2 测定准确性的其他因素有：① 操作未调零和定标；② 回路气体损失；③ 婴幼儿监测；④ 采样管堵塞；⑤ 漏气和气体混杂等。因此，当 $P_{ET}CO_2$ 异常升高或降低时，应立即做 $PaCO_2$ 对照检查，以寻找原因并及时处理。

3. 二氧化碳总量（$T\text{-}CO_2$） 存在于血浆中一切形式的二氧化碳量的总和。

当血液 pH 为 7.40、PCO_2 为 40 mmHg、血温为 37 ℃ 时，二氧化碳总量的组成应是：

[HCO_3^-]	24 mmol/L（单位下同）
[蛋白质氨基甲酸酯]	0.17
[CO_3^{2-}]	0.03
[$CO_2(D)$]	1.2
[H_2CO_3]	0.001 7
$T\text{-}CO_2$	25.401 7

（四）反映气体交换的指标

1. 肺泡-动脉血氧分压差（$A\text{-}aDO_2$） 肺泡气和动脉血之间氧分压的差值。它是判断肺的氧弥散能力的一个重要指标。根据上述含义：$A\text{-}aDO_2 = P_AO_2 - PaO_2$

正常时就存在着 $A\text{-}aDO_2$，其差值一般约为 6 mmHg，最高不应超过 15 mmHg，并随年龄的增长而增长，70 岁以上可增至 30 mmHg。

另外，在临床上 $A\text{-}aDO_2$ 还受以下因素的影响：如右向左分流的大小、FiO_2、$C_{(a-v)}O_2$、VO_2、心排血量、氧离曲线的位置等（图 2-2-8）。如严重呼吸功能不全可因肺血右向左分流，以及肺通气/血流比例失调等原因而使之增至 60 mmHg。在病理状态下，$A\text{-}aDO_2$ 的大小取决于肺泡毛细血管膜的弥散功能和通气/血流比例失调的严重程度。根据 P_ACO_2 和 $A\text{-}aDO_2$ 的大小，从表 2-2-6 可看出通气功能不全所造成的低氧血症状态。

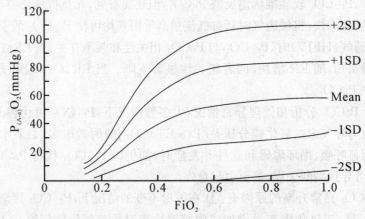

图 2-2-8　FiO_2 从 0.21 到 1.0 时正常（$A\text{-}aDO_2$）范围

表 2-2-6 P_ACO_2 与 A-aDO_2 对 P_aO_2 的影响（吸入空气） 单位：mmHg

P_ACO_2	P_AO_2	A-aDO_2	PaO_2
40	100	100～30	90～70
60	69	100～30	60～40
80	50	100～30	40～30

由于 A-aDO_2 所反映的肺氧交换效率的损害常较其他常见的任何单一参数为早，所以它是早期反映肺换气功能不全的敏感指标之一。如果 A-aDO_2＞30 mmHg，缺氧自然更为严重。吸纯氧 15 分钟后，A-aDO_2 不应超过 100 mmHg。但在广泛肺实变、肺不张、肺水肿及呼吸道大量积痰的情况下，A-aDO_2 可增至 100～200 mmHg 以上。在 ARDS，吸纯氧后 P_aO_2 亦难以超过 50 mmHg。

临床上由于给氧方法不同而使 P_iO_2 有很大差异。因此，欲测定 A-aDO_2，应对吸入氧浓度进行直接测定，如此更能符合实情。在抢救呼吸衰竭过程中，对 A-aDO_2 进行动态观察极有价值，但应以相同的 P_iO_2 为基准，而不能脱离 P_iO_2 而单看 A-aDO_2 的绝对值。

2. 氧合指数（P_aO_2/FiO_2） 主要根据 FiO_2 和动脉血气分析计算。正常值 430～560 mmHg。当 FiO_2 变化时 P_aO_2/FiO_2 反映氧气交换状况。P_aO_2/FiO_2 为 400～500，提示肺氧交换效率正常；P_aO_2/FiO_2≤300 提示肺的氧弥散功能受损，ARDS 病人低氧血症的主要原因即为分流。

3. 呼吸指数（A-aDO_2/P_aO_2） 利用 A-aDO_2 和 P_aO_2 作为肺氧合能力的指标。计算如下：

$$呼吸指数＝A-aDO_2/P_aO_2$$

具有以下特点：① 即使 FiO_2 不同，仍有参考价值；② 呼吸指数的变化与肺功能状态呈现明显的相关性，呼吸指数越大，说明肺功能越差，呼吸指数的动态观测对预后的判断亦有价值；③ 利用呼吸指数列线图可以大致预计出该病人在不同 FiO_2 条件下的 P_aO_2 值（图 2-2-9）。

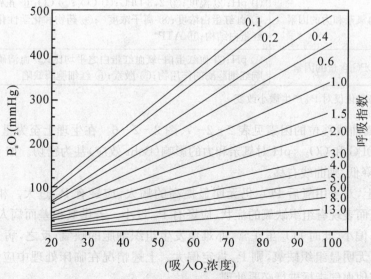

图 2-2-9 呼吸指数列线图

正常值<0.15,呼吸指数参照范围为 0.1～0.37。呼吸指数>1 表明氧合功能明显减退,>2 常需机械通气。呼吸衰竭者在一般氧治疗情况下,如 P_aO_2 仍<60 mmHg,亦即呼吸指数仍超过 2 时,必须插管。呼吸指数和肺泡-动脉血氧分压差是判断肺心病呼吸衰竭程度、病情监测及预后的重要指标。

（五）反映气体血液运输的指标

1. 氧总量(C-O_2)　溶解于血液中的氧量和与血红蛋白结合的氧量的总和。临床测定每克血红蛋白完全与氧结合可携带 1.34 ml 的氧。如果血红蛋白为 15 g/dL,则每百毫升血液可携氧 20.1 ml。C-O_2 与氧分压之间存在着一定的关系,但是当血氧分压>100 mmHg 后,与血红蛋白相结合的氧量并不随氧分压的增高而继续增加。此时全血氧含量的增加与血浆溶解氧量的增加却呈现平行的比例关系。

温度可以影响氧的溶解度,亦可以影响氧分压。因此当病人有发热或低温时,要进行校正。温度亦影响到氧分压与血氧饱和度的平衡,当温度升高时,血红蛋白与氧的亲和力下降,反之亦然。因此,在低温麻醉时对组织的供氧相对较困难。氧总量可以按照下列公式进行计算:

$$C\text{-}O_2 = (1.34 \times Hb \times S_aO_2) + 0.003\ 15 \times PO_2$$

此式中 1.34 ml 代表每克血红蛋白 100% 饱和时所能结合的氧量。但是实际上血红蛋白并不是百分之百被氧饱和的,因此需要乘以血氧饱和度。0.003 15 是氧的溶解常数,$PO_2 \times 0.003\ 15$ 即为物理溶解的氧量。

2. P_{50}　血氧饱和度为 50% 时的 PO_2 称为 P_{50}。正常人在 pH=7.40,PCO_2=5.3 kPa,BE=0 mmol/L,T=37 ℃情况下,血红蛋白氧饱和度为 50% 的 PO_2 值是 26.6 mmHg。由于 P_{50} 位于氧离曲线的陡直部位,它的变化可反映氧离曲线位移方向和血红蛋白与氧亲和力的高低。

表 2-2-7　影响 P_{50} 的因素

影响对象	影响因素
影响血红蛋白氧亲和力的因素	① pH;② 温度;③ 2,3-DPG;④ CO_2;⑤ CO;⑥ 正铁血红蛋白;⑦ 血红蛋白浓度;⑧ 离子浓度*;⑨ 药物和化学性化合物;⑩ 血红蛋白结构;⑪ ATP*
影响红细胞 DPG 含量的因素	① pH;② 血红蛋白-氧血红蛋白之平均比;③ 血清磷酸盐;④ 影响红细胞酶的作用物;⑤ 激素;⑥ 红细胞酶缺陷

注:* 这些变化仅对 P_{50} 产生微小改变

影响氧离曲线移位的因素见表 2-2-7、图 2-2-6。在生理上至为重要的因素是 pH、T、2,3-DPG 和 CO_2。pH 对氧亲和力的影响(Bohr 效应)甚为密切。如 pH 增加,曲线左移;pH 降低,则曲线右移。

在临床上,对于用氧后 PO_2 仍无明显提高的病人,应疑有 P_{50} 过大。相反,如病人 PO_2 并不低,而表现有组织缺氧的症状,应疑有 P_{50} 过小。若供氧稍差而病人 PO_2 尚好,则可能是 P_{50} 偏小,此时 PO_2 虽正常,亦难免发生组织细胞的缺氧;反之,病人 PO_2 较低而耐受良好,无明显组织缺氧,则 P_{50} 肯定偏大。上述情况在临床处理中应经常予以注意,并结合其他血气指标进行必要处理。

二、组织氧代谢与监测

(一)基本概念

1. 氧输送　心脏左心室泵入体循环的氧输送到细胞内利用氧的部位线粒体的过程。氧输送包括了肺通气、肺换气、氧在血液中的运输,以及氧在组织的释放四个阶段。因此,涉及氧输送的监测内容包括:① 氧吸入的监测:动脉血氧分压(P_aCO_2)、氧合指数(P_aO_2/FiO_2)、肺泡-动脉血氧分压差 $P_{(A-a)}O_2$、肺内分流量(Qs/Qt);② 氧转运的监测:氧容量(CO_2 max)、动脉血氧含量(C_aO_2)、游离血红蛋白(FHb)、氧合血红蛋白(O_2Hb);③ 氧释放的监测:P_{50}。

2. 氧耗量(VO_2)　在微循环水平,血液中所携带的一部分氧被组织细胞摄取,动脉血中的氧含量逐渐减少,动脉血也逐渐演变成为静脉血。在这个过程中,机体组织细胞实际消耗氧的量称为氧耗(VO_2),指单位时间里全身组织消耗氧的总量,由动脉血氧含量和混合静脉血氧含量($C_{\bar{v}}O_2$)的差值与心排血指数的乘积获得。

即:$VO_2 = (C_aO_2 - C_{\bar{v}}O_2) \times CI \times 10 = [(Hb \times S_aO_2 \times 1.34 + P_aO_2 \times 0.003\ 15) - (Hb \times S_{\bar{v}}O_2 \times 1.34 + P_{\bar{v}}O_2 \times 0.003\ 15)] \times CI \times 10$

其中:$C_{\bar{v}}O_2$ 为混合静脉血的氧含量,$P_{\bar{v}}O_2$ 是混合静脉血的氧分压。正常为 $100\sim180$ ml/(min·m²)。在正常情况下 VO_2 应该与组织的氧需量相等。一旦出现 VO_2 小于氧需量,则表示发生了组织缺氧。应注意 VO_2 与组织氧需量是不同的两个概念。组织细胞摄取氧的能力的大小对 VO_2 有较大的影响。

正常时氧输送量远大于机体氧耗量($4\sim5$ 倍)表明氧输送有较充足的储备。这种储备能力具有重要的生理和病理学意义,可以在出现氧输送危机时仍然有满足机体有氧代谢需要的潜力,并可了解机体利用氧的有效性,后者对脓毒症病人具有特殊意义。由于脓毒症在病理生理学上存在一系列损害氧摄取和利用的因素,因此,该类病人低氧耗比高氧耗更令人担忧而且难以纠正。此外,与病情极不相称且对氧输送变化失去反应的低氧耗可提示机体氧代谢衰竭,是病人濒临死亡的表现。

3. 氧需求　机体为维持有氧代谢对氧的需求量,是由机体代谢状态所决定的。正常成人 $200\sim250$ ml,与氧耗相一致,但不同的是在正常情况或病理情况的一定限度内,氧需求和氧耗的量是一致的;但在危重病人,可能氧耗量达不到氧需求量而导致机体缺氧。

4. 氧债　为氧耗与氧需求之差。氧债形成可能是由于氧供不足,但也可以是外周氧利用障碍所致。危重病人个体的氧需求无法直接精确测量,仅能从病人代谢状态,或用后面将要介绍到的氧输送/氧耗关系间接地粗略估算。氧债标志机体缺氧,并对危重病人构成严重威胁。

5. 机体氧摄取率(O_2ER)　是机体总的利用氧的状态,和氧耗量一样氧摄取率是反映组织氧利用情况的指标,是由动脉血氧含量和混合静脉血氧含量的差值与动脉血氧含量的比值获得,即:O_2ER$=(CaO_2 - CvO_2)/CaO_2 \times 100\%$,正常为 $22\%\sim30\%$。

为了获得上述的各项指标,需要放置 Swan-Ganz 导管,从肺动脉中获得混合静脉血,测定混合静脉血氧含量,并测定 CI、机体氧转运量、氧耗量和氧摄取率。

6. 混合静脉血氧分压($P_{\bar{v}}O_2$)、氧饱和度($S_{\bar{v}}O_2$)和氧含量($C_{\bar{v}}O_2$)　来自全身各组织器官的静脉血液在右心室充分混合后进入肺动脉的血液,即混合静脉血中氧的状态。混合静脉血氧分压与组织中的平均氧分压相接近,混合静脉血中氧分压是反映组织氧合情况的重要指标,正常值是 40 mmHg,<35 mmHg 时有可能存在组织缺氧。

混合静脉血氧饱和度和氧含量反映全身的氧供和氧需的平衡,可用于判断全身组织的灌注、机体摄氧的能力和氧利用的情况,其数值与心排血量、血红蛋白含量、动脉血氧分压和动脉血氧饱和度直接相关,与机体的代谢率成反比。正常状态下混合静脉血氧含量为 13%,氧饱和度为 75%,动脉血氧饱和度正常时近 100%,表明转运氧的血液中约 25% 的氧被组织所利用,尚有 75% 的氧被血红蛋白结合离开组织,未被组织利用成为重要的氧储备。混合静脉血氧饱和度>65%,为氧储备适当,50%~60% 为氧储备有限,35%~50% 为氧储备不足。混合静脉血氧饱和度和氧含量下降表明机体氧的需要量超过了氧转运量,氧摄取率增加。混合静脉血氧饱和度和氧含量增加,混合静脉血氧饱和度>80% 时表明机体氧转运量增加,组织氧需要量下降(体温降低、麻醉状态或使用过量镇静药等基础代谢率降低)或组织氧利用率(脓毒性休克)降低。

7. 动静脉血氧分压的差数($P_{(a-v)}O_2$)　反映组织对氧的利用情况,是组织摄取氧能力的重要指标。如此值较小,反映组织摄氧能力受碍;相反,如此值增大,则说明组织摄氧能力增加。静脉血氧分压可作为缺氧程度的一个指标。当 $P_{(a-v)}O_2$ 减少时,说明组织从血流中摄取的氧减少,当氧消耗明显增加时,可发生因氧耗过多而导致的缺氧,此时可伴 $P_{(a-v)}O_2$ 值增加,而 P_aO_2 可在正常范围之内。

大气压对氧分压和血液氧含量的影响(Hb:150 g/L)见表 2-2-7。如果想提高组织氧分压时,要求使用较高的大气压力。高压氧在增加静脉血和组织氧分压的同时,也减少了静脉血中还原血红蛋白的含量,因而也就减少了血液的缓冲作用和对二氧化碳的运载能力,其结果可引起组织中二氧化碳的潴留和二氧化碳分压的升高,pH 可下降。而这些变化又可使氧离解曲线右移。P_{50} 增加,血管扩张,血流增加,这对于缓解缺氧特别是组织缺氧有其积极的生理意义。

8. 动脉-静脉血氧含量差值($C_{(a-v)}O_2$)　由组织摄取的氧和血流量来决定。反映组织对氧的摄取和利用能力。假设在自身调节的情况下,氧耗上升引起代谢产物堆积,局部乳酸中毒,血管扩张及局部血管阻力降低,心排血量和周围血液再分布而流到这些代谢较活跃的组织,一般来说这种再分布的代偿是不完全的,以致 $C_{(a-v)}O_2$ 的值增大(增加摄取)。$C_{(a-v)}O_2$ 的增加可使混合静脉血氧饱和度(S_vO_2)下降。

9. 血乳酸(LAC)　正常人血液中乳酸水平为 1 mmol/L,血中乳酸>2 mmol/L,多提示机体氧供需失衡,血液中乳酸水平和危重症病人疾病的严重程度及预后密切相关。严重肝脏功能障碍、大量快速输注乳酸林格液均可引起血乳酸水平增加,在监测和判定机体氧合状态时也应注意。

10. 胃黏膜 pH 测定(pHi)　pHi 监测是以气体可沿着其浓度梯度自由弥散为依据,通过间接的方法动态地测量胃肠道黏膜的 pH,了解胃肠道的氧供给和氧消耗情况,以反映组织缺氧是否存在。胃肠道黏膜的 pHi 被认为是较好的指标,尤其是当将氧输送与 pHi 联合应用时,对监测组织缺氧和掌握氧输送的程度方面有指导意义。

(二) 机体氧输送与氧需和氧耗的关系

组织器官功能的维持需要不断地供给氧,这些氧来自 DO_2。DO_2 与 VO_2 一定是相互关联和相互影响的。在正常生理情况下,当 DO_2 大于一定范围时,VO_2 与 DO_2 及血流量之间无任何相关性，称之为 VO_2 呈 DO_2 非依赖性。而当 DO_2 小于这个值时，VO_2 随 DO_2 的变化而变化，VO_2 与 DO_2 之间有明确的相关性，称之为 VO_2 呈 DO_2 依赖性。DO_2 的这个范围称为临界值。在组织氧需量恒定的情况时，DO_2 的临界值等于组织的氧需量。由此可见，DO_2 与 VO_2 的相互关系表现为双向性。也就是说，当 DO_2 高于临界值时，VO_2 呈现非依赖性；而当 DO_2 低于临界值时，VO_2 呈 DO_2 依赖性。

氧输送与氧耗量的相关性从理论上解释了机体的氧供与全身的组织的氧耗之间的关系，并可以间接反映组织的氧需量。首先，对氧输送与氧耗量的这种相关性的解释是建立在组织氧需量恒定的基础上的。如果组织的氧需量发生变化，不仅会影响氧输送的临界值，而且会影响这种双项相关性与组织缺氧的关系。机体的组织具有对氧的适应性。如当骨骼肌缺氧时，出现疲劳，活动减少，氧需量也随之减少；肾小球滤过率下降时，肾小管重吸收所做的功也减少，氧需量也随之下降。而肾血流量增加，氧需量也随之增加。从而，减少的氧耗量可能仍然等于氧需量，并不出现组织缺氧。那么，氧耗量与氧输送的依赖性实际上是氧需量和氧输送的依赖性。其次，氧输送与氧耗量的相关性主要反映的是整个机体的状态，而不一定代表局部组织或器官的氧合状态。最后，氧输送及其相关指标不反映组织细胞水平的氧利用情况，不是纠正组织缺氧的最终指标。

严重创伤、复杂手术和重度感染所产生的基本病理生理改变是一方面应激使机体处在高代谢状态，氧耗量明显增加；另一方面是血流量、器官灌注量和氧转运量不恰当，以及毛细血管内皮损害和细胞利用氧的能力降低，从而导致组织缺氧和氧债累积。这种组织缺氧和累积性氧债与手术创伤大小和疾病的严重程度有关，与休克的持续时间和术前机体生理状态有关。机体遭受创伤、出血、败血症和其他形式的应激后，机体的生理性代偿反应是增加循环功能和代谢水平，表现为心排血量、氧转运量和氧消耗量增加，从而保证机体高代谢状态下的器官组织氧合满意。因此，机体对于应激时代偿性增加心排血量、氧转运量和氧消耗量的能力，决定着组织是否缺氧和机体最终的恢复。如果呼吸功能、循环功能和代谢状态不能增加或增加的水平并不足以满足机体的需要时，就导致多器官衰竭（MOF）。

（三）纠正氧输送/氧需求匹配的方法

涉及两方面，即降低氧需求和增加氧输送。前者包括控制体温、防治感染、镇静止痛和降低呼吸做功等措施。后者则通过提高 Hb、S_aO_2 或 CO 实现。

1. 据估计，Hb 每丧失 10 g/L，大约需要增加 9% 的心排量方可维持相似的氧输送，因此严重贫血必须纠正。危重病人最佳的 Hb 浓度尚无统一意见，一般认为 80 g/L 左右为宜，为增加氧输送可以达到 120 g/L。老年和心肌受损的病人心功能储备差，难以通过提高 CO 增加氧输送，增加 Hb 是主要途径，故需要维持更高的 Hb 浓度。总体来看，通过提高 Hb 增加氧输送的潜力有限。

2. 低氧血症必须纠正，至少应该提高氧分压到 60 mmHg 以上。过高的氧分压并无必要，应注意避免肺损伤和负性血流动力学影响。在低氧血症纠正后，试图通过进一步提高 S_aO_2 增加氧输送的潜力最有限。

3. 通过输液和使用正性肌力药物提高 CO 是实现增加氧输送的主要途径。该途径可以使 CO 获得倍数级的提高，但在有心功能损害的病人应用受到限制。

（李　聪　吕建农）

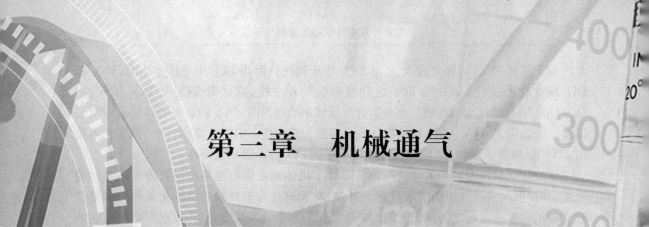

第三章 机械通气

机械通气(MV)是借助呼吸机在气道口与肺泡之间建立压力差,形成肺泡通气的动力,并提供不同氧浓度和通气量给病人提供呼吸支持的一种治疗方法,是利用机械装置代替、控制或改变自主呼吸运动的一种通气方式。

MV 治疗目的主要为:① 对于通气不足患者,提供部分或全部肺泡通气满足机体需要;② 纠正通气血流比例(V/Q)失调,改善气体交换功能,维持有效气体交换;③ 减少呼吸肌做功,减少氧耗。

一、适应证与禁忌证

(一)适应证

MV 已不仅限于抢救严重呼吸衰竭及呼吸停止,目前更多用于缓解缺氧和二氧化碳潴留,改善通气换气功能,减少呼吸做功,缓解呼吸肌疲劳,使患者及早地改善呼吸功能。因此,现在提倡早期 MV,而不是被动地等到呼吸衰竭加重到危及生命的程度时才使用。

1. 急性呼吸功能衰竭 如急性呼吸窘迫综合征、重症肺炎、急性肺水肿、呼吸骤停、创伤性胸壁稳定性或结构异常、呼吸肌疲劳等。

2. 慢性呼吸功能衰竭急性发作 如慢性阻塞性肺部疾病(COPD)急性发作、重度哮喘等。

3. 昏迷伴呼吸功能不全 心脏骤停复苏后、严重颅脑外伤、药物或毒物中毒、肺性脑病、呼吸道阻塞等。

4. 神经肌肉疾病 如格林巴利综合征、重症肌无力、睡眠呼吸暂停综合征等。

5. 需要应用镇静药和/或肌松剂的患者。

上述列举了一些需要机械通气的疾病,可供参考。在实际工作中,我们应综合考虑诸因素后灵活把握。随着无创呼吸机的出现,MV 的适应证有所放宽,在临床上有呼吸功能不全的症状就可以进行 MV。

(二)禁忌证

严格来说,MV 没有绝对的禁忌证。但对于一些特殊情况,应考虑先做必要的处理,后实施 MV 或者采取特殊的 MV 模式,否则会造成严重不良后果。

以下情况为 MV 的相对禁忌证。

1. 伴有肺大泡的呼吸衰竭患者　由于 MV 为正压通气,易造成肺大泡破裂引起张力性气胸、进展性纵隔气肿等严重并发症。如遇到必须机械通气的严重呼吸功能衰竭者,应注意以下几点:① 如果病人有自主呼吸尽量选择 MV 与自主呼吸并存的通气模式如 SIMV、PSV 等;② 可采用低压通气,仅保证机体基础生理需要,如维持 $PaO_2 \geqslant 60\ mmHg$、$PaCO_2 < 60\ mmHg$ 的相对安全值即可;③ 尽可能避免使用 PEEP 等具有呼气相正压的通气模式;④ MV 时密切注意有无气胸出现,一旦出现要进行闭式引流。

2. 张力性气胸及纵隔气肿未行引流者　原则上有气胸的病人,只要自主呼吸能维护基本通气,临床症状不严重,则不进行机械通气。如果必须进行 MV,则在 MV 前必须行胸腔闭式引流,尤其是张力性气胸、纵隔气肿,否则会加重气胸危及生命。

3. 大咯血或严重误吸引起窒息者　大咯血或误吸引起窒息原则上不宜立即进行MV。因为 MV 会将血块或误吸物质压入小气道引起阻塞性肺不张,应先吸出血液或误吸物后再进行 MV。对于有持续出血应采取头低位通气,防止血液流入小气道。

二、机械通气对机体生理功能的影响

(一) 对呼吸系统的影响

1. 对肺部压力影响　MV 送气时,胸膜腔内压力、呼吸道内压力及肺泡内压力均为正压,而自然呼吸吸气时为负压;呼气时,自然呼吸和 MV 都依靠胸廓和肺脏的弹性回缩将气体排出,但某些呼气未附加压力的 MV 方式(如 PEEP)则使呼气相的肺内压力更高。

2. 对肺容积影响　由于 MV 为正压通气,正压通气使气道及肺泡扩张,肺容积扩大,肺血容量减少。在使用 PEEP 时,会使功能残气量明显增加。由于 MV 使气体分布更加均匀,同时也使肺血流重新分布,这样改善 V/Q 比例,从而使呼吸死腔变小。

3. 对肺泡通气量影响　肺泡通气量＝(潮气量－死腔量)×呼吸频率。MV 时由于气管插管或切开使解剖死腔减少,同时 MV 改善 V/Q 比例,使呼吸死腔减少,结果使肺泡通气量增加,有利于改善通气不足。

4. 对气体分布影响　自然呼吸时,吸入气体在肺外周及近膈肌处分布较多,而 MV 则近中央部分肺组织扩张好,通气交换好。自然呼吸时吸气气流波形为渐增、缓降的正弦波,气体不易形成涡流,而 MV 由于气流速度快易形成涡流,不利于气体分布,尤其在有病变的气道更易发生。在有病变的肺组织,自然呼吸时吸入气体更多分布于健康肺组织造成分布不均,而 MV 由于正压通气,另外吸气时间延长,可使病变组织通气增加,这样有利于气体交换。

5. 对 V/Q 比例影响　MV 适当时,由于气体分布均匀,增加肺泡通气量,使原通气差的肺泡通气量增加。这样改善 V/Q,再加上氧疗进一步改善缺氧及二氧化碳潴留。由于 MV 改善肺泡缺氧,使缺氧的肺血管扩张,血流增加,改善 V/Q 比例失调。但 MV 不当,压力过大,吸气时间过长,肺泡过度膨胀压力增加,肺血流会减少,也同时使这部分肺泡血流向通气差的肺泡,再加上吸气时间长压力大影响心功能,均会加重 V/Q 失调。此外,MV 时肺尖气体多而血流少,肺底气体少血流多也影响 V/Q。

6. 对气体弥散影响　MV 由于正压作用,使气道及肺泡内压力增加,使肺泡壁毛细血管渗出减少,从而减轻肺及间质水肿,有利于气体弥散。MV 使肺泡通气增加,肺泡膨胀,弥散面积增大。正压通气时肺泡内压增加,有利于氧向血液弥散。但 MV 不当,心输出量下降,肺血流减少,也会使气体弥散下降。

7. 对呼吸功能影响　MV 由于自身呼吸肌休息,减少了氧耗,但使用不当,自主呼吸与呼吸机对抗,则会增加呼吸肌做功,增加氧耗。

8. 对气道阻力及肺顺应性影响　MV 由于正压作用使气道扩张,降低气道阻力,同时肺泡 MV 压升高改变了肺的顺应性,尤其是 PEEP 使肺泡内压升高,渗出减少,水肿减退,肺顺应性提高。同时由于缺氧、高碳酸血症改善使气道痉挛减轻,阻力也下降。

9. 对呼吸中枢影响　MV 由于改善缺氧,肺泡通气量增加及肺容量增加,刺激肺内牵张感受器均会抑制自主呼吸。另外,长期 MV 易发生呼吸机依赖。

（二）对血流动力学的影响

1. 对静脉回流的影响　自主呼吸时胸内为负压有利于静脉回流到右心房,而 MV 时胸内为正压不利于静脉回流。在呼气、吸气时附加压力的通气方式对静脉回流影响更大,尤其是 PEEP。影响静脉回流与吸气压力增大、吸呼比增大、呼吸频率快、呼气末正压有关。如果伴有心功能不全则会使血压下降。

2. 对心脏的影响　正压通气将对血流动力学造成以下影响:右心室充盈压下降,右心室后负荷增加,右心室射血分数下降;左心室舒张期顺应性减低,左心室充盈受限;右心室扩大,室间隔左移,左心室功能受损;胸腔内压升高,可能改善左心室射血分数及每搏输出量,尤其是原心功能较差者作用更为明显。

MV 使心排血量下降的原因:① 胸膜腔内压升高;② 静脉回流减少;③ 左室舒张末压升高而容积缩小;④ 肺血管阻力升高等。

MV 对血流动力学的主要影响因素有以下几点:① 吸气压增大;② 吸呼比长;③ 频率增快;④ 吸气末平台时间延长;⑤ PEEP 等。研究发现补充血管内容量可以抵消 PEEP 对血流动力学的不利影响。

3. 对肺循环的影响　正压通气使肺内血向腹腔及外周转移,正常人通过全身血管收缩代偿,但在血容量不足、酸中毒、缺氧时毛细血管舒缩功能紊乱则不能代偿,使肺内血流下降。此外,MV 肺泡压升高也使肺血减少。

4. 对周围组织循环的影响　MV 改善缺氧和二氧化碳潴留及酸中毒会使周围循环改善,但由于影响血流动力学,可使周围组织供血不足而发生缺氧。

（三）对其他脏器影响

1. 对脑功能影响　二氧化碳可以扩张脑血管,MV 使二氧化碳分压下降,从而使脑血流下降,颅内压力减轻。MV 使氧分压升高改善脑缺氧。另外,PEEP 等会使颈静脉压力升高从而使颅内压升高。MV 过度,二氧化碳分压降低,使脑血管收缩而脑血流减少,会加重脑缺氧。

2. 对肾功能影响　MV 使二氧化碳分压下降,氧分压升高,可改善肾功能,但 MV 可影响血流动力学,使肾血流减少,会加重肾功能损害。

3. 对肝功能及消化道影响　MV 改善缺氧和二氧化碳潴留,有利于肺功能恢复而改善消化系统症状。但 MV 影响血流动力学,再加上影响静脉回流使肝脏淤血,会加重肝功能损害。此外,门静脉压力增加会引起消化道出血,再加上 MV 会引起应激性溃疡。

三、呼吸机的类型

呼吸机分类较多,这里仅就按通气切换方式分类和按与呼吸机连接方式分类加以叙述。

（一）按通气切换方式分类

按通气切换方式分类是临床上最常用的呼吸机分类。如将呼吸机分为如下几类：

1. 容量切换型 容量切换型呼吸机是呼吸机送气量达预定容积后即停止送气而转为呼气，以容量切换完成吸气向呼气转换，也称为定容型呼吸机。这种呼吸机最大特点是潮气量一定，能够保证潮气量及每分通气量，但气道压力变化大，易产生气压伤，对心血管系统影响大。这种类型呼吸机是目前多功能呼吸机中最常见的，在临床应用最为多见。

2. 压力切换型 压力切换型呼吸机是指呼吸机通气量达到预定气道峰值压时，吸气终止而转为呼气的切换方式，以压力切换完成吸气转换的呼吸机。这种呼吸机气道压力是一定的，但其他指标如潮气量、吸气时间、吸气流速等均可变。

3. 时间切换型 时间切换型呼吸机是指吸气时间达到预定值后转为呼气的呼吸机。其特点是吸气时间一定，但潮气量、吸气压力随顺应性、气道阻力变化而变化。只有用于气道阻力、顺应性正常的病人才能保证潮气量及通气量。

4. 流速切换型 流速切换型呼吸机是指吸气流速达到原定水平时吸气转为呼气的呼吸机。其特点是保证流速恒定，但潮气量、吸气时间、吸气压都变。

5. 混合切换型 指两种以上切换方式混合。现代多功能容量切换呼吸机常与其他切换方式相结合以增加其功能，减少并发症，如容量控制加上压力控制就形成容量/压力切换型，这样保证不产生过高压力。这是目前常用的切换模式。

（二）按与呼吸机连接方式分类

按呼吸机与病人的连接方式的不同，将呼吸机分为有创呼吸机和无创呼吸机。

1. 有创呼吸机 此类呼吸机需要连接气管插管（经口或经鼻），或气管切开导管，才能给病人实施人工通气。这与气管插管和气管切开是一种有损伤的操作有关。这类呼吸机功能强大，能为危重患者提供各种通气模式。

2. 无创呼吸机 这类呼吸机可通过面罩或鼻罩（少用）给病人实施人工通气。临床常用于神志清醒、病情较轻的患者，或有创机械通气后的序贯治疗。

四、呼吸机的通气模式与选择

（一）间歇正压通气（IPPV）

IPPV 是一个基本送气方式，它又分为控制型通气（CMV）、辅助型通气（AMV）和辅助-控制型通气（A/C）。

1. 控制型通气 其特点为不管患者自发呼吸如何，呼吸机均以一定形式有规律地强制性地向患者送气。所有呼吸参数均由呼吸机提供。适用于呼吸停止、严重呼吸功能低下如中枢病变、神经-肌肉病变、各种中枢抑制药物过量及严重胸部损伤等，对 COPD 及其他呼吸衰竭伴有严重呼吸肌疲劳者也为首选。

2. 辅助型通气 其特点是每一次 MV 均由患者自主吸气努力启动，MV 频率完全由患者自主呼吸决定，而呼吸机按照设定的潮气量或压力送气。患者吸气产生的压力或流速变化，将通过传感器发出信号启动机器提供通气。由于有自主呼吸，因此病人要做一部分呼吸功，对于呼吸肌极度疲劳或极度衰竭病人要慎重。常用于麻醉苏醒期病人的呼吸支持。

3. 辅助-控制通气 是指把控制通气与辅助通气相结合,具有二者的特点。预先设定一个可保证机体所需潮气量、最低通气频率,该频率起后备作用。如果病人呼吸频率大于或等于该频率则控制部分不工作,此时相当于辅助通气。反之,则呼吸机转为控制通气,以预先设定频率和潮气量给患者提供通气。

(二) 持续气道正压(CPAP)通气

CPAP 指在自主呼吸条件下,患者应有稳定的呼吸驱动力和适当潮气量,在整个呼吸周期内呼吸机施以一定程度的气道内正压,从而有利于防止小气道和肺泡萎陷,增加功能残气量,改善肺顺应性,并提高氧合作用。在这种模式下,呼吸机只维持一定的气道正压,不进行 MV。因此,CPAP 仅限于有自主呼吸的患者。

CPAP 适用于自主呼吸基本正常,但存在小气道和肺泡萎陷的患者。临床主要用于:① 阻塞性睡眠呼吸暂停综合征;② 通过面罩呼吸机治疗神经肌肉病变引起的睡眠呼吸障碍;③ 对抗慢性肺内源性 PEEP,减少呼吸功。一般常用压力为 $5\sim10$ cmH_2O。

(三) 间歇指令通气(IMV)及同步间歇指令通气(SIMV)

IMV 是控制呼吸与自主呼吸相结合的一种通气方式。根据病情预先设定 IMV 的频率、潮气量,在每分钟时间内呼吸机将以定数值进行规律地控制通气,在 MV 周期允许病人进行完全自主呼吸。

SIMV 与 IMV 的区别在于当患者自主呼吸正好发生在呼吸机指令通气有效促发时间窗内,可与 IMV 同步。当患者的自主呼吸不在呼吸机指令通气促发时间窗内,呼吸机和患者各自完成通气。SIMV 为自主呼吸与辅助通气相结合,可减少人机对抗现象。

IMV 和 SIMV 适用于自主呼吸频率低于正常,而潮气量基本正常的患者。临床主要用于:① 呼吸衰竭早期呼吸肌疲劳不明显者;② 撤离呼吸机期间,可适当减少 MV 频率,有利于锻炼呼吸肌功能,减少呼吸机依赖。

(四) 压力支持通气(PSV)

PSV 是在自主呼吸期间,病人吸气开始,呼吸机即开始送气使气道压迅速上升到预设压力并维护在一定水平;当自主吸气流速降至最高吸气流速的 25% 时,送气停止,病人开始呼气。

临床常用 PSV 压力为 $5\sim30$ cmH_2O。一般认为 5 cmH_2O 仅够克服呼吸机通路所需的额外做功。对于 COPD 气管插管的患者,要克服这种阻力常常需要 $8\sim10$ cmH_2O。因此<5 cmH_2O 可以停机。

PSV 主要适用于自主呼吸频率正常但潮气量不足的患者。临床常用于:① 呼吸肌功能不全;② 呼吸机撤离过程中;③ 与 CPAP、SIMV、IMV 合用保证通气量和氧合;④ 人机对抗明显者,应用 PSV 易于协调,减少镇静剂、肌松剂用量。

(五) 分钟指令性通气(MMV)

MMV 是指根据年龄、性别、体重、代谢、体征预设每分通气量(MMV)。若在单位时间内自主通气量小于应达到通气量,呼吸机自动辅助一个预调潮气量或预定压力或吸气时间的 MV。这样不论自主呼吸如何变化,总能达到或等于预设每分通气量。当自主MV<预设 MV 时,呼吸机同步提供其差值;如自主 MV>预设 MV 时,呼吸机不提供通气;如果自主呼吸停止,呼吸机以 IPPV 供给预设 MV。

MMV 无论病人处于何种呼吸状态均能保证每分通气量,不必顾虑镇静剂、肌松剂的用量,利于呼吸肌锻炼及撤机,急性通气不足或呼吸停止也不会引起缺氧及高碳酸血症。

MMV 主要用于呼吸功能不停变化的患者,如中枢神经系统疾病、颅脑外伤,需要使用镇静、镇痛或肌肉松弛药的患者。

(六)呼气末正压(PEEP)通气

PEEP 通气是指呼吸机通过控制呼气过程,在呼气末保持气道内的压力高于大气压水平的一种通气模式。PEEP 能防止呼气末小气道或肺泡萎陷,增加功能残气量,减少肺内分流,减少肺间质水肿。

由于 PEEP 在改善肺部氧合的同时,可能有影响血流动力学等副作用,故有最佳 PEEP 之说。所谓最佳 PEEP 是指对心排血量、肺内分流、肺血管阻力影响最小,达到最小动态过度充气、最好肺顺应性和氧合、最低 FiO_2 时的最小 PEEP。

选择 PEEP 数值应先从 $2\sim5$ cmH_2O 开始,逐渐增加至有效改善血气($FiO_2\leqslant0.5\sim0.6$),$PaO_2>70$ mmHg,而动脉血压及心排血量无明显减少,中心静脉压稍上升为止。常用 $5\sim10$ cmH_2O,一般不超过 20 cmH_2O。

临床主要用于:① 低氧血症尤其 ARDS,单靠提高 FiO_2 不能改善缺氧者;② 重症肺炎、肺水肿,用 PEEP 增加氧合,减轻水肿炎症;③ 大手术后预防肺不张;④ COPD 患者,用 PEEP 维持小气道开放,有利于二氧化碳排出并解除支气管痉挛。

(七)双水平气道正压(BIPAP)通气

BIPAP 通气时,呼吸机在吸气时提供一个较高的吸气压(iPAP),在呼气时又自动转换至一个较低的呼气压(ePAP),相当于 PEEP。在吸气时提供一个较高的 iPAP,可帮助患者克服气道阻力,增加肺泡通气量,降低吸气肌负荷,减少呼吸肌做功和耗氧量,有利于呼吸肌的休息。在呼气时机器维持一个较低的 ePAP,可对抗内源性 PEEP 起到机械性支气管扩张作用,防止细支气管塌陷,增加通气量,增大功能残气量,防止肺泡萎陷,改善通气/血流比例,提高 PaO_2,使肺泡内 CO_2 有效排出,从而达到提高 PaO_2、降低 $PaCO_2$ 的目的。

临床上主要用于:① 睡眠呼吸暂停综合征;② COPD 并发呼吸衰竭及康复治疗;③ 重度哮喘合并呼吸衰竭;④ 急性肺水肿;⑤ 早期 ARDS;⑥ 重症肌无力;⑦ 神经-肌肉病变引起的呼吸衰竭;⑧ 脊柱畸形等限制性通气障碍;⑨ 撤离呼吸机的过渡。

BIPAP 通气是一种新的有效的辅助通气方式,是近几年发展起来的,临床实践证明呼吸功能不全及早应用 BIPAP 通气,可以收到良好的治疗效果,可以避免气管插管或切开。另外 BIPAP 通气的出现使撤机较安全,成功率高。BIPAP 通气为无创伤性抢救呼吸衰竭开辟了一种新的途径。

(八)成比例辅助通气

成比例辅助通气(Proportional Assist Ventilation,PAV)由加拿大 Manitoba 大学的 Magdy Younes 教授于 1992 年首先提出,是一种"闭合环"智能通气模式,即呼吸机可按患者瞬间吸气努力大小成比例地提供压力支持,而不影响患者自主呼吸的同步辅助通气模式。PAV 具有降低患者呼吸功,协调人机关系,防止肺泡过度膨胀,减少气压伤,提高 MV 质量等优点。

主要适用于呼吸驱动力正常或稍高的自主呼吸患者的呼吸支持。临床用于呼吸机依赖患者的撤机过程,获得较好的效果。

(九) 容积支持通气(VSV)

VSV 是一种智能化通气模式,在预设分钟通气量后,患者以自主呼吸启动呼吸机通气,呼吸机自动测定每一次通气的顺应性并调节下一次通气所需压力支持水平,从而维持潮气量相对稳定。

(十) 压力调节容量控制通气(PRVC)

PRVC 是一种智能化通气模式,在预设潮气量后,呼吸机自动测定每一次患者的胸/肺顺应性,根据容积-压力曲线,确定下一次要达到预设潮气量所需吸气压力。通常调至计算值的 75%,每次调整幅度≤3 cmH_2O。同时由于吸气波形为减波,使产生同样潮气量所耗压力减少。PRVC 兼有 VCV 与 PCV 两种特点,但与二者又不完全相同。

PRVC 与 VSV 共同点:① 保持较低气道峰压;② 减少镇静剂、肌松剂用量;③ 减少 MV 对循环影响;④ 病人更舒适;⑤ 辅助通气取代控制通气;⑥ 缩短呼吸机撤离时间;⑦ 减少 MV 肺损伤。

(十一) 压力释放通气(PRV)

PRV 是以气道压和功能残气量的减少来增加肺泡通气,即以间歇的 PEEP 释放对肺泡通气提供机械辅助。它不同于间歇正压通气和吸气压力支持,后二者吸气压力都是由呼吸机提供,因此气道压是增加的,而 PRV 时,在 PEEP 释放后呼吸系统被动呼气,气道压显著减少,在下一次呼气时,压力重新增加。PRV 时因气道峰压增加受限,因此产生气压伤少。

(十二) 容积保障压力支持通气(VAPSV)

VAPSV 将 PSV 与 VAV 相结合,以容积切换通气为基础,在吸气时有两个流速系统供气,直到预设潮气量完成。当 PSV 不能达到预设潮气量时,VAV 气流补充潮气量不足部分。

(十三) 高频通气(HFV)

HFV 是高频率、小潮气量(低于或接近解剖死腔量)、低气道压的一类 MV 模式。它包括高频正压(HFPPV)60～120 次/s;高频喷射(HFJV)100～400 次/s(常用 100～150 次/s);高频震荡通气(HFOV)500～3 000 次/s(最常用为 600～900 次/s)。近年来临床应用和研究最多的是 HFOV。

与常规 MV 相比,HFOV 有下列特点:① 更有效地改善氧合;② 减轻呼吸机相关性肺损伤;③ 活塞泵推动膈膜产生往复运动,吸气和呼气均为主动过程,能更有效地改善气体交换。

HFOV 主要适用于:① 常规 MV 失败的 ARDS 患者;② 需要 MV 治疗的气胸、支气管胸膜瘘患者。

(十四) 变异性通气

变异性通气即 BVV(Biologically Variable Ventilation)和 noisy PSV。变异性通气是在控制通气或者辅助通气基础上,整合压力或潮气量的变异而实现的一种新的通气模式。研究表明,变异性通气具有改善气体交换和呼吸力学,促进塌陷肺组织复张和改善肺内血流分布,降低呼吸机相关性肺损伤,增加肺泡表面活性物质和促进肺水肿消退等的作用,值得加以关注。

综上所述,MV 模式的选择要综合考虑呼吸机通气模式的特点、病人及其病情变化和相关的治疗条件与方法。

通常以下病人可采用 IPPV 等控制通气模式:无自主呼吸或自主呼吸很微弱;虽有自主呼吸但频率特别快;气道阻力特别高;伴有明显呼吸肌疲劳或极度衰竭等。

对于有自主呼吸不伴有明显呼吸肌疲劳,可根据病人情况及心功能状态,采用 CPAP、IMV、SIMV、PSV、MMV、BIPAP 等通气模式。

对于有气道痉挛产生内源性 PEEP,可根据情况及心功能情况,选用 PEEP 或 CPAP 或 BIPAP 等通气模式。不过,在实际使用中,要根据病情变化,随时调整通气模式,以达到最好通气效果。

五、呼吸机参数的设置

这里仅叙述最为常见的参数设置。

(一)潮气量

一般先根据病人的一般情况(如性别、年龄、身高、体重等)和病情特点预设潮气量。近来随着对呼吸机相关性肺损伤认识的深入,认为小潮气量稍快呼吸频率通气既能有效通气,改善呼吸功能,又能减少肺损伤。故通常潮气量的设定为 $6\sim10$ ml/kg(理想体重)。

对于 COPD 患者,潮气量可设为 $6\sim8$ ml/kg。对神经肌肉疾患或术后呼吸支持患者,潮气量可设为 $8\sim10$ ml/kg。对 ARDS 和急性肺损伤(ALI)的患者,潮气量可设为 6 ml/kg。在实际使用过程中,还要结合动脉血气、心功能、肺顺应性及气道阻力等诸多因素加以调整。如监测平台压超过 30 cmH_2O,应降低潮气量。另外,应用高水平 PEEP 时,为减少吸气相时肺泡过度膨胀,可能需要降低潮气量。

(二)呼吸频率

呼吸频率和潮气量决定分钟通气量。对无自主呼吸的患者,一般呼吸频率设为 $15\sim25$ 次/min,以使分钟通气量达到 $7\sim10$ L/min。若潮气量偏低,则可能需要更高的呼吸频率。不过较慢的呼吸频率有利于避免气体陷闭和动态肺过度充气。实际使用中,应根据动脉血气分析,调整呼吸频率至 pH 和 $PaCO_2$ 在合理水平。

(三)吸呼比

容量控制通气时吸气时间由流量、潮气量和气流类型决定,而压力控制通气时吸气时间可直接设定。呼气时间取决于吸气时间和呼吸频率。

通常情况下,呼气时间应比吸气时间长,如吸呼比设为 1:2。若正压通气导致血压下降,或存在内源性 PEEP 时,应适当延长呼气时间(如提高吸气流速、降低潮气量、降低呼吸频率)。另外,吸气时间延长可提高平均气道压,可能有助于提高部分患者的 PaO_2。若出现明显的气体陷闭并伴有血压下降,可能需要暂时将呼吸机管路脱开(约 30 s),待情况稳定后再重新连接。

(四)吸入氧浓度

在应用呼吸机时,开始为迅速缓解低氧血症可应用较高的氧浓度,然后根据 SpO_2 或 PaO_2 的监测结果来调整。一般当 SpO_2 为 94% 或 $PaO_2>60$ mmHg 时,应尽量使用最低吸入氧浓度。如吸氧浓度＞60％，才能维持 PaO_2＞60 mmHg 时，应考虑加用 PEEP。

（五）PEEP 值

由于急性呼吸衰竭时肺容积减少，多数患者开始机械通气时应给予一定水平的 PEEP(至少 5 cmH_2O)。通常需要不断调整 PEEP 值达到期望的氧合，如使 FiO_2 降至 60％以下且不影响血流动力学的 PEEP 值。如果呼吸机能监测压力-容量曲线，则设定的 PEEP 值一般应在低位转折点以上 2～3 cmH_2O。如呼吸机能监测内源性 PEEP，则呼吸机提供的 PEEP(外源性 PEEP)值应设在内源性 PEEP 值的 75％。虽然高 PEEP 值常常有助于提高 PaO_2，但尚无证据表明与较低水平的 PEEP 相比能降低病死率。尽管如此，在实际应用中还需要根据病人的具体情况加以分析并做必要的修正。

（六）触发灵敏度的调节

辅助通气、辅助-控制通气、SIMV、PSV 等通气模式均要设置触发灵敏度。压力触发灵敏度一般设为 1～2 cmH_2O，流量触发灵敏度一般设为 2～3 L/min。触发灵敏度过高则气道内任何微小压力改变均可触发机器通气，造成人机对抗。触发灵敏度过低，会加重呼吸肌疲劳。可根据使用中的具体情况做调整，以使患者获得比较舒适的呼吸支持。

（七）报警系统的设置

不同呼吸机其报警系统的参数有所不同。报警参数的设置需参照说明书及已设置的呼吸机通气参数和病人的临床病情。通常设置的报警参数，如呼吸频率为＜6 次/min 和＞35 次/min；潮气量为＜5 ml/kg 和＞15 ml/kg；气道峰压为 40 cmH_2O；吸气时间不宜大于 1.2 s；窒息通气间隔时间 15～20 s 等。当然，具体设置参数时要因人而异。

（八）湿化温度

在湿化器加水后，调节湿化温度为 34～36 ℃。对于应用人工鼻的患者，一般不需要应用湿化器。

六、特殊疾病的机械通气策略

如 ARDS，心脏骤停后自主循环恢复等患者，参见相关章节。

七、机械通气期间的管理

（一）机械通气与自主呼吸的协调

在机械通气早期，如果患者有明显呼吸肌疲劳，可考虑去除自主呼吸，应用控制通气模式。自主呼吸可以通过简易呼吸球囊过度通气，也可应用镇静剂、肌松药来抑制。

对于无明显呼吸肌疲劳或自主呼吸比较强者，可选用"人机共存"的通气方式如 IMV、SIMV、PSV、CPAP、辅助通气、辅助-控制通气、PRVC、VSV、BIPAP、PAV、MVV 等通气方式。

在治疗过程中，患者呼吸肌疲劳恢复或原发病得到控制，自主呼吸恢复并逐渐增强，此时应及时换用"人机共存"通气模式，可以减少人机对抗现象。

新的通气模式允许"人机共存"通气，更符合人体呼吸生理，应选择使用。但人机对抗的原因诸多：呼吸机因素，包括呼吸机封闭不严而漏气、呼吸机调节不当、潮气量及每分钟通气量不足、触发灵敏度不当等；病人因素，包括烦躁不安、疼痛不适、病情加重(如肺水肿、左心功能不全、肺不张等)、痰液阻塞、支气管痉挛等。此时应根据不同原因及时处置,以减少镇静剂、肌松药的应用,以免延误脱机时机及延长带机时间。

（二）监测

监测可参见本篇相关章节。

1. 临床病情观察　注意患者的神志、皮肤色泽、胸部呼吸运动状态、脉搏、心率、血压、尿量等的变化。如上述征象恶化,应及时寻找原因并予以纠正。

2. 呼吸机监测　MV 时应随时观察呼吸机运转情况及连接是否正常,观察呼吸机各参数是否准确及呼吸机自身监测报警系统设置是否合理,同时结合病情及时发现异常,及时纠正。

3. 动脉血气监测　使用呼吸机半小时后应做首个血气分析。根据血气监测结果,分析原因,及时调节呼吸机通气模式和参数。血气分析能最直观地显示 MV 是否达到 MV 的目的,在 MV 过程中要经常监测。

4. SpO_2 及呼气末二氧化碳监测　能连续监测 MV 期间机体的氧合状态和通气是否足够。

5. 心脏监护　在 MV 期间,监测病人血压、心率、心律、中心静脉压、肺动脉楔压,可了解心脏功能状态,并作必要的处理。

6. 其他脏器功能监测　MV 过程中应注意有无相关性并发症的出现,需通过监测相关脏器的功能指标来及时发现和处理。

八、呼吸机撤离

一旦给患者实施了机械通气,就要考虑何时撤离呼吸机的问题。只要机械通气的原因基本去除,就是撤离呼吸机的时机。

（一）基本撤机指标

患者只要符合以下条件,即可考虑撤机。

1. 需要 MV 的病因　病因好转或去除。

2. 氧合指标　氧合指数≥150～300;PEEP≤5～8 cmH_2O;FiO_2≤0.4;pH≥7.25。对于 COPD 患者:pH>7.30,FiO_2<0.35,PaO_2>50 mmHg。

3. 患者能自主呼吸。

4. 血流动力学稳定　临床上无明显低血压,不需要血管活性药物或仅需小剂量药物,如多巴胺或多巴酚丁胺<5～10 $\mu g/(kg \cdot min)$,无活动性心肌缺血等。

（二）撤机试验(SBT)

一旦患者达到基本撤机指标时,就可考虑撤机。临床上常用的呼吸机撤机通气模式是 PSV、SIMV、CPAP 等。

应用 PSV 时,可逐渐下调压力支持水平,直至患者可自主呼吸而不需要呼吸机支持。通常当 PS<10 cmH_2O 时,可撤离呼吸机。

应用 SIMV 时,可逐渐减少指令通气次数,直至患者可自主呼吸而不需要呼吸机支持。通常当指令通气<4 次/min,可撤离呼吸机。

另外,CPAP、PRVC、VSV、PAV、MVV、BIPAP 等通气模式也是目前临床应用较多的撤机方法。可单用一种方式,也可两种联合应用。逐渐减少上述各种参数,最后完全停机。这种方法停机过程中不易发生呼吸肌疲劳,更符合生理,成功率高。

对于病情复杂的困难撤机患者,常常需要较长的脱机时间,其后果是呼吸机依赖,机械通气的并发症增加。研究发现 SBT 可以使患者较快地撤离呼吸机,是临床预测成功撤机的最好方法。

1. SBT 的常用方法　暂停机械通气,让患者在 T 管下自主呼吸(T 管试验)或应用较低水平的机械通气,包括用 5 cmH$_2$O 的 CPAP 或 5~7 cmH$_2$O 的 PSV。SBT 持续时间 30~120 min。文献上最常用的持续时间为 120 min。有研究发现 30 min 的 SBT 预测脱机的价值与 120 min 相当。由于大多数患者 SBT 失败多发生在早期,因此 30~60 min 的 SBT 通常已足够。

2. 预测呼吸机撤机成功的指标　实施 SBT 后,评价预测脱机成功的指标。

预测成功脱机常用的指标:① 浅快呼吸指数(f/Vt)<105;② 自主呼吸潮气量>4 ml/kg;③ 自主呼吸频率>8 次/min 或<35 次/min;④ 心率 140 次/min 或变化 20%,没有新发的心律失常;⑤ SpO$_2$>90%。

其他预测撤机的指标:① 最大吸气压(MIP)≥-20 cmH$_2$O;② FiO$_2$<50%时,PaO$_2$>60 mmHg,pHa≥7.25;③ 肺顺应性>25 ml/cm H$_2$O(静态,正常 60~100 ml/cm H$_2$O)。④ PEEP<5 cmH$_2$O;⑤ 口腔闭合压(P$_{0.1}$)<4 cmH$_2$O 等。

SBT 期间,患者达到上述脱机指标,并能够耐受 30~120 min 时,往往大多能成功脱机。需要注意的是上述标准都没有 100%的敏感性和特异性。有人认为 1 h 的自主呼吸试验,观察 f/Vt、呼吸困难的严重度及有无过度肌力使用是更加简单可靠的方法。

3. 撤机流程(图 2-3-1)　在临床上能按照设计的步骤,进行撤机,将大大提高撤机的效率和成功率。

(三) 撤机失败原因

尽管如此,在临床上经常遇到撤机失败的情况。导致呼吸机撤离失败的原因较多,如:① 未达到撤机条件盲目仓促撤机;② 呼吸肌萎缩,营养不良,自身呼吸肌不能维持正常肺泡通气的需要;③ 病情不稳定或再度加重;④ 感染控制不理想,痰多,自身排痰能力差;⑤ 不适当应用镇静剂;⑥ 撤机速度太快;⑦ 心理障碍等。

九、并发症及防治

研究发现 20%的内科 ICU 患者需要长期 MV(>21 d)。机械通气虽然能为患者改善通气和换气功能,但是由于是气道内正压通气、建立人工气道、长期高浓度吸氧、呼吸机性能与故障等诸多因素,可出现相应的并发症。长期 MV 增加并发症的发生率。MV 引起的并发症较多,仅少数较为严重,并可影响患者预后。这里仅叙述以下几个。

(一) 呼吸机相关性肺损伤

呼吸机相关性肺损伤(Ventilator Associated Lung Injury,VALI)是机械通气对正常肺组织的损伤或使已受损的肺组织损伤加重。VALI 最早称为"气压伤",后又称为"容积伤"或"气压-容积伤"等。多见于急性(如 ARDS)和慢性(如重度肺气肿)肺疾病者,与高气道峰压(50~60 cmH$_2$O)、大潮气量(>12 ml/kg)、高平台压(35 cmH$_2$O)、低容量肺萎陷和高 FiO$_2$ 有关,其发病率为 4%~15%。

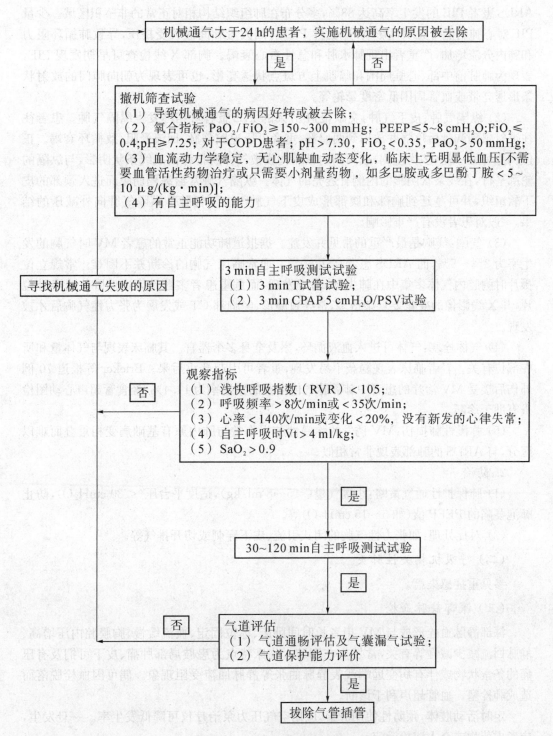

图 2-3-1 呼吸机撤机流程

1. 临床表现　患者突然出现烦躁、呼吸困难、血压下降、气道压力进行性升高（定容通气时）和肺顺应性进行性降低等。临床常见的表现类型有以下几个：

（1）肺间质气肿（PIE）：在肺泡外气体中，PIE 出现最早，发生率也最高。有报道

ARDS 患者 PIE 的发生率高达 88％，多分布在肺组织结构相对正常的非坠积区域。少量 PIE 对心肺功能可无明显影响，广泛性 PIE 时因大量肺间血管受挤压，导致肺循环阻力和肺内分流增加，严重者出现肺水肿和急性右心衰竭。胸部 X 线检查可早期发现 PIE，表现为肺脏前中部、心脏周围和膈肌上方斑点状透亮影，也可表现为朝向肺门的放射状条形透亮带或血管周围低密度晕轮等。

（2）纵隔气肿、皮下气肿：文献报道 37％的 PIE 患者可相继发生纵隔气肿。患者往往突然感到胸骨后疼痛并放射到两肩部，重者可压迫腔静脉，回流受阻，致循环衰竭。正位胸片可见一侧（多为左侧）或两侧的纵隔胸膜被气体所推移而成线条状阴影，与纵隔的轮廓平行，在线条状阴影的内侧有透亮的气体。纵隔气肿常沿纵隔筋膜面进入颈部的皮下软组织，并可蔓延到胸部和腹部形成皮下气肿。皮下气肿是纵隔气肿向外减压的结果，一般对患者没有严重影响。

（3）气胸：气胸是最严重的常见并发症。据报道肺功能正常的患者 MV 时气胸的发生率为 3％～5％，而 ARDS 患者高达 60％。通常临床气胸的诊断并不困难。常规立位摄片时胸腔内气体多集中在肺尖部，易于发现，而危重患者多数是床边仰卧位或半卧位片，其 X 线影像的变化要复杂得多，常导致漏诊，经胸部 CT 或发展为张力性气胸后才被发现。

（4）气体栓塞：气体可进入血液循环，累及全身多个器官。其临床表现与气体量和所在部位有关。轻者临床表现隐蔽不易发现，重者可引起严重后果。Bricker 等报道 70 例外伤后接受 MV 治疗的患者中肺静脉气体栓塞的发生率为 11.4％，经食管超声心动图检查有助于诊断。

（5）弥漫性肺损伤：MV 诱发的弥漫性肺损伤常与肺内原有基础病变相重叠而难以区分，与 ARDS 的肺部表现非常相似。

2. 防治

（1）肺保护性通气策略：小潮气量（$<5\sim8$ ml/kg），适度平台压（<30 cmH$_2$O），防止肺泡萎陷的 PEEP 值（如 $5\sim15$ cmH$_2$O）等。

（2）对症处理：如张力性气胸的闭式引流、皮下穿刺或切开排气等。

（二）呼吸机相关性肺炎

参见重症感染篇。

（三）深部静脉血栓

深部静脉血栓形成与 MV 患者长时间卧床、体位固定、血流缓慢、胸膜腔内压增高、静脉回流减少减慢等有关，常发生在四肢。临床特点为患肢局部肿痛、皮下可扪及有压痛的条索状物或伴有病变远端浅表静脉曲张等静脉回流受阻现象。偶可因血栓脱落而造成肺栓塞。血管超声利于诊断。

定时活动肢体，预防性使用肝素，应用空气压力泵治疗仪可降低发生率。一旦发生，应考虑药物或介入溶栓治疗。

（李　聪）

第四章　急性呼吸窘迫综合征

急性呼吸窘迫综合征(Acute Respiratory Distress Syndrome,ARDS)是指严重感染、创伤、休克、烧伤等非心源性疾病引起肺毛细血管内皮细胞和肺泡上皮细胞损伤,造成弥漫性肺间质水肿以及肺泡塌陷,进而导致急性呼吸功能衰竭。病理学特征为弥漫性肺泡损伤,病理生理学特征为肺容积减少、肺顺应性降低、严重的通气/血流比例失调,临床表现为呼吸窘迫和进行性低氧血症,肺部影像学表现为非均一性渗出性病变。

第一节　病因与发病机制

（一）病因

根据损伤机制可将 ARDS 病因及危险因素分为直接性和间接性损伤。

1. 直接性损伤

（1）误吸:吸入胃内容物、毒气、烟雾等。

（2）弥漫性肺部感染:见于细菌、病毒、真菌及肺囊虫感染等。

（3）肺钝挫伤。

（4）溺水。

（5）肺栓塞:脂肪栓塞、羊水栓塞、血栓栓塞等。

（6）放射性肺损伤。

2. 间接性损伤

（1）严重感染及脓毒性休克。

（2）严重的非胸部创伤。

（3）急诊复苏导致高灌注状态。

（4）心肺移植术后(少见)。

（5）大面积烧伤。

（6）急性重症胰腺炎。

（7）神经源性,见于脑干或下丘脑损伤等。

（二）发病机制

ARDS 的发病机制尚未完全阐明,尽管病因各异,但共同的基础是肺泡-毛细血管的急性损伤,其早期特征是固有免疫细胞介导的肺泡上皮细胞(特别是Ⅰ型肺泡上皮细胞)和毛细血管内皮细胞的损伤以及肺间质和肺泡内大量富含高蛋白质的水肿液。随着疾病的发生发展,肺内固有成纤维细胞增殖分化,以及气道祖细胞和Ⅱ型肺泡上皮细胞分化为Ⅰ型肺泡上皮细胞,参与 ARDS 肺泡结构的修复。如果原发疾病过重或治疗不恰当(比如呼吸机相关性肺损伤)则导致广泛基底膜损伤,上皮化的延迟引起肺泡和间质纤维化的形成。

固有巨噬细胞在整个 ARDS 初始阶段的发生发展中扮演关键角色,其在致病因素作用下被激活,分泌促炎症细胞因子及趋化因子,导致嗜中性粒细胞、单核细胞或巨噬细胞的聚集,同时激活肺泡上皮细胞和效应 T 细胞,促使炎症反应增大并加重组织损伤。内皮活化和微血管的损伤导致屏障结构的破坏和功能丧失,进一步加重肺间质及肺泡水肿,并且因呼吸窘迫或者不恰当的机械通气产生的机械牵张而进一步恶化。组织因子介导肺毛细血管内血小板异常聚集、微血栓形成、肺泡内凝血及透明膜形成。

就其本质而言,ARDS 并不是细菌、毒素等直接损害的结果,而是致病因素导致机体炎症反应失控的结果。ARDS 等器官功能损害的发展过程表现为两个极端:一个极端是大量炎症介质释放入循环,刺激炎症介质瀑布样释放,而内源性抗炎介质又不足以抵消其作用,结果导致 SIRS;另一个极端是内源性抗炎介质释放过多,结果导致代偿性炎症反应综合征(CARS)。SIRS/CARS 失衡的后果是炎症反应扩散和失控,使其由保护性作用转变为自身破坏性作用,不但损伤局部组织细胞,同时打击远隔器官,导致 ARDS 等器官功能损害。就其本质而言,ARDS 是机体炎症反应失控的结果,也就是 SIRS/CARS 失衡的严重后果。因此,实际上 ARDS 是 SIRS 和 MODS 在器官水平的表现。

第二节　病理及病理生理改变

(一)病理改变

ARDS 的病理过程分为渗出期、增生期和纤维化期三个阶段,各阶段相互关联且部分重叠(图 2 - 4 - 1)。

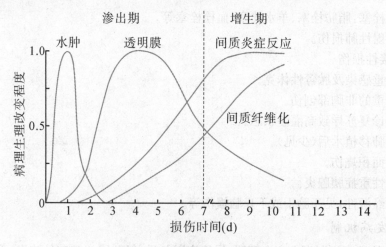

图 2 - 4 - 1　ARDS 的病理演变

1. 渗出期　发病后 24～96 h 出现,主要特点是毛细血管内皮细胞和 I 型肺泡上皮细胞受损。毛细血管内皮细胞肿胀,细胞间隙增宽,基底膜裂解,导致血管内液体渗出形成肺水肿。由于修改功能的存在,使毛细血管内皮细胞损伤较轻。肺间质顺应性较好,可容纳较多水肿液,只有当血管外肺水超过 20% 时,才出现肺泡水肿。I 型肺泡上皮细胞变性肿胀、空泡化,脱离基底膜。II 型上皮细胞空泡化,板层小体减少或消失。上皮细胞破坏明显处有透明膜形成和肺不张,呼吸性细支气管和肺泡管处尤为明显。肺血管内有中性粒细胞浸润。电镜下可见肺泡表面活性物质出现断裂、聚集或脱落到肺泡腔,腔内充满富含蛋白质的水肿液,同时可见灶性或大片肺泡萎陷不张。

2. 增生期　发病后 3～7 d,显著增生出现于发病后 2～3 周。主要表现为 II 型上皮细胞大量增生,覆盖脱落的基底膜,肺水肿减轻,肺泡膜因 II 型上皮细胞增生、间质中性粒细胞和成纤维细胞浸润而增厚,毛细血管数目减少。肺泡囊和肺泡管可见纤维化,肌性小动脉内出现纤维细胞性内膜增生,导致管腔狭窄。

3. 纤维化期　发病后 36 h,7～10 d 后增生显著,若病变迁延不愈超过 3～4 周,肺泡间隔内纤维组织增生致肺泡隔增厚,III 型弹性纤维被 I 型僵硬的胶原纤维替代。电镜下可见肺组织纤维化的程度与病人病死率呈正相关。肺血管床发生广泛管壁增厚,动脉变性扭曲,肺毛细血管扩张。肺容积明显缩小。肺泡管的纤维化是晚期 ARDS 病人的典型病理变化。

总的来说,肺实质细胞损伤是 ARDS 的主要病理特点。早期 ARDS 或急性肺损伤是以肺毛细血管内皮细胞损伤和功能障碍导致水和蛋白向间质渗出增加为特点,而肺毛细血管内皮细胞损伤后进一步损伤肺泡上皮细胞,使肺泡内水增加,肺泡塌陷,导致弥漫性微小肺不张。由于 ARDS 发病急,进展快,多数患者在一期或二期死亡,肺的纤维化是 ARDS 最严重的后遗症。

ARDS 的病理形态学改变具有以下特征:

(1) 病变部位的不均一性:病变部位可分布于下肺或上肺,呈现不均一分布的特征。同时存在重力依赖性分布特征,即下肺区和背侧病变较重,而上肺区和前侧病变轻微,中间部分介于两者之间。

(2) 病理过程的不均一性:不同病变部位可能处于不同的病理阶段,即使同一病变部位的不同部分,可能也处于不同的病理阶段。例如,某一病变部位的中心区处于纤维化期,而周围区呈现为渗出期。

(3) 病因相关的病理改变多样性:不同病因引起的 ARDS,肺的病理形态变化有一定差异。全身性感染和急性胰腺炎所致的 ARDS,肺内中性粒细胞浸润十分明显。创伤后 ARDS 肺血管内常有纤维蛋白和血小板微血栓形成。而脂肪栓塞综合征则往往造成严重的肺小血管炎症改变。

(二) 病理生理改变

ARDS 病理生理学改变特征为肺容积减少、肺顺应性降低、严重的通气/血流比例失调。

1. 肺容积减少　ARDS 患者早期就有肺容积减少,表现为肺总量、肺活量、潮气量和功能残气量明显低于正常,其中以功能残气量减少最为明显。肺容量减少的原因包括:

(1) 肺泡水肿:水肿液充满肺泡,参与通气的肺泡减少。

(2) 肺泡表面活性物质减少:肺泡表面活性物质生成减少、破坏增加,肺泡表面张力增加引起肺泡萎陷,肺顺应性下降,单位跨肺压下的肺容积减小。

(3) 间质性肺水肿:间质性肺水肿压迫小气道及小气道痉挛,所支配的肺泡通气量减少。

2. 肺顺应性降低 肺顺应性降低是 ARDS 的特征之一(图 2-4-2),表现为需要较高的气道压力,才能达到所需潮气量。主要与肺泡表面活性物质减少引起的表面张力增高和肺不张、肺水肿导致的肺容积减少有关。在 ARDS 的纤维化期,肺组织广泛纤维化使肺顺应性进一步降低。

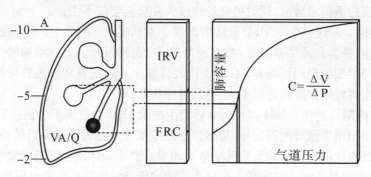

FRC 为功能残气量,IRV 为补吸气量,V_T 为潮气量,C 为顺应性

图 2-4-2 ARDS 肺容积和顺应性改变

3. 通气/血流比例失调 ARDS 患者严重的低氧血症主要与通气/血流比例失调有关,特别是与真性分流明显增加有关。

(1) 通气/血流比值降低及真性分流:间质肺水肿压迫小气道、小气道痉挛收缩导致远端肺单位通气不足,表面活性物质减少导致肺泡部分萎陷也引起相应肺单位通气不足,均导致通气/血流比值降低,即生理学分流,是导致低氧血症的重要原因。生理学分流导致的低氧血症可通过提高吸氧浓度改善。广泛的肺泡不张和肺泡水肿引起局部肺单位只有血流而无通气,即真性分流或解剖样分流,是导致顽固性低氧血症的主要原因。真性分流导致低氧血症难以通过提高吸入氧浓度改善。ARDS 早期肺内分流率(Qs/Qt)可达 10%~20%,后期高达 30% 以上。

(2) 通气/血流比值升高(即死腔样通气):肺微血管痉挛或狭窄、广泛肺栓塞、血栓形成使部分肺单位周围的毛细血管血流量明显减少或中断,即导致死腔样通气。ARDS 后期死腔率可高达 60%。

4. 肺循环改变

(1) 肺毛细血管通透性明显增加:ARDS 肺循环的主要改变是肺毛细血管通透性明显增加。通透性增高性肺水肿是 ARDS 病理生理改变的基础,其主要依据有:① ARDS 尸检有严重肺水肿,支气管肺泡灌洗液中蛋白含量明显增加;② 动物实验显示 ARDS 动物肺淋巴流量和肺淋巴蛋白清除率均明显增加,[125]I 或伊文思蓝标记清蛋白测定均显示肺微血管蛋白漏出增加,同时双指示剂稀释法显示肺血管外肺水量增加。

(2) 肺动脉高压:肺动脉高压伴肺动脉楔压正常是 ARDS 肺循环的另一个特点。早期 ARDS 时,肺动脉高压是可逆的,与低氧血症和缩血管介质(TXA_2、$TNF\alpha$ 等)引起肺动脉痉挛有关。内皮细胞中内源性一氧化氮合成酶减少,导致一氧化氮生成减少也是导致肺动脉高压的原因。ARDS 后期的肺动脉高压为不可逆的,除上述原因外,主要与肺小动脉平滑肌增生和非肌性动脉演变为肌性动脉等结构性改变有关。值得注意的是,尽管肺动脉压力明显增高,但肺动脉楔压一般为正常,这是与心源性肺水肿的重要区别。

第三节　临床表现

（一）症状

ARDS 多于原发病起病后 5 d 内发生,约半数发生于 24 h 内。除原发病的相应症状和体征外,最早出现的症状是呼吸加快,并呈进行性加重的呼吸困难、发绀,常伴有烦躁、焦虑、出汗等。呼吸频速、呼吸窘迫是 ARDS 的主要临床表现。通常在 ARDS 起病 1~2 d 内发生,呼吸频率>20 次/min,并逐渐进行性加快,可达到 30~50 次/min。呼吸困难也逐渐加重,危重者可达 60 次/min,呈现呼吸窘迫症状。进而出现缺氧症状,表现为烦躁不安、心率增快、唇及指甲发绀。鼻导管吸氧和常规氧疗无法缓解缺氧症状。后期多伴有肺部感染,出现发热、咳痰、畏寒等症状。

（二）体征

初期除呼吸频率增快外无明显的呼吸系统体征,随着疾病进展出现唇及指甲发绀表现,肺部听诊可闻及干湿啰音、哮鸣音,后期可出现肺实变体征,如呼吸音减低或水泡音等。

（三）典型的 ARDS 临床分期

ARDS 按 Moore 氏标准分为 4 期：

1. 第一期(急性损伤期)：以创伤、感染、休克等原发病为主要临床表现。此期可不表现出肺或 ARDS 的症状,有的表现为呼吸频率开始增快,过度通气,并发展为低碳酸血症。此期氧分压尚属正常或在正常低值。

2. 第二期(稳定期)：多在原发病发生 24~48 h 后,此期呼吸增快,浅速而有轻度困难,肺部可听到湿性啰音或少数干性啰音。动脉血氧分压(P_aO_2)下降,肺内分流增加,胸部 X 线显示细网状浸润阴影,反映肺间质液体含量增加。

3. 第三期(急性呼吸衰竭期)：此期病情发展迅速,呼吸困难加重,表现为呼吸窘迫。肺部听诊湿性啰音增多。P_aO_2 进一步下降,吸氧难以纠正。X 线胸片因间质与肺泡水肿而出现典型的、弥漫性雾状浸润阴影。

4. 第四期(终末期)：严重呼吸窘迫,患者严重缺氧和高碳酸血症,最后导致心力衰竭、休克、昏迷。X 线胸片呈"白肺"(磨玻璃状)。

不同原因引起的 ARDS,其临床表现可能会有所差别。通常内科系统疾病引起的 ARDS 起病较缓慢,临床分期不如创伤等原因引起的 ARDS 分期那样明确。但总的来说,ARDS 的病程往往呈急性过程。但也有一部分病例,经过积极治疗,病程较长。

（四）肺气体交换障碍的监测

监测肺气体交换异常对 ARDS 的诊断和治疗具有重要价值。动脉血气分析是评价肺气体交换的主要临床手段。在 ARDS 早期,常常表现为呼吸性碱中毒和不同程度的低氧血症,前者与呼吸频速、通气过度有关,后者与换气功能障碍有关。通过鼻导管或鼻塞给氧,提高吸入氧浓度,低氧血症往往难以纠正。当肺损伤恶化到一定程度,低氧血症进一步加重,吸氧浓度>50%时,P_aO_2仍<60 mmHg,肺泡动脉氧分压差[$P_{(A-a)}O_2$]显著增加,高于35~45 mmHg。必须应用呼吸机实施机械通气以维持患者生命。

对于接受机械通气的患者,P_aO_2与吸入氧浓度的比值(P_aO_2/FiO_2),即改良的呼吸指数,是反映 ARDS 低氧血症程度的主要指标,与 ARDS 患者的预后直接相关,该指标也常常用于肺损伤的评分系统。除表现为低氧血症外,ARDS 患者的换气功能障碍还表现为死腔通气增加,在 ARDS 后期往往表现为二氧化碳潴留、动脉二氧化碳分压升高。死腔通气增加主要与广泛的肺毛细血管梗死有关。

（五）肺力学监测

肺力学监测是反映肺机械特征改变的重要手段,可通过床边呼吸功能监测仪监测。机械特征的改变主要包括顺应性降低、气道阻力增加。分钟通气量明显增加,可大于20 L/min。肺静态总顺应性可降至15~40 ml/cmH$_2$O。功能残气量显著下降,肺动静脉分流增加。

（六）影像学检查

胸部 X 线早期可没有明显变化或只表现肺部纹理增粗,常迅速出现双侧弥漫性浸润性阴影,且受机械通气治疗干预影响大。

与正位胸片相比,CT 扫描能更准确地反映病变肺区域的大小。CT 上病变范围常能较准确地反映气体交换的异常和肺顺应性的改变。另外,CT 扫描能发现气压伤及小灶性的肺部感染,如间质性肺气肿、肺脓肿等。

（七）血流动力学监测

血流动力学监测对 ARDS 的诊断和治疗具有重要的意义。肺动脉楔压正常或降低,常小于 18 mmHg,但合并左心功能不全或应用呼气末正压时,可影响其结果。肺动脉楔压有助于与心源性肺水肿鉴别,指导液体治疗。

（八）支气管灌洗液

支气管灌洗及保护性支气管刷片是诊断肺部感染及细菌学调查的重要手段,ARDS 患者肺泡灌洗液的检查常可发现中性粒细胞明显增高（非特异性改变）,可高达 80%（正常小于 5%）。肺泡灌洗液发现大量嗜酸性粒细胞,对诊断和治疗有指导价值。

（九）肺泡毛细血管屏障功能和血管外肺水

肺泡毛细血管屏障功能受损是 ARDS 的重要特征。测定屏障受损情况,对评价肺损伤程度具有重要意义。

血管外肺水增加也是肺泡毛细血管屏障受损的表现。可用指示剂稀释法测定血管外肺水的含量。正常人血管外肺水含量不超过 500 ml,ARDS 患者的血管外肺水可增加到 3 000~4 000 ml。

第四节　诊断与鉴别诊断

（一）诊断

1994 年欧美联席会议提出的诊断标准：

1. 急性起病。

2. 氧合指数（PaO_2/FiO_2）≤200（不管呼气末正压水平）。

3. 胸部 X 线显示双肺均有斑片状阴影。

4. 肺动脉楔压，或无左心房压力增高的临床证据。

2011 年 10 月在德国柏林举行的第 23 届欧洲重症医学年会上，由欧美等国重症医学专家协商制定，参考现有的流行病学证据、生理学概念以及相关临床研究的结果，制定柏林定义（表 2-4-1）并于 2012 年正式发表在 *NewEngland* 杂志上，主要从起病时间、低氧血症程度、肺水肿来源、X 线胸片及其他生理学紊乱五个方面进行描述，也是目前 ARDS 诊断广泛采用的标准。

柏林标准通过建立"基于在最小呼气末正压基础上低氧血症的严重程度"来划分三种危险等级，进而打破了传统观念。该定义更加明晰了放射学诊断标准，并允许使用肺部 CT 来描述这些影像学病变，而这些病变往往呈异质性改变。此外，该定义承认，如果 ARDS 发生进一步进展，其一般发生在临床上所识别的一个已知危险因素后的 7 d 内，而这种最常见的危险因素是肺炎和脓毒症。

该标准有助于临床医师早期诊断、早期干预、早期判断疾病严重程度，较为准确地估计预后，同时能将临床研究结果转化成临床实践，从而改善病人预后。

表 2-4-1　ARDS 的柏林定义

发病时机	存在明确诱因、新发或原有呼吸系统症状加重 7 d 内
胸部影像学[a]	双肺透光度减低并无法完全用胸腔积液、肺不张或结节解释
肺水肿来源	无法用心功能衰竭或液体负荷过多解释 如无危险因素，需客观评估（心超）排除静水压升高的肺水肿
低氧血症[b]	轻度：PEEP/CPAP≥5 cmH$_2$O 时，200 mmHg<P_aO_2/FiO$_2$≤300 mmHg
	中度：PEEP/CPAP≥5 cmH$_2$O 时，100 mmHg<P_aO_2/FiO$_2$≤200 mmHg
	重度：PEEP/CPAP≥5 cmH$_2$O 时，P_aO_2/FiO$_2$≤100 mmHg

CPAP：持续气道正压；PEEP：呼气末正压；a：胸片或 CT 扫描；b：如海拔超过 1 000 m，应根据如下公式进行校正[P_aO_2/FiO$_2$ ×（大气压/760）]

（二）鉴别诊断

上述 ARDS 的诊断标准并非特异性的，如果 ARDS 发病缓慢或者没有确定的危险因素，此时应该要立即考虑到"所谓 ARDS 相似的疾病"可能，这包括大量的疾病或综合征（表 2-4-2），其中一些可能需要特定的治疗。在以往的定义中排除了容量过度负荷或心衰这两种临床情况，但是最近的研究证据表明，这些情况往往和 ARDS 合并存在，且比例高达 ARDS 患者的 1/3。

通常能通过详细询问病史、体检和 X 线胸片等做出鉴别。鉴别困难时,可通过测定肺动脉楔压、超声心动图检测心室功能等做出判断并指导后期治疗。

表 2-4-2　与 ARDS 相似的临床状况

充血性心力衰竭
间质性肺疾病(急性间质性肺炎、非特异性间质性肺炎、隐源性机化性肺炎、急性嗜酸性粒细胞肺炎、过敏性肺炎、肺泡蛋白沉积症)
结缔组织病(多发性肌炎)
弥漫性肺泡出血(血管炎、Goodpasture 综合征)
药物导致的肺疾病(阿奇霉素、胺碘酮、免疫治疗后的血管渗漏综合征)
癌症(T 细胞或 B 细胞淋巴瘤或转移癌)
支气管结核

第五节　治　疗

目前 ARDS 治疗主要限于器官功能及全身支持治疗,特别是呼吸支持治疗,"等待"肺损伤缓解。对于 ARDS 的基本病理生理改变(肺毛细血管通透性增加和肺泡上皮受损)及 ARDS 发病的根本原因(炎症反应)均缺乏特异而有效的治疗手段,这可能是 ARDS 患者病死率居高不下的重要原因。治疗上要取得突破,必须探索有效的病因治疗手段,并改进支持治疗措施。

ARDS 治疗应从感染、创伤的早期开始,原则为纠正低氧血症,提高全身氧输送,维持组织灌注,最终目的都是为了保证给予细胞充足的氧供,防止组织进一步损伤。主要治疗措施包括:原发病的治疗、呼吸支持治疗及液体管理等。

(一)原发病的治疗

原发病的治疗是 ARDS 治疗的首要原则和基础。控制原发病,积极控制感染(包括有效清创、感染灶充分引流、抗生素合理应用等),早期纠正休克,改善微循环,遏制感染诱导的全身失控性炎症反应。

(二)呼吸支持治疗

1. 氧疗　目的是改善低氧血症,使 P_aO_2 达到 $60 \sim 80$ mmHg,但吸入氧浓度尽可能<60%。根据低氧血症改善的程度和治疗反应调整氧疗方式,首先应用鼻导管,当需要较高吸气浓度时可采用调节氧浓度的文丘里面罩或带贮氧袋的非重吸式氧气面罩。大多数 ARDS 常规氧疗无法纠正缺氧症状,机械通气仍是最主要的呼吸支持手段。

2. 无创机械通气　对于轻度 ARDS 患者,当病人神志清楚、血流动力学稳定,并能够得到严密监测和随时行气管插管时可尝试无创机械通气治疗。若应用 $1 \sim 2$ h 后缺氧症状得到改善可继续使用,若病情继续恶化,则应及时改为有创机械通气。免疫功能低下的病人早期可首先试用该通气策略,以避免呼吸机相关性肺炎的发生及改善预后。

　　3. 有创机械通气

　　(1) 选择时机：机械通气的目的是提供充分的通气和氧合，以支持器官功能。当病人经高浓度吸氧仍不能改善低氧血症时，应及时气管插管进行有创机械通气。

　　(2) 肺保护性通气：小潮气量通气是 ARDS 病理生理结果的要求。潮气量设置(表 2 - 4 - 3)为 6 ml/kg(理想体重)，在实施肺保护性通气策略时，限制气道平台压比限制潮气量更为重要，可将吸气末气道平台压限制在<30 cmH_2O。

表 2 - 4 - 3　NIH ARDSnet 机械通气模式和参数设置方法

通气模式——容量辅助/控制通气
潮气量 6 ml/kg(理想体重 *)
保持气道平台压<30 cmH_2O
潮气量 6 ml/kg 时气道平台压>30 cmH_2O,减少潮气量至 4 ml/kg(理想体重)
动脉血氧饱和度或经皮血氧饱和度在 88%～95% 之间
不同 FiO_2 对应的预期 PEEP 水平

FiO_2	0.3	0.4	0.4	0.5	0.5	0.6	0.7	0.7	0.7	0.8	0.9	0.9	0.9	1.0
PEEP	5	5	8	8	10	10	10	12	14	14	14	16	18	20～24

　　* 理想体重的计算公式：
　　男性=50+2.3[身高(英尺)-60]或 50+0.91[身高(cm)-152.4]
　　女性=45.5+2.3[身高(英尺)-60]或 45.5+0.91[身高(cm)-152.4]

　　(3) PEEP 的选择：ARDS 广泛肺泡塌陷不但可导致顽固性低氧血症，而且部分复张的肺泡周期性塌陷开放而产生的剪切力，会加重呼吸机相关性肺损伤。充分复张塌陷的肺泡应用适当水平的 PEEP 可防止呼气末肺泡塌陷，改善低氧血症，并避免剪切力。但 PEEP 可增加胸内正压，减少回心血量，从而降低心排血量，并有加重肺损伤的潜在危险。因此在应用 PEEP 时应注意：① 对血容量不足的病人，应补充足够的血容量以代偿回心血量的不足；同时不能过量，以免加重肺水肿。② 从低水平开始，先用 5 cmH_2O，逐渐增加至合适的水平，争取维持 PaO_2>60 mmHg 而 FiO_2<60%。最佳 PEEP 的设置目前仍有争议，一般在 5～15 cmH_2O。

　　(4) 肺复张：充分复张 ARDS 塌陷的肺泡是纠正低氧血症和保证呼气末正压效应的重要手段。ARDS 病人在高 PEEP 和 FiO_2 的情况下病人仍然有严重的低氧血症，则进行肺复张通气。

　　常用的复张手法有控制性肺膨胀、PEEP 递增法及压力控制法(PCV 法)。其中实施控制性肺膨胀采用恒压通气方式，设置吸气压为 30～40 cmH_2O，持续时间 30～40 s。

　　(5) 45°半卧位：ARDS 合并呼吸机相关性肺炎(VAP)会导致肺损伤进一步恶化，除非有脊髓损伤等体位改变的禁忌证，机械通气者均应保持半卧位(30°～45°)，以降低机械通气时 VAP 的发生。

　　(6) 俯卧位通气：可通过降低胸腔内压力梯度、促进分泌物引流和促进肺内液体移动来改善氧合。对于中重度 ARDS 患者，当使用小潮气量肺保护性通气至 4 ml/kg 仍无法保证吸气末气道平台压低于 30 cmH_2O、氧合指数大于 150 时，应考虑行俯卧位通气以改善氧合。

（7）体外膜氧合技术（ECMO）：ECMO可在肺外进行气体交换，减轻肺负担，有利于肺功能恢复。

（三）液体管理

以保证重要器官灌注的较低循环容量合理限制液体入量，减轻肺水肿，液体出入量宜轻度负平衡，可使用利尿药促进水肿的消退。通过积极的液体管理，对改善ARDS病人的肺水肿具有重要的临床意义。

（四）其他加强营养支持与治疗

如糖皮质激素、吸入一氧化氮、肺表面活性物质、ω-3鱼油脂肪酸、重组人活化蛋白C、前列腺素E等，治疗效果仍不确切且具有争议，因此并未推荐使用。

（李　聪）

第三篇 循环重症的监测与治疗

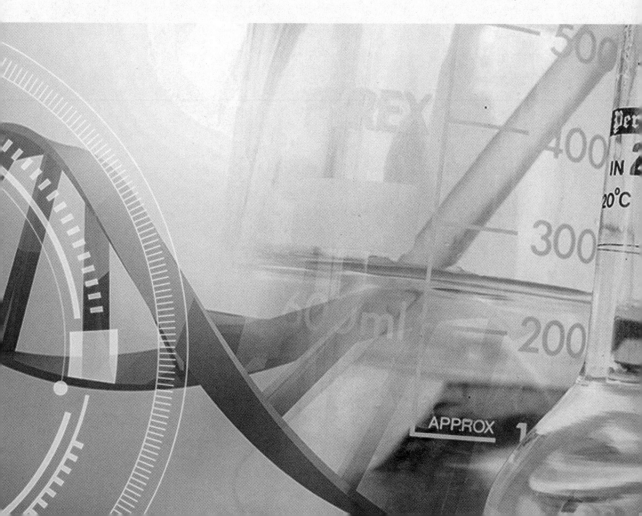

第五章　循环功能监测与评估

正常的血液循环是维持人体生命活动的基本保证之一。维持正常的血液循环需要适当的血容量,适时调整心脏的排血量和适度的血管张力三者的有机协调,这需要机体神经内分泌等系统的调节。当病人因某些致病因素累及神经、内分泌等系统和(或)循环等系统时,常导致上述三者平衡失调,从而直接影响其各个器官系统的功能,甚至危及生命,尤其是危重病人。因此,在危重病人的诊疗过程中进行血液循环功能的监测有着举足轻重的地位。

众所周知,血液循环包括肺循环、体循环和微循环。肺循环主要参与人体的外呼吸功能,体循环主要保证全身组织器官的灌注,而微循环主要参与组织器官的新陈代谢。因此,血液循环功能监测常涉及上述三个循环,其根本目的是确保肺循环以维持人体的外呼吸功能,确保体循环以维持全身组织器官的充分灌注,确保微循环以维持组织细胞的新陈代谢。

第一节　血流动力学监测

在临床上,无论何种病理生理机制所导致的血液循环功能方面的变化最终表现为有效循环血量的增减、心脏泵血功能的异常和血管舒缩异常三者的不同组合。血液循环功能的监测最常见的是血流动力学监测。

血流动力学监测发展至今,已从传统的血管内压力监测,如袖带测压、血管内留置导管测压等,演变出多方法的心排血量(CO)监测,如里程碑式的 Swan-Ganz 漂浮导管经肺动脉热稀释法测 CO、经食管心脏多普勒超声测 CO(TECO)、脉搏指示连续心排血量(PiCCO)监测(经肺热稀释法和脉搏轮廓分析技术)、经肺锂稀释法监测 CO(LiDCO)、二氧化碳部分重吸收法测 CO(NICO)和经外周动脉脉搏波形法连续 CO 监测(APCO)等。现在已能通过无创、有创和微创的方法,从不同角度对血流动力学进行静态和动态的监测。但血流动力学的监测最终将涉及血管容量、心脏泵血功能和血管张力三个方面。

一、血管压力监测

(一)体循环动脉血压

体循环动脉血压(ABP)是临床最常使用的监测血流动力学的指标。众所周知,组织器官的灌注,即组织器官的血流量=(动脉压-静脉压)/血流阻力。由于不能直接测定各个器官的血流量,从上述公式可知,如静脉压和血管阻力保持恒定,可用体循环动脉压代替血流来反映组织器官灌注是否充分。然而,体循环动脉血压又分为收缩压(SAP)、舒张压(DAP)、脉压和平均动脉压(MAP)等。MAP的数值最接近实际灌注压。SAP的高低反映回心血量的多少和心肌收缩力的强弱。DAP的高低尽管受到心率(HR)的影响,但更多反映外周血管的阻力,血管阻力大则DAP高,血管阻力小则DAP低。尽管有将SBP<90 mmHg或较基础值下降>40 mmHg,脉压<20 mmHg作为休克的诊断依据之一,但实际上较直接反映各器官组织血流量不同患者的是MAP。对于大多数患者而言,MAP低于60 mmHg可视为组织灌注不足。当然有些患者高水平的MAP仍可发生组织低灌注,如慢性高血压或脊髓缺血者。正常情况下,当动脉血压变化时,机体能通过自身调节机制维持组织器官的血流量在正常范围。但是,在病理状态下,自身调节机制发生严重障碍,此时组织器官的血流直接依赖于灌注压力。不同患者组织器官灌注所需的ABP水平不同,有时也很难确定。同一患者在疾病发展的不同阶段所需的ABP也有所不同。常常需要临床医师综合诸多因素进行动态评估和确定。

(二)中心静脉压

中心静脉压(Central Venous Pressure, CVP)是指腔静脉与右心房交界处的压力,是反映右心压力负荷和血管内容量的指标。它由右室充盈压、静脉内壁压或静脉内血容量、静脉外壁压或静脉收缩压和静脉毛细血管压4个部分组成,因此,CVP的大小与血容量、静脉张力和右心功能有关。CVP的正常值为5~10 cmH$_2$O;<5 cmH$_2$O提示右心室充盈欠佳或血容量不足;>15~20 cmH$_2$O提示右心功能不全。在血流动力学急剧变化时,连续观察CVP的变化,特别是结合血压等其他指标,对判断血容量、心功能及外周静脉张力状况均有一定的临床实用价值(表3-5-1)。

表3-5-1 中心静脉压与血压对血流动力学状态的综合判断

中心静脉压	血压	病理生理原因
低	正常	轻度容量不足
低	低	明显容量不足
高	正常	容量血管收缩
高	低	心功能不全,容量过多
正常	低	容量不足,心功能不全

自主呼吸的病人,中心静脉压的动态变化是评价心脏对容量反应的较好指标。对怀疑有血容量不足的严重脓毒症患者可选择在30 min内输入500~1 000 ml晶体溶液或300~500 ml胶体溶液进行容量负荷试验。当给予一定的容量负荷后,CVP升高<2 mmHg时,提示容量不足或心脏对容量的反应良好,可以继续输液治疗。CVP在8~

12 mmHg 时可作为严重感染与感染性休克早期容量复苏的治疗目标。

CVP 升高除见于右心功能不全和补液过量外,还见于房颤、肺梗死、心包压塞、支气管痉挛、张力性气胸及血胸、纵隔压迫及腹内压升高等疾病,其他如交感神经兴奋,应用去甲肾上腺素等血管收缩药物,使用呼吸机正压通气和呼气末正压通气等。

需要指出的是,CVP 反映血容量的实际临床价值存在争议。临床研究显示容量治疗有反应组与无反应组的初始 CVP 无明显差异。Osman 等回顾分析 96 例感染性休克患者的 150 次容量治疗(20 min 内输入 500 ml 6% 的羟乙基淀粉),结果显示以 CVP<8 mmHg 或<5 mmHg 预测扩容治疗有效,CI(心脏指数)增加 15%,阳性预测率为 47%。Magder 等研究心脏术后患者的容量治疗,扩容至 CVP 增加≥2 mmHg,并将 CI 增加≥0.3 L/(min·m²)视为有效,结果 CVP 在 0～20 mmHg 之间均存在对容量治疗无反应者,CVP<5 mmHg 时,仍有 25% 的患者对治疗无反应,但 CVP>10 mmHg,仅有 2.5% 对容量治疗有反应。由此可见,CVP 在判断容量时有一定局限性,CVP 低限值以下相对能提示血容量不足,而高限值预测容量治疗的价值不大。

(三)肺动脉压

肺动脉压(PAP),包括肺动脉收缩压(PASP)、肺动脉舒张压(PADP)、平均肺动脉压(MPAP)。其正常值为:PASP 15～30 mmHg,PADP 5～15 mmHg,MPAP 11～16 mmHg。肺动脉高压是指 PASP>35 mmHg,或静息状态下 MPAP>25 mmHg 或运动状态下 PASP>30 mmHg。

由于肺血管网是一个低压低阻高容系统,拥有极大的容量储备,即使右心排血量增加 5 倍也不会引起肺血管压力显著增高,正常人 PASP 和右心室收缩压相同。由于肺静脉系统没有瓣膜,肺静脉压、肺毛细血管压与 PADP 相等,即 PADP 与肺动脉楔压(PAWP)、左房压和左室舒张末压相等。因此,PAP 监测更多反映肺循环状态和左心室的功能。

由于右心室壁较薄,心室肌的收缩储备力较低,因此短暂的肺动脉压升高亦可导致右心后负荷增高,右心功能损害。肺循环压力的升高可显著影响右心功能。在临床上任何造成肺循环淤血或肺血管阻力增加的因素均可导致肺动脉压力升高。肺动脉压升高可见于 ARDS、肺部疾病、肺栓塞、二尖瓣病变、左心衰竭等。有研究发现,ARDS 时有 92.2% 的患者可发生肺动脉高压。肺栓塞、肺纤维化等疾病引起肺血管阻力增加时,PAP 升高而 PAWP 正常或下降。当 PADP 和 PAWP 之间压差超过 6 mmHg 时,提示有原发性肺部病变存在。另外,当患者存在严重的心内左向右分流时,肺动脉压也会升高。当右心功能不全或回心血量不足导致右心排血量下降时,PAP 将降低。

(四)肺动脉楔压

肺动脉楔压(Pulmonary Artery Wedge Pressure,PAWP)是堵塞肺小动脉后测得的从左房逆流经肺静脉和肺毛细血管所传递的压力,故也称为肺毛细血管楔压(PCWP)。PAWP 可用于评估肺毛细血管静水压和左心室前负荷。正常值为 5～15 mmHg,<5 mmHg 常提示血容量不足,>18 mmHg 提示肺淤血及左心功能不全。

尽管 PAWP 常用来反映左心室舒张末压,但在二尖瓣狭窄、胸膜腔内压增加时,PAWP 常不能正确反映左心室的前负荷,在这些情况下即使 PAWP 数值正常也有相对血容量不足和 CO 减低的可能。

早先有研究发现,PAWP 在反映血容量时比 CVP 更为敏感。不过与 CVP 一样,初始 PAWP 值不能区分出患者对容量治疗是否有效。感染性休克的患者中,以 PAWP<12 mmHg 来预测容量治疗有效(CI 增加≥15%),阳性预测值仅为 54%。

有人用血浆胶体渗透压(COP)与 PAWP 之差来判断心源性肺水肿发生的可能性。COP-PAWP 正常值为 10~18 mmHg。如差值为 4~8 mmHg,就有可能发生心源性肺水肿。差值<4 mmHg 时,将不可避免发生心源性肺水肿。

二、循环容量的监测

在血流动力学监测中,容量的判断非常重要。临床常用 CVP、PAWP 等静态压力指标来衡量血容量或心脏前负荷是基于"压力=容量"假设。由于上述压力指标除受到血容量影响外,还受到心室顺应性、血管张力、胸腔压力、HR 等多种因素的影响,对心脏前负荷的衡量存在局限性,临床上准确判断血容量存在困难。因此更为直接的容量监测有其特殊意义。

(一)心脏容积负荷监测指标

心脏容积负荷指标在压力变化过程中保持相对独立,不会受到胸膜腔内压力或腹内压变化等因素的影响,能更为准确地反映心脏容量负荷。

1. 右心室舒张末容积指数(RVEDVI)和连续右心室舒张末容积指数(CEDVI) 据报道,RVEDVI>138 ml/m² 时,容量治疗均无反应,而 RVEDVI<90 ml/m²,容量治疗 100% 有效。Christoph 等研究发现,CEDVI 较 CVP、PAWP、LVEDAI(左室舒张末面积指数)能更可靠地反映心脏前负荷的变化。

2. 胸腔内血容量指数(ITBVI)和全心舒张末容积指数(GEDVI) Hoeft 等和 Lichtwarck-Aschoff 等在研究中严格控制了其他影响因素,证实 ITBVI 与 CI 相关,当分别给予容量治疗、儿茶酚胺和机械通气时,ITBVI 能反映前负荷的变化。Michard 等在感染性休克患者的容量治疗研究中发现容量治疗有反应组的 GEDVI 显著低于无反应组。

多个研究表明,在心脏容积前负荷数值处于正常范围上限或下限时,即 RVEDVI (<90 ml/m² 或>140 ml/m²)、LVEDAI(<5 cm/m² 或>20 cm/m²)、ITBVI(<750 ml/m² 或>1 000 ml/m²)、GEDVI(<600 ml/m² 或>800 ml/m²),数值越低于下限,容量治疗反应性越好;数值越高于上限,容量治疗反应性越差。这提示心脏容积前负荷指标能较好地反映血容量状态。

(二)动态前负荷监测指标

动态前负荷监测也称为功能性血流动力学监测(Functional Hemodynamic Monitoring, FHM),以心肺交互作用为基本原理,将循环系统受呼吸运动影响的程度作为衡量指标,评价容量状态,预测液体反应性。研究证实动态前负荷监测血容量,预测容量治疗反应性的敏感度和特异性均明显优于 CVP、PAWP 等静态前负荷指标。

1. 收缩压变异(Systolic Pressure Variation,SPV) 早有人发现在正压通气过程中,动脉压力会随着吸气和呼气发生升高与降低。1987 年,Perel 等将机械通气中的这一现象定义为 SPV,即机械通气过程中收缩压的最高值(SBP_{max})与收缩压的最低值(SBP_{min})之差,即 $SPV=SBP_{max}-SBP_{min}$。血容量不足时,SPV 差值增大。在失血性休克动物实验和感染性休克患者的研究中证实,SPV 能敏感地反映血容量的变化。Tavernier 等对

15 例机械通气患者进行液体复苏,结果发现补液引起 PAWP、左室舒张期末容积指数(LVEDVI)明显增加,SPV 明显下降。容量治疗反应组和无反应组比较,左室舒张期末容积(LVEDV)、SPV 在容量复苏前后有显著差异,而 PAWP 无区别。

2. 脉搏变异率(Pulse Pressure Variation,PPV)和每搏变异率(Stroke Volume Variation,SVV)　PPV 和 SVV 是指通过记录单位时间内脉压或心脏每搏输出量(SV),计算其在该段时间内的变异程度(以百分数表示)。PPV 和 SVV 的数值越大,则提示容量不足越严重,容量治疗越有效。目前大量临床研究证实在机械通气时,PPV 可以准确预测液体治疗反应性。Michard 等报道了 PPV 在感染性休克及 ARDS 患者中的应用。Kramer 等在冠状动脉搭桥手术患者的研究中发现,在预测液体反应性方面 PPV 远优于 CVP 和 PAWP。以 PPV≥11% 为界值预测容量治疗后心排血量增加,敏感度 100%,特异度 93%。还有研究发现,SVV≤10%,容量治疗无效,液体反应性差。

3. 上腔静脉塌陷指数　近来发现超声波测量呼吸对大静脉变异率也可预测和判断容量反应性。部分空虚的血管提示低血容量,完全充盈的血管提示血容量正常或高血容量。研究表明在完全机械通气、窦性心律时,上腔静脉塌陷指数>36%,可以预测容量反应性。

三、心排血量的监测

心排血量(cardiac output,CO)的测定在评估容量状态和心功能方面有重要的临床指导作用,而且通过 CO 能间接得到血流动力学更多的指标(表 3 - 5 - 2、表 3 - 5 - 3),从而对循环状态进行更为全面的评估。

表 3 - 5 - 2　肺动脉漂浮导管所测的血流动力学参数

参数	缩写	检测方法	正常参考值
平均动脉压	MAP	直接测量	$80 \sim 100$ mmHg
右房压	RAP	直接测量	$6 \sim 12$ mmHg
平均肺动脉压	MPAP	直接测量	$11 \sim 16$ mmHg
肺动脉楔压	PAWP	直接测量	$5 \sim 15$ mmHg
心排血量	CO	直接测量	$4 \sim 6$ L/min
心脏指数	CI	CO/BSA(体表面积)	$2.5 \sim 4.2$ L/(min·m²)
每搏量	SV	CO/HR×1 000	$60 \sim 90$ ml
每搏指数	SVI	SV/BSA	$30 \sim 50$ ml/m²
体循环阻力	SVR	(MAP−CVP)/CO×80	$900 \sim 1\,500$ dyn·s/cm⁵
体循环阻力指数	SVRI	(MAP−CVP)/CI×80	$1\,760 \sim 2\,600$ dyn·s/(cm⁵·m²)
肺循环阻力	PVR	(PAP−PAWP)/CO×80	$20 \sim 130$ dyn·s/cm⁵
肺循环阻力指数	PVRI	(PAP−PAWP)/CI×80	$45 \sim 225$ dyn·s/(cm⁵·m²)
左室每搏功指数	LVSWI	SVI×(MAP−PAWP)×0.013 6	$45 \sim 60$ g·m/m²
右室每搏功指数	RVSWI	SVI×(PAP−CVP)×0.013 6	$5 \sim 10$ g·m/m²

表 3 - 5 - 3　PiCCO 监测仪所测的血流动力学参数

参数	缩写	正常值	单位
热稀释法测量参数			
心指数	CI	3.5～5.0	L/(min・m²)
胸腔内血容量指数	ITBVI	850～1 000	ml/m²
全心舒张末容积指数	GEDVI	680～800	ml/m²
全心射血分数	GEF	25～35	%
血管外肺水指数	EVLWI	3.0～5.0	ml/kg
肺血管通透性指数	PVPI	1.0～3.0	—
脉搏轮廓法测量参数			
脉搏指示心脏指数	PCCI	3.5～5.0	L/(min・m²)
搏出量指数	SVI	40～60	ml/m²
搏出量变异指数	SVV	≤10	%
脉压变异率	PPV	≤10	%
动脉收缩压	Apsys	90～130	mmHg
动脉舒张压	Apdia	60～90	mmHg
平均动脉压	MAP	70～90	mmHg
最大压力增加速度	dPmax	1 200～2 000	mmHg/s
外周血管阻力指数	SVRI	1 200～2 000	dyn・s/(cm⁵・m²)

　　临床上根据 CO 的多少将心力衰竭分为低排血量性心力衰竭和高排血量性心力衰竭。根据上述血流动力学参数可较为客观地了解不同休克的特征。如低血容量性休克的特征是心室充盈压降低、心排血量下降,其早期血流动力学呈低排高阻状态,表现为 ABP、CO、CVP 或 PAWP 降低,SVR 增加;心源性休克的特征是心室充盈压升高、心排血量下降,其早期血流动力学呈低排高阻状态,表现为 ABP、CO 降低,SVR、CVP、PAWP 增加;感染性休克的特征是有不同的血流动力学变化,在早期或 G⁺ 菌感染时往往呈高排低阻,表现为 ABP、CO、PVR 升高,PAWP、SVR 下降,在晚期或 G⁻ 菌感染时往往呈低排高阻状态,表现为 ABP、CO 降低,SVR 升高。掌握休克的血流动力学,无疑有利于临床治疗。

　　需要强调的是任何一种监测方法所得到的数值都是相对的。因为各种血流动力学指标经常受到许多因素的影响。单一指标的数值有时并不能正确反映血流动力学状态,必须重视血流动力学的综合评估。在实施综合评估时,应注意以下三点:① 结合症状、体征综合判断;② 分析数值的动态变化;③ 多项指标的综合分析。

第二节　全身氧输送和氧耗量的监测

　　循环系统的主要功能之一是为全身组织器官提供氧气以满足机体新陈代谢的需求。

而全身血流动力学指标不能准确反映机体氧供和氧耗,因此氧输送(DO_2)和氧消耗(VO_2)监测成为循环监测的重要部分。DO_2 即为循环系统向全身组织输送氧的能力,$DO_2 = CaO_2 \times CI$[正常值为 $580 \sim 700\ ml/(min \cdot m^2)$]。氧消耗($VO_2$)是组织细胞氧的消耗量,$VO_2 = (CaO_2 - C_VO_2) \times CI$[正常值为 $110 \sim 130\ ml/(min \cdot m^2)$]。氧消耗和氧输送的比值称为氧摄取率($O_2ER$),$O_2ER = VO_2/DO_2 \times 100\%$(正常值为 $23\% \sim 32\%$)。

DO_2 代表心脏给外周循环输送的氧量,受到四个因素的影响,即血红蛋白浓度(Hb)、心脏指数(CI)、动脉血氧饱和度(S_aO_2)和动脉血氧分压(PaO_2)。增加心排血量和血红蛋白浓度,提高动脉血氧饱和度均可增加全身的氧供。但血红蛋白提高过多可增加血液黏度,反而使组织血液灌注减少。一般认为 Hb 保持在 $100\ g/L$(Hct 为 30%)即可。因此,增加心排血量是提高氧输送的最有效途径。VO_2 反映了机体的总代谢需求。在正常生理状态下,氧消耗和氧输送是互相匹配的,即使在运动时,氧消耗增加,此时机体通过增加心脏指数提高氧输送,同时周围组织还能通过增加氧摄取以满足代谢需求。只有当氧输送降至临界水平以下时,氧输送的减少才会引起氧消耗的明显减少,此时出现无氧代谢。这一现象被称为生理性氧供依赖。然而对于危重病人,当氧输送仍处于正常或高于正常时,氧消耗已表现为氧供依赖,即 DO_2 下降或上升时,氧摄取率(O_2ER)均保持不变,VO_2 和 DO_2 呈线性关系。这显然与生理状态的氧输送、氧消耗关系不同,被称为病理性氧供需依赖。这一现象主要存在于 ARDS、脓毒性休克、心力衰竭、COPD、肺动脉高压及急性肝功能衰竭的病人。究其原因,上述病人均存在程度不等的微循环障碍或血流分布异常,尤其在 ARDS、脓毒性休克、MODS 的患者,血管内皮细胞受损,致使毛细血管通透性增加,组织水肿,影响了细胞的氧摄取,同时各种有害物质使细胞内线粒体利用氧的能力受损,最终造成组织缺氧、无氧代谢增加。

监测 DO_2、VO_2 及两者的相关性可以实现组织氧动力学的优化治疗。氧摄取率(O_2ER)作为评价氧供需平衡的指标,其效果比单纯应用 DO_2 和 VO_2 更敏感。另外,O_2ER 可以作为判断患者预后的指标。

第三节　微循环与组织灌注的监测

一、氧饱和度监测

(一)经皮脉搏氧饱和度(SpO_2)

SpO_2 是经耳郭或指(趾)端测得的血氧饱和度,正常值为 $95\% \sim 98\%$。SpO_2 监测的氧合状态可在一定程度上反映组织灌注的状态。低血容量休克患者常存在低血压、四肢远端灌注不足、氧输送能力下降,这时 SpO_2 下降。不过由于测量时受到诸多因素的影响,误差时有发生。

(二)混合静脉血氧饱和度($S_{\bar{v}}O_2$)和中心静脉血氧饱和度($ScvO_2$)

$S_{\bar{v}}O_2$ 是指来自上腔静脉和下腔静脉的静脉血混合之后的血氧饱和度,临床上常经肺动脉导管采血测得。$S_{\bar{v}}O_2$ 的变化主要取决于四个因素:心排血量、S_aO_2、Hb 和机体氧耗的变化,凡是影响此四种因素的原因均能引起 $S_{\bar{v}}O_2$ 的改变。$S_{\bar{v}}O_2$ 可以反映组织器官对氧的摄取状态。$S_{\bar{v}}O_2$ 正常值为 70%～80%。

$ScvO_2$ 是经中心静脉导管采血测得的血氧饱和度。$ScvO_2$ 与 $S_{\bar{v}}O_2$ 有一定的相关性，$ScvO_2$ 测量值比 $S_{\bar{v}}O_2$ 值要高 5%～10%。但它们所代表的趋势是相同的，不仅反映呼吸功能、氧合状态，也反映循环变化和组织氧耗，是组织氧利用的一个综合指标。当全身氧输送量降低或全身氧耗量超过氧输送量时，$S_{\bar{v}}O_2$、$ScvO_2$ 降低，提示机体无氧代谢增加。当组织器官氧利用障碍或微血管分流增加时，$S_{\bar{v}}O_2$ 升高，尽管此时组织氧需求量仍可能增加。

$S_{\bar{v}}O_2$ 和 $ScvO_2$ 的变化趋势可反映组织灌注状态，对严重脓毒症与感染性休克患者的诊断和治疗具有一定的临床意义。在感染性休克早期出现全身组织低灌注，ABP、HR、尿量和 CVP 仍处于正常范围时，$S_{\bar{v}}O_2$ 已开始降低。研究发现低血容量性休克患者随着血容量降低，$ScvO_2$ 在 CVP 下降之前已开始降低。可见 $S_{\bar{v}}O_2$ 和 $ScvO_2$ 是反映组织灌注程度的敏感指标。研究发现经复苏后的感染性休克患者，$S_{\bar{v}}O_2$＜70% 时，病死率明显增加。因此，$S_{\bar{v}}O_2$ 是目前国际性严重脓毒症和感染性休克指南中推荐的评价早期复苏的指标之一。然而，$S_{\bar{v}}O_2$ 或 $ScvO_2$ 异常增高往往反映组织细胞氧利用障碍。2009 年国外一项休克协作性研究表明休克患者组相对正常组而言，$ScvO_2$＜70% 组或＞90% 组的病死率均明显增加。$S_{\bar{v}}O_2$ 和 $ScvO_2$ 结合其他组织灌注指标综合判断组织的氧合状态将会更精准。

（三）肌肉组织氧饱和度

肌肉组织氧饱和度（Tissue Oxygen Saturation，StO_2）是利用近红外线光谱（Near-Infrared Spectroscopy，NIRS）提供连续、无创的方法监测肌肉组织氧饱和度，反映肌肉组织氧代谢状态。研究发现创伤性休克患者使用 S_tO_2 评估休克造成的脏器功能损害具有指导作用。对感染性休克患者的研究提示 StO_2 与血乳酸有良好的相关性，复苏后存活组 StO_2 明显高于死亡组，StO_2≤78% 组的 28 天病死率明显增高。Lima 等观察 22 例乳酸高于 3 mmol/L 的危重病人，在初始复苏后鱼际肌 StO_2 持续降低的患者器官衰竭的发生率更高，并且与 MAP、HR、$ScvO_2$ 等无相关性。Nanas 等通过对疾病危重度不同的患者与健康志愿者对照研究证实 StO_2 能确定是否存在组织缺氧和微血管反应性损害，并在疾病严重度不同的患者中有所区别。因此，StO_2 是反映组织灌注的良好指标。

二、血乳酸

动脉血乳酸增高常较其他的休克征象先出现。Arnold 等研究还发现 79% 的高乳酸患者的 $ScvO_2$ 高于 70%。动脉血乳酸浓度是反映组织缺氧的敏感指标之一。血乳酸正常值为 1～2 mmol/L。实验证明，动脉血乳酸与氧传递（DO_2）和氧消耗（VO_2）在判断缺氧方面具有一致性。持续动态的动脉血乳酸监测对休克的早期诊断、判定组织缺氧情况、指导液体复苏及预后评估有重要意义。以乳酸清除率正常化作为复苏终点比传统的血压、尿量、CI 及 DO_2 更有优势。有研究显示高乳酸血症的病人存在病理性氧供依赖。血乳酸水平与低血容量性休克、感染性休克患者的预后密切相关，持续高水平的血乳酸（＞4 mmol/L）预示患者预后不佳。研究显示在创伤后失血性休克的患者，血乳酸水平及高乳酸持续时间与器官功能障碍的程度及死亡率相关。但是，有时仅凭血乳酸浓度尚不能充分反映组织的氧合状态，如合并肝功能不全的患者。目前更多将乳酸清除率和高乳酸持续时间来作为组织灌注情况的评价指标。相比高乳酸血症而言,乳酸酸中毒更能预测院内死亡率。

三、中心静脉血与动脉血二氧化碳分压差($Pcv-aCO_2$)

与 Arnold 等发现与 $ScvO_2$ 高于 70% 的高乳酸患者一样,现在还有不少研究发现脓毒症患者存在氧供应不足合并 $ScvO_2$ 高水平的情况。因此将 $ScvO_2$ 作为判断脓毒症患者是否存在组织低灌注的指标受到质疑。如果将动脉和混合静脉或中心静脉血气结合起来分析则对组织灌注和缺氧状态可以有更全面的了解。$Pcv-aCO_2$ 是其中一个监测指标。$Pcv-aCO_2$ 正常值为$\geqslant 5$ mmHg。Vallee 等研究发现,将 $Pcv-aCO_2$ 作为脓毒症患者早期容量复苏目标值(如>6 mmHg)的一种补充,可以避免出现 $ScvO_2$ 高水平但患者仍存在氧供不足的假象。目前较为一致的观点是 $Pcv-aCO_2$ 与 $ScvO_2$ 同时达标更能真实反映脓毒症患者组织氧合的改善情况。

四、胃肠黏膜 pH(pHi)与胃肠黏膜内 CO_2 分压($PrCO_2$)

严重创伤、脓毒症、休克、MODS 的患者最先出现胃肠道血流的低灌注,导致黏膜细胞缺血缺氧,黏膜屏障受损,黏膜 H^+ 释放增加与 CO_2 积聚。因此,监测胃肠黏膜 CO_2 分压($PrCO_2$)与胃肠黏膜 pH(pHi)不仅能够反映胃肠道组织的血流灌注情况和病理损害,还能够及早反映全身组织细胞的氧合状态,对评价胃肠道黏膜内代谢情况、肠黏膜屏障功能状态及评估复苏效果有一定的价值。然而,$PrCO_2$ 比 pHi 更为直接精确。

正常状态下,pHi 与动脉 pH、$PrCO_2$ 与 $PaCO_2$ 基本一致。众多研究证实,当患者发生组织低灌注时,pHi 下降,$PrCO_2$ 升高常常比传统的血流动力学和氧传递指标出现得更早。如 Shoemaker 发现异常低水平的 pHi 比 DO_2、VO_2、$S_{\bar{v}}O_2$、$PtcO_2$(经皮氧分压)、PaO_2、ERO_2(氧摄取率)的异常要提前数小时出现,某些病例中,甚至比其他指标的变化提前 $3\sim4$ d。Venkatesh 等在研究严重烧伤病人复苏期间组织氧合时发现,传统指标不变时,pHi 及其衍生指标已发生异常。Ivatury 等报告在因创伤死亡的病人中虽然大多数的 $DO_2 I$(氧传递指数)经治疗可达到所需水平,但 24 h pHi 始终低于 7.30。Poeze 等对感染性休克的研究证实,在复苏后血流动力学稳定的患者中,死亡组的 $PrCO_2$ 和黏膜-动脉 CO_2 差值($Pr-aCO_2$)明显高于存活组。这一方面说明传统的血流动力学指标不能准确反映休克纠正与否,另一方面说明这部分患者的局部氧代谢异常状态与其预后不良密切相关。因此 pHi 和 $PrCO_2$ 是反映组织灌注的敏感性指标。现在有将复苏后血流动力学正常而 pHi、$PrCO_2$ 仍然异常的患者称为"隐性代偿性休克",并将 pHi 或 $PrCO_2$ 恢复正常作为休克治疗的终点。这对进一步改善休克患者的预后有重要作用。

Parviainen 等发现在各种应激状态下,胃 pHi 均有明显下降,且下降程度与黏膜病变的程度呈正相关,使用药物升高 pHi 可明显减轻黏膜损伤。有人认为应激状态下胃 pHi 的降低是由于黏膜屏障破坏、对 H^+ 的选择通透性遭到损害的结果。虽然 pHi 的降低与肠道黏膜屏障的损害之间的因果关系尚不清楚,但有一点可以肯定,即 pHi 的降低提示黏膜屏障的损害。Fiddian-Green 和 Ganz 观察到在接受腹主动脉手术随后又发生肠源性感染的病人中存在乙状结肠 pHi 降低,而且感染的机会与结肠缺血的持续时间有关,这提示黏膜酸中毒的持续时间和严重度可能与肠道细菌易位有相关性。然而,低 pHi 与肠道细菌易位的因果关系尚未确定。

总之，监测 pHi 和 PrCO$_2$ 对早期发现全身组织低灌注、确定肠道缺血、提示黏膜屏障的损害与肠道细菌易位、预测病人严重并发症和死亡率有重要意义。

五、偏正光谱成像与旁流暗场成像

在床边直视下监测患者的微循环状态无疑能更直接地判断组织的灌注状态。近来偏正光谱成像(orthogonal polarization spectral,OPS)与旁流暗场成像(sidestream dark field,SDF)技术使得这种愿望成为现实。OPS 和 SDF 采用床边直视设备观察患者的微循环变化，包括血管密度下降和未充盈、间断充盈毛细血管比例等指标，可以更为直观、量化地为临床医生提供可靠的微循环状态的证据。SDF 可谓是 OPS 的升级产品，观察毛细血管、小静脉间隔尺寸更为清晰。

Fang 等通过动物实验发现在相同时间和 MAP 下感染性休克的大鼠微循环受损程度远较低血容量休克性者严重，且在复苏后全身血流动力学指标改善后也不能很快逆转。从而直观地发现感染性休克与低血容量性休克的微循环状态是不同的。最近Büchele 将 OPS 应用于感染性休克患者，观察应用氢化可的松后舌下微循环的变化，结果发现用药后 1 h 微循环血管的灌注已改善。可见，在休克复苏早期应用 OPS 可以更为直接地了解复苏效果。Wiessner 等将 OPS 与 PiCCO 同时应用于感染性休克患者的监测，结果显示尽管 PiCCO 可以监测血流动力学指标，但 OPS 更能反映局部微循环灌注的情况。Trzeciak 等采用 SDF 量化复苏患者 24 h 器官功能，结果显示以 SDF 为标准的微循环改善能降低器官功能损伤。

（邱小松　吕建农）

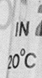

第六章　循环性休克

休克是各种原因导致机体有效循环血量明显下降,引起组织器官灌注不足,细胞代谢紊乱和器官功能障碍的临床病理生理过程,它是一个由多种病因引起的综合征。组织低灌注是休克的血流动力学特征,组织细胞缺氧是休克的本质。因此,纠正组织细胞缺氧、保持正常的细胞功能、防止 MODS 的发生是治疗休克的关键环节。

第一节　休克总论

一、休克分类

休克有多种分类方法,1975 年 Weil 等提出休克分类方法,得到了临床学者的广泛接受,将休克分为:低血容量性休克、分布性休克、心源性休克和梗阻性休克。

（一）低血容量性休克

低血容量性休克是指包括创伤、烧伤、出血、失液等原因引起的休克。低血容量性休克的基本机制为循环容量的丢失,各种原因引起的显性和/或不显性容量丢失而导致的有效循环血量减少、组织灌注不足、细胞代谢紊乱和功能受损的病理生理过程。主要由于创伤等原因引起的大出血、持续大量胃肠道液体的丢失和大量体表液体丢失等导致的容量丢失。

（二）分布性休克

分布性休克主要包括感染性、神经源性、过敏性休克。分布性休克的基本机制是由于血管收缩舒张调节功能异常,容量血管扩张,循环血容量相对不足导致的组织低灌注。其中感染性休克是临床最常见、发病机制复杂、病情变化凶险、死亡率高的一类休克,是全身性感染进一步发展的结果。

（三）心源性休克

心源性休克主要病因为心肌梗死、严重心律失常、急性心肌炎和终末期心肌病等,在前负荷正常状态下心脏泵功能减弱或衰竭、心排出量减少导致的组织低灌注。

（四）梗阻性休克

梗阻性休克主要病因包括腔静脉梗阻、心包填塞、肺动脉栓塞、张力性气胸等，引起心脏内外流出道的梗阻、心排量减少。梗阻性休克基本机制为血流的主要通道受阻，根据梗阻部位的不同再将其分为心内梗阻和心外梗阻性休克。

二、休克的病理生理

随着对休克认识及研究的不断深入，休克确切地说不是一种病，而是代谢及循环功能紊乱为主的临床综合征，其致病作用多样，可以为单一因素，也可以是多种因素共同作用。休克的病理过程是一个进行性发展的过程，是渐进的、连续的、无法绝对分割的。

（一）血流动力学异常

不同类型的休克有其特征性的血流动力学变化特点（表 3-6-1），尤其在休克的早期阶段。休克的不同阶段其血流动力学也会有所不同。

表 3-6-1　各类休克的血流动力学特征

休克类型		MAP	CO	SVR	PAWP	CVP	S_vO_2	Lac
低血容量性休克		↓	↓↓	↑	↓↓	↓↓	↓	↑
分布性休克	感染性休克	↓	↑↑或正常	↓或↓↓	↓或正常	↓或正常	↑或↑↑	↑
	过敏性休克	↓	↑↑或正常	↓或↓↓	↓或正常	↓或正常	↑或↑↑	↑
心源性休克	心肌病	↓	↓↓	↑	↑↑	↑↑	↓	↑
	急性室间隔缺损	↓	LVCO↓↓ RVCO>LVCO	↑	正常或↑	↑↑	↑或↑↑	↑
	急性二尖瓣反流	↓	↓↓	↑	↑↑	↑或↑↑	↓	↑
	心肌梗死	↓	↓↓	↑	正常或↑	↑	↓	↑
梗阻性休克	心包填塞	↓	↓或↓↓	↑	↑↑	↑↑	↓	↑
	大面积肺梗死	↓	↓↓	↑	正常或↓	↑↑	↓	↑

（二）微循环改变

在致病因素影响下机体启动休克进程后，随着休克的进展，组织缺氧加重，大量酸性代谢产物堆积，舒血管物质如组胺、激肽、乳酸使毛细血管前括约肌舒张。但由于微循环后括约肌对这些物质敏感性较低，处于相对收缩状态；或是由于微血栓形成、或血流滞缓、层流消失使血液成分析出聚集，从而使后阻力增加，形成"多灌少流"的特点。结果是微循环内血流较前淤缓，静水压和通透性也有所增加，血浆外渗、血液浓缩，加剧了组织细胞缺血缺氧，并使回心血量和心排血量进一步下降。如果休克得不到纠正，则上述损害进一步加剧,变成不可逆。此时细胞变性坏死,微循环内几乎完全被微血栓所填塞,血液"不流不灌"。此为休克晚期,即所谓"DIC 期"。

（三）代谢变化

首先是代谢异常,由于组织灌注不足和细胞缺氧,体内的无氧糖酵解过程成为能量的主要途径。其次是代谢性酸中毒,此时因微循环障碍而不能及时清除酸性代谢性产物,肝对乳酸的代谢能力也下降,使乳酸盐不断堆积,可致心率减慢、血管扩张和心排出量降低,呼吸加深、加快以及意识障碍。代谢性酸中毒和能量不足,还影响细胞膜、核膜、线粒体膜等质膜的稳定及跨膜传导、运输和细胞吞饮及吞噬等功能。内脏脏器的继发性损害表现为以下方面：

1. 肺　休克时,缺血缺氧可使肺毛细血管内皮细胞和肺泡上皮细胞受损,表面活性物质减少。

2. 肾　由于有效循环容量减少,血压下降（MAP$<$60 mmHg）,儿茶酚胺分泌增加,使肾的入球血管痉挛和肾滤过率明显下降而发生少尿。休克时,肾内血流重新分布并转向髓质,不但尿量减少,而且可导致皮质区的肾小管缺血坏死,即发生急性肾损伤（AKI）。

3. 心　冠状动脉灌流的 80% 发生于舒张期,当心率过快而致舒张期过短或灌注压力下降时,冠状动脉血流减少,导致的缺氧和酸中毒可造成心肌损害。当心肌微循环内血栓形成时,还可引起心肌的局灶性坏死。心肌含有较丰富的黄嘌呤氧化酶系统,是易遭受缺血-再灌注损伤的器官之一。

4. 脑　脑组织灌流的基本条件是足够的灌注压和灌流量。脑血管平滑肌的舒缩功能主要受 PCO_2 和 pH 影响,当 PCO_2 增加和 pH 下降时,脑血管表现为扩张,使灌注量增加。在低血压状态下,灌注压的维持主要依靠身体其他部位血管收缩,脑血管则被动受益。如果全身血压下降,则脑灌注压也难以维持。休克时,由于脑灌注压和血流量下降将导致脑缺氧。缺氧、CO_2 潴留和酸中毒会引起脑细胞肿胀、血管通透性增加而导致脑水肿和颅内压升高。

5. 胃肠道　在发生低血压和低灌注时,机体为了保证心、脑等重要生命器官的灌注,首先减少内脏和皮肤等部位的灌注。由于肠黏膜细胞富含黄嘌呤氧化酶系统,在遭受缺血再灌流后,极易产生自由基损伤。故缺血和再灌注损伤可导致胃肠道黏膜的糜烂、溃疡、出血、坏死和细菌、毒素易位。

6. 肝　当心排量下降至基础值的 50% 时,肝动脉和门静脉的血流量分别减少 30%。肝脏作为体内最重要的物质代谢场所、门脉系统总的接收器官和体内最大的网状内皮系统,休克时,除受缺血和缺氧的损害,还会被来自胃肠道的有害物质如细菌和毒素当作攻击的靶器官。网状内皮细胞可被大量激活,由此所释放的炎性介质,对全身性感染的形成有重要影响。

三、休克的诊断

休克的诊断依赖临床、血流动力学及生物化学指标,主要归纳为以下三个方面：① 低血压,成人收缩压$<$90 mmHg 或较基础值下降 40 mmHg 或平均动脉压$<$70 mmHg,伴有心动过速；但单纯血压数值可能并不低,尤其是慢性高血压的患者；② 组织低灌注的临床征象,主要体现在身体的三个系统,即皮肤（皮肤湿冷,血管收缩及苍白,在低灌注状态下尤其明显）、肾脏[尿量$<$0.5 ml/(kg·h)]、神经系统（意识改变,尤其表现为反应迟

钝、定向力障碍和言语混乱、意识混乱）；③ 高乳酸血症，提示细胞氧代谢异常。正常血乳酸水平约为 1 mmol/L，但在急性循环衰竭情况下血乳酸水平升高（>1.5 mmol/L）。

当氧输送的概念提出后，休克被定义为氧输送的减少不足以满足组织代谢的需求，包括了氧的运输障碍和组织利用障碍。从循环功能不全到细胞功能障碍，休克表现为一个连续的过程。休克在临床上所表现出的是一个由启动因子触发，介导因子促进的循序渐进的过程。虽然在极端强大的启动因子作用下，休克的发生发展过程可以异常迅猛，但休克的临床过程仍然表现出自始至终的连续性。如果将这个过程看作是一条线，那么，休克的诊断标准只是这条线上的一个点。这个点固然有自己定位价值、对比观察的价值等，但是，对于临床治疗来说，在这个点到来之前就确定这条线的存在，认识到可能向休克发展的变化趋势，则更具有实际意义。

休克诊断应包括的内容：

1. 诱发因素　可从病史和伴随表现中获得。

2. 临床表现　包括肢体皮肤的温度和湿度，甲床再充盈速度，神志、尿量的变化，其他基本生命体征和可能与病因相关的症状和体征。

3. 血流动力学指标　除压力、容积、流量指标外，还包括混合静脉血或上腔静脉血氧饱和度、血乳酸清除率、组织黏膜 pH 或二氧化碳分压、血碱剩余及与灌注相关的动脉血 pH 的改变等。

四、休克类型的鉴别

感染性休克是分布性休克的一种，是 ICU 患者最常见的休克类型，其次是心源性休克和低血容量性休克，梗阻性休克相对少见。

根据患者的病史、体征或临床辅助检查，很容易辨别休克的类型及病因。例如，创伤后的休克常为是低血容量性休克（由于血容量丢失），但若存在心脏压塞或脊髓损伤的情况，有可能单独或同时伴有心源性休克或分布性休克。完整的体格检查应包括皮肤颜色、皮温、颈静脉充盈和四肢水肿。床边超声心动图的评估有助于诊断，包括评估心包积液、左右心室大小和功能，下腔静脉呼吸变异度，计算主动脉血流速度积分呼吸变化率，测定每搏输出量。在条件允许的情况下，休克的患者应立即行心脏超声检查。

五、治疗的基本原则

休克治疗的基本原则包括维持最佳的组织灌注和氧输送，减少进一步的细胞损伤，保护器官功能。治疗方法可分为病因治疗和支持治疗两方面，但二者相辅相成，不可截然分开。

（一）早期识别

患者出现血压下降或者组织灌注不良的表现，应即刻进行相关评估，给予及时处理。

1. 判断病因　迅速检查患者，初步判断病情变化的原因，并即刻采取有效措施，争取遏制病情发展，如活动性出血患者给予控制性液体复苏，同时做早期止血处理，迅速联系专科医生，视情况进行介入栓塞止血、内镜下止血、手术探查止血等；有严重感染临床表现时及时给予病灶清除、经验性抗生素治疗等；药物过敏时即刻停用可疑药物等。

2. 评估容量　传统的观察项目如四肢末梢灌注情况、甲床的再充盈时间、心率、脉压、尿量、尿比重等仍具有重要的临床意义，同时结合 CVP、血乳酸、碱剩余等综合评估容量状态,必要时监测肺动脉楔压、每搏量变异率、被动抬腿试验、容量负荷试验等,指导临床液体治疗。

3. 监测呼吸及心脏功能 大多数休克患者都有不同程度的呼吸功能不全,应密切关注。心输出量是维持血压和组织灌注的基础,在积极补充循环容量的同时,评估患者的心功能情况,及时发现问题及时处理,必要时给予正性肌力药物提高心输出量,提高氧输送,改善组织灌注。

（二）早期复苏

休克早期复苏的目标是尽快改善组织灌注,纠正组织细胞缺血缺氧,恢复器官的正常功能。

1. 气道管理 维持良好的呼吸功能是保证氧输送的基本条件之一,选择合适的氧疗方案,出现呼吸功能不全应及时建立人工气道,进行机械通气,既可保证气道通畅,降低氧耗,又能够改善组织缺氧。

2. 液体复苏 适当的前负荷水平是维持心输出量的基础,应尽快恢复最佳的容量负荷。无论胶体液或者晶体液均可用于液体复苏治疗,必要时补充红细胞。复苏时应该注重早期、快速和适量,一旦循环功能稳定,应保持容量负荷的最低状态,尽可能减少液体治疗的副作用。

3. 维持灌注压和优化氧输送 在积极液体复苏的同时,如果仍然存在组织灌注不良的表现,如血乳酸升高、尿量减少等,应监测心脏功能,可给予正性肌力药物适当提高心输出量,提高组织氧输送。血压水平不足以维持组织灌注压时,选择升压药物如去甲肾上腺素提高血压,维持组织灌注压。常用的升压药物和正性肌力药物见表3-6-2。

表3-6-2 常用升压药物和正性肌力药物

药物	作用受体	CO	SVR	剂量(μg/(kg·min))
肾上腺素	α_1,β_1,(β_2)	↑↑	↑	0.02～0.5
去甲肾上腺素	α_1,β_1	↑	↑↑↑	0.01～1.5
多巴胺	β_2,DR,(α)	↑	↑	2～20
多巴酚丁胺	β_1,β_2	↑↑		2～20
垂体加压素	血管紧张素Ⅲ	↓	↑↑↑	5～20
米力农	磷酸二酯酶抑制剂	↑↑	↓↓	0.25～0.75

4. 复苏终点 为达到纠正组织细胞缺血缺氧的目标,有必要选择某些参数指导复苏治疗,血压、CVP、心输出量等指标可以作为阶段性的治疗目标,血乳酸清除率、混合静脉血氧饱和度($S_{\bar{v}}O_2$)/中心静脉血氧饱和度($ScvO_2$)等是更好的复苏目标。

（三）病因治疗

病因治疗是治疗休克的基础。当人们对休克的血流动力学改变了解不多以及临床上对休克支持性治疗的手段非常有限时,病因治疗几乎包括了休克治疗的全部内涵。即使是在今天,病因治疗仍然是休克治疗的基本内容,是休克支持治疗的基础。如果导致休克的病因不能被去除,单纯的支持性治疗则无法收到良好的治疗效果。

（四）休克治疗分期

休克的治疗可以分为四个阶段,每个阶段具有相应的治疗目标及监测需求。第一

(紧急抢救)阶段：治疗的目标是实现保证生存的最低血压和心输出量。这时,仅需要建立最少和必要的监测,在大多数情况下放置动脉导管或中心静脉导管即可。紧急抢救的措施包括：针对创伤的手术,引流心包积液,急性心肌梗死的心肌血运重建术以及针对重症感染的抗生素。第二(优化)阶段：虽然紧急抢救能够提供基本的生命保证,但仍需要进一步改善组织灌注。此阶段目标是进一步改善细胞的氧利用。尽管干预措施的调整余地很多,这时的血流动力学指标仍然可以提供明确治疗空间,目标导向血流动力学治疗仍然非常必要。另外,充分的复苏还可以减轻炎症反应、细胞凋亡的激活和纠正线粒体功能障碍。在此阶段,心输出量、$S_v O_2$ 和乳酸的测量有助于对治疗的指导。第三(稳定)阶段：当已经达到血流动力学治疗目标后,应继续维持稳定一段时间,以期促进器官功能恢复和防止进一步损伤。第四(降级)阶段：此阶段在血流动力学稳定基础上,器官功能逐渐改善,相应的血流动力学目标需要进行调整,干预措施需逐渐降级,包括：减停血管活性药物;通过使用利尿剂或血液滤过消除过多液体,实现液体负平衡等。

(五) 器官功能保护

组织细胞缺血缺氧造成器官功能损伤,毛细血管通透性增加使液体复苏时容易发生组织器官水肿、内环境紊乱等,更加重了器官功能障碍,因此,在治疗过程中应该严密监测 CVP 水平、心率、肺部啰音、肺部氧合情况、组织水肿程度等指标评估各器官功能状态,保持循环功能稳定的同时注意采取脱水、利尿等措施减轻组织器官水肿,纠正内环境紊乱和酸中毒,平衡凝血功能,改善微循环,促进器官功能恢复。

第二节　低血容量性休克

低血容量性休克是指各种原因引起的循环容量减少导致的心输出量下降而引起的休克。近三十年来,低血容量性休克的治疗已取得较大进展,然而,其临床病死率仍然较高。低血容量性休克的主要死因是组织低灌注及大出血、感染和再灌注损伤等原因导致的多器官功能障碍综合征(MODS)。

低血容量性休克的主要病理生理改变是有效循环血容量迅速减少,导致组织低灌注、无氧代谢增加、乳酸性酸中毒、再灌注损伤以及内毒素易位,最终导致 MODS。低血容量性休克的最终结局自始至终与组织灌注相关,因此,提高其救治成功率的关键在于尽早去除休克病因的同时,尽快恢复有效的组织灌注,以改善组织细胞的氧供,重建氧的供需平衡和恢复正常的细胞功能。

一、诊断

(一) 病史
通常存在容量丢失、补充不足病史。

(二) 症状与体征
精神状态改变,皮肤湿冷,尿量<0.5 ml/(kg·h),心率>100 次/分,收缩压下降(<90 mmHg 或较基础血压下降 40 mmHg 以上)或脉压差减小(<20 mmHg)。

（三）血流动力学特征

外源性（显性）和/或内源性（不显性）容量丢失导致心排血量减少；前负荷减少、充盈压降低；体循环阻力代偿性增加。

（四）组织灌注与氧代谢指标

血乳酸浓度是判断休克与组织灌注状态较好的方法。

二、血流动力学特点

（一）循环容量减少

主要机制是循环系统内容量丢失到循环系统外，包括直接丢失到体外或机体的特殊体腔内，如胸水和腹水等。

（二）心输出量下降

循环容量急剧减少的直接后果即为每搏输出量和心输出量的快速减低，同时引起氧输送减低，低血容量休克时，由于有效循环血容量下降，导致心输出量下降。

（三）体循环阻力增加

有效循环血容量丢失触发机体各系统器官产生一系列病理生理反应，以保存体液，维持灌注压，保证心、脑等重要器官的血液灌注。

低血容量导致交感神经-肾上腺轴兴奋，儿茶酚胺类激素释放增加并选择性地收缩皮肤、肌肉及内脏血管。其中动脉系统收缩使外周血管总阻力升高以提升血压；毛细血管前括约肌收缩导致毛细血管内静水压降低，从而促进组织间液回流；静脉系统收缩使血液流向中心循环，增加回心血量。儿茶酚胺类激素使心肌收缩力加强，心率增快，心排血量增加。

三、监测与复苏评估

（一）一般临床监测

一般临床监测指标包括：意识状态、肢体温度和色泽、血压、心率、尿量。低血容量性休克患者表现为血压正常或降低，心率快，肢端湿冷，严重可见皮肤花斑样改变，尿少[小于 $0.5\,ml/(kg\cdot h)$]，神志淡漠或者烦躁。传统指标在休克的诊断和治疗中有一定的指导意义，但是仅仅依靠这些指标指导治疗还远远不够，这些指标往往不能敏感地反映早期的休克和鉴别休克的类型。

（二）有创血流动力学监测

有创血流动力学监测指标包括：有创血压、中心静脉压（CVP）、心排血量（CO）、体循环阻力（SVR）、肺动脉压（PAP）、肺动脉楔压（PAWP）以及全心舒张末期容积（GEDV）、胸腔内血容量（ITBV）。低血容量患者血流动力学往往表现为血压正常或降低，CVP动态降低，CO降低，PAP、PAWP降低，体循环阻力升高，GEDV和ITBV降低。

（三）功能性血流动力学监测

功能性血流动力学监测指标包括：每搏量变异度（SVV）、脉搏压变异度（PPV）、被动抬腿试验（PLRT），可以评估液体复苏过程中对容量的反应性。通常，SVV或PPV≥

10%提示容量反应性好,继续扩容能够增加心输出量和血压。PLRT 抬高下肢 45°可起到类似自体输血 150～300 ml 作用,若 SV 或 CO 增加 15%表示容量反应性好。SVV 或 PPV 的测量受自主呼吸和心律失常的影响,而 PLRT 则不受自主呼吸和心律失常的影响。

(四)组织灌注的监测

全身灌注指标(血乳酸、碱剩余)以及局部组织灌注指标(胃黏膜 pH、胃肠黏膜 $PrCO_2$)均可以反映组织灌注情况,可以提示休克的程度和指导液体复苏。动脉血乳酸是反映组织缺氧的高度敏感的指标之一,常较其他休克征象先出现。乳酸初始水平与高乳酸持续时间及预后密切相关。24 h 内血乳酸能够降至 2 mmol/L 以内或者 6 h 血乳酸清除率大于 10%,预后较好。碱剩余也可反映全身组织酸中毒的严重程度,碱剩余加重与活动性出血大多有关,对于碱剩余增加而似乎病情平稳的患者须细心检查有否进行性出血。pHi 和 $PrCO_2$ 能够反映肠道组织的血流灌注情况和病理损害,间接反映出全身组织的氧合状态,对评估复苏效果和评价胃肠道黏膜内的氧代谢情况有一定的临床价值。

(五)氧输送与氧代谢监测

包括氧输送(DO_2)、氧消耗(VO_2)、SpO_2、$S_{\bar{v}}O_2/ScvO_2$。正常情况下,DO_2 改变时,因为氧摄取率的变化,VO_2 保持不变,也就是说 VO_2 不受 DO_2 的影响。但当 DO_2 下降到一临界值时,VO_2 依赖于 DO_2 的变化,氧摄取率(O_2ER)的增加也无法满足组织氧合,于是就发生无氧代谢;$S_{\bar{v}}O_2$ 反映 DO_2 和 VO_2 的平衡,当 DO_2 不能满足组织氧需要时 $S_{\bar{v}}O_2$ 下降。低血容量休克时,由于有效循环血容量下降,导致心输出量下降,因而 DO_2 降低。DO_2 下降程度不仅取决于心输出量,同时受血红蛋白下降程度影响。VO_2 是否下降尚没有明确结论。

(六)床边微循环监测

床边微循环监测指标包括:正交偏振光谱(orthogonal polarization spectral,OPS)和暗视野侧流成像(sidestream dark-field imaging,SDF)。床边直视下监测技术可以观察低血容量性休克患者的微循环变化,包括血管密度下降和未充盈、间断充盈毛细血管比例升高。

(七)实验室监测

实验室监测通过动态观察红细胞计数、血红蛋白(Hb)及血细胞比容(Hct)的数值变化,可了解血液有无浓缩或稀释,对低血容量性休克的诊断和判断是否存在继续失血有参考价值。在休克早期即进行凝血功能的监测,对选择适当的容量复苏方案及液体种类有重要的临床意义。常规凝血功能监测包括:血小板计数、凝血酶原时间(PT)、活化部分凝血活酶时间(APTT)、国际标准化比值(INR)和 D-二聚体。

任何一种血流动力学指标的意义都是相对的,受诸多因素影响,因此,在监测和评估患者时,应该注意结合患者临床症状体征,动态观察各指标的变化,并注重多项指标的综合评估。

四、治疗

(一)病因治疗

尽快纠正引起容量丢失的病因是治疗低血容量性休克的基本措施。对于出血部位明确、存在活动性失血的休克患者,应尽快进行手术或介入止血。应迅速利用包括超声和 CT 手段在内的各种必要方法,检查与评估出血部位不明确、存在活动性失血的患者。

(二)液体复苏

液体复苏治疗时可以选择晶体溶液(如生理盐水和等张平衡盐溶液)和胶体溶液(如白蛋白和人工胶体)。

1. 晶体液　液体复苏治疗常用的晶体液为生理盐水和乳酸林格液。生理盐水的特点是等渗,但含氯高,大量输注可引起高氯性代谢性酸中毒。大量输注乳酸林格液应该考虑到其对血乳酸水平的影响。

2. 胶体液　临床上低血容量休克复苏治疗中应用的胶体液主要有白蛋白、羟乙基淀粉、明胶和右旋糖苷,都可以达到容量复苏的目的。由于理化性质以及生理学特性不同,在应用安全性方面,包括凝血功能的影响、肾脏功能负担等方面,均需要密切关注。

3. 复苏治疗时液体的选择　目前,尚无足够的证据表明晶体液与胶体液用于低血容量休克液体复苏的疗效与安全性方面有明显差异。

(三)输血治疗

输血及输注血制品在低血容量性休克中应用广泛。失血性休克时,丧失的主要是血液。在补充血容量时,并非需要全部补充血细胞成分,必须考虑到凝血因子的补充。临床输注浓缩红细胞的指征为血红蛋白≤70 g/L;血小板输注主要适用于血小板数量减少或功能异常伴有出血倾向的患者,血小板计数<50×10^9/L,或确定血小板功能低下可考虑输注;输注新鲜冰冻血浆的目的是为了补充凝血因子的不足,大量失血时输注红细胞的同时应注意使用新鲜冰冻血浆;冷沉淀内含纤维蛋白原,凝血因子Ⅴ、Ⅷ、ⅩⅢ等,适用于特定纤维蛋白原、凝血因子缺乏所引起的疾病以及肝移植围术期、肝硬化食道静脉曲张等出血。对大量输血后并发凝血异常的患者,及时输注冷沉淀可提高血液中凝血因子及纤维蛋白原等凝血物质的含量,缩短凝血时间、纠正凝血异常。

(四)升压药物与正性肌力药物

低血容量休克的患者一般不常规使用升压药物。临床通常仅对于足够的液体复苏后仍存在低血压或者输液还未开始的严重低血压患者,才考虑应用升压药物。

(五)肠黏膜屏障功能的保护

肠黏膜屏障功能的保护包括:稳定循环、尽早肠内营养、肠道特需营养支持如谷氨酰胺的使用、微生物内稳态调整等。

(六)体温控制

严重失血性休克合并低体温是一种疾病严重的临床征象,低体温(<35 ℃)可影响血小板的功能、降低凝血因子的活性、影响纤维蛋白的形成,增加创伤患者严重出血的危险性,是出血和病死率增加的独立危险因素。

(七)未控制出血的失血性休克复苏

未控制出血的失血性休克是低血容量性休克的一种特殊类型,对此类患者早期采用控制性复苏,收缩压维持在 80~90 mmHg,以保证重要脏器的基本灌注,并尽快止血;出血控制后再进行积极容量复苏。对合并颅脑损伤的多发伤患者、老年患者及高血压患者应避免控制性复苏。

第三节　分布性休克

分布性休克的基本机制为血管收缩舒张调节功能异常。这类休克中,一部分表现为体循环阻力正常或增高,主要由于容量血管扩张、循环血量相对不足所致。常见的原因为神经节阻断、脊髓休克等神经性损伤或麻醉药物过量等等。另一部分是以体循环阻力降低为主要表现,导致血液重新分布,主要由感染性因素所致,也就是临床上所称的感染性休克(sepsis shock)。

一、病因

导致分布性休克的原因很多,主要包括:① 各类严重感染,可导致感染性休克;② 重症胰腺炎早期、严重烧伤早期及创伤等导致全身性炎症反应综合征(SIRS),可导致 SIRS 休克;③ 脑干延髓损伤、颅内高压等,可引起中枢性休克;④ 脊髓休克、神经节阻断或麻醉药物过量,可引起脊髓和外周神经性休克;⑤ 药物过敏和蚊虫叮咬等,可引起过敏性休克;⑥ 肾上腺皮质功能不全或衰竭,可引起内分泌性休克。

二、血流动力学特点

分布性休克的血流动力学特点一般包括以下几个方面:

(一) 体循环阻力下降

体循环阻力的下降是分布性休克最典型的血流动力学特点。感染性休克时,病理性血管扩张是血压下降的主要原因,其中包括阻力血管、微循环和静脉系统血管。过敏性因素和神经源性因素导致的休克也是以体循环阻力下降为主要特点。不同原因导致的分布性休克时,动脉系统和静脉系统的阻力改变程度可以不同。

(二) 心输出量正常/增加

分布性休克时,一般表现为心输出量正常或增加。心输出量增加的原因经常包括外周阻力下降导致心脏后负荷减低、儿茶酚胺浓度增加导致心率增快、心肌收缩力增强等。有时分布性休克可以合并心肌抑制,导致分布性休克合并心源性休克。

(三) 肺循环阻力改变

在分布性休克时,肺循环阻力改变与体循环不同。感染性休克体循环阻力下降的同时,肺循环阻力可以增加。如果合并 ARDS 时,肺循环阻力增加更为明显;另有研究提示一些特殊的过敏性因素会引起肺动脉压力的增加。

(四) 分布性休克时的低容量状态

分布性休克通过对血管张力的影响从而影响容量状态,静脉血管,包括内脏静脉系统与非内脏静脉系统,通过引起张力容量向非张力容量的转变,导致在循环内容量没有丢失的情况下,出现低血容量状态;当然若感染性休克或过敏性休克合并出现毛细血管渗漏情况,无论胸腔、气道还是腹腔的渗漏,均会出现或加重低血容量状态。

(五) 微循环障碍和细胞代谢异常

引起分布性休克的原因经常可以直接引起微循环障碍和细胞代谢异常。此时,在增高或正常氧输送状态仍合并存在明确的组织缺氧,提示明确存在微循环障碍和细胞代谢异常。微循环障碍可由于血流分布异质性改变、局部血流量的减少、氧弥散距离增大和局部血流氧含量下降等导致到达细胞周围的氧不足。细胞代谢异常可以是由于氧摄取不足或细胞缺氧所致。感染性休克时,微循环障碍与细胞线粒体功能异常更加容易导致细胞代谢异常。

三、诊断

1. 有血管舒张收缩异常的病因存在,如感染、过敏或脊髓损伤等。
2. 符合分布性休克的血流动力学特点。
3. 符合休克诊断标准。

四、治疗

(一)针对病因的处理

如感染、过敏等。

(二)根据血流动力学特点进行循环治疗

1. 积极的容量复苏 由于分布性休克时容量的改变经常是张力容量向非张力容量改变,同时合并毛细血管渗漏存在,因此积极进行容量复苏是首先选择的治疗措施。虽然此时的容量复苏仍然不能完全纠正低血压状态,但是,早期容量复苏仍然是治疗分布性休克的基本保证。通过液体复苏寻找并维持最佳的容量负荷状态。

2. 及时应用血管收缩药物 体循环阻力下降是分布性休克的典型特点,应用血管活性药物,改善血管张力,维持足够的血压是主要的治疗。感染性休克时去甲肾上腺素被推荐为一线用药。不同因素导致的分布性休克血管张力改变有所不同,对于血管活性药物的选择有一定影响。

3. 注意心功能及肺循环阻力改变 虽然分布性休克时,心输出量通常表现为正常或增高,但心肌氧供需平衡已经开始受损,心脏处于高负荷状态。同时,不同的致病因素可直接或间接作用于心肌,导致心脏功能受累。有研究发现,感染性休克心输出量增高同时合并左室射血分数下降。因此,心肌保护成为关键的治疗措施。在维持组织灌注的同时,维持合适心脏前后负荷、减慢心率、纠正高热、镇痛镇静与减低机体应激反应,通过增加心肌氧供、减低氧耗实现心肌保护的目的。

4. 关注肺循环阻力改变 肺循环阻力的增加是感染性休克的典型特点,过敏性休克也可以发生肺动脉压力增加的情况,此时,积极抗感染和过敏是关键措施。需要机械通气时,合理设置支持条件。一般避免选用明显增加肺动脉压力的药物。

5. 改善微循环与细胞代谢状态 早期积极复苏,维持微循环稳定,控制感染和纠正其他导致分布性休克的因素,是改善分布性休克时微循环障碍和细胞代谢异常的基础。应用任何治疗措施都应对微循环有影响,如减少组织水肿可以缩短氧弥散距离、输注足够红细胞可以提高局部氧含量等。有研究提示硝酸甘油、多巴酚丁胺、不同种类的液体可以改善微循环血管分布的异质性改变。以微循环复苏作为休克治疗的目的是休克治疗突破的关键。

(三)以脓毒性休克为例的分布性休克治疗

详见脓毒症和脓毒性休克章节。

第四节 心源性休克

心源性休克是 ICU 中常见的休克类型,由于血流动力学以及代谢方面监测的开展与提高,大大增加了对心源性休克的病理生理机制的认识。

一、病因

(一)心肌收缩力极度降低

大面积心肌梗死、急性暴发性心肌炎(如病毒性心肌炎)最为常见;原发性及继发性心肌病(前者包括扩张型、限制型及肥厚型心肌病,后者包括各种感染、甲状腺毒症、甲状腺功能减退引起的心肌病);家族性贮积疾病及浸润(如血色病、糖原贮积病、黏多糖体病、淀粉样变、结缔组织病);家族遗传性疾病(如肌营养不良、遗传性共济失调);药物性和毒性、过敏性反应(如放射治疗及阿霉素、酒精、奎尼丁、镍剂、依米丁等所致心肌损害);心肌抑制因素(如严重缺氧、酸中毒、药物、感染毒素);药物(如钙通道阻滞药、β受体阻滞药等);严重心律失常(如心室扑动或颤动),以及各种心脏病的终末期。

(二)心室射血障碍

如乳头肌或腱索断裂、瓣膜穿孔所致严重的心瓣膜关闭不全。

(三)心室充盈障碍

如限制型心肌病等。

(四)心脏直视手术后低排综合征

多数患者是由于手术后心脏不能适应前负荷增加所致,主要原因包括:心功能差、手术对心肌的损伤、心内膜下出血或术前已有心肌变性坏死、心脏手术纠正不完善、心律失常、手术造成的某些解剖学改变等。

二、血流动力学特点

心源性休克的基本血流动力学特点是心排血量严重低下,同时心室充盈压升高,血流动力学呈低排高阻状态。常常表现为 BP 下降、HR 增快或下降、CO 严重降低、LVEDP 升高、SVR(TPR)增加、CVP 升高、PAWP 升高、CI 下降[<2.2 L/(min·m²)]等。

三、诊断

1. 有特殊的病因与心脏疾病 如常见的急性心肌梗死、急性弥漫性心肌炎、严重心律失常等病史。

2. 有休克的临床表现 早期患者烦躁不安、面色苍白、诉口干、出汗。逐渐出现表情淡漠、意识模糊、神志不清直至昏迷。心率增快,脉搏细弱,HR>120 次/min;SBP<80 mmHg,脉压差<20 mmHg,以后逐渐降低,严重时血压测不到。尿量<0.5 ml/(kg·h),甚至无尿。

3. 血流动力学呈现特征性表现 如监测提示 CO 严重下降、CI 降低、LVEDP 升高等。

四、鉴别诊断

需要与其他原因导致的休克进行鉴别(见前述)。

五、监测与评估

(一)一般临床监测

一般临床监测指标包括意识状态、肢体温度和色泽、血压、心率、尿量。这些传统临床监测指标与低血容量休克表现基本相似。

(二)血流动力学监测

1. 血压的监测 包括无创和有创方法,仍然是心源性休克时的最重要、最基本的监测手段。关键的是要特别注意对数据的正确评价,强调利用它的"及时性"。对于严重休克和血压不稳定的患者,使用直接有创血压监测更为有效和安全。脉搏血氧饱和度(SpO_2)的波幅和波形变化,可以间接及时地了解血压和周围血流的变化。低于 90 mmHg 的收缩压对 60 岁以上、合并各种隐匿肾病患者是危险的,这些患者的肾脏对缺血缺氧的耐受性大大降低,所以应尽量并迅速将这类患者的血压维持在 100 mmHg 以上。

2. 中心静脉压(CVP)的监测 中心静脉压反映的是右心室的前负荷,因此,常常作为一种临床简单、实用的容量指标。在心源性休克患者的治疗中,适当维持较高的中心静脉压水平,以满足足够的右心室前负荷,对于增加左心室排量有一定的帮助。

3. 肺动脉漂浮导管(Swan-Ganz)的测定 Swan-Ganz 导管能提供的血流动力学信息,包括肺动脉楔压(PAWP)、肺动脉压、热稀释法心输出量、中心静脉压等;同样可以测量混合静脉氧饱和度,这些参数有助于指导治疗。

4. 超声评估血流动力学指标 应用常规心脏超声检查,对明确相关的病因,如心脏舒张/收缩功能改变,特殊的结构异常如腱索断裂、乳头肌 功能不全、室间隔穿孔等,非常重要。同时可进行血流动力学评估,包括心脏功能和心输出量测量,容量状态和容量反应性评估及并发症(如心脏压塞)等的诊断,以达到为血流动力学治疗提供依据的目的。

(三)组织灌注与氧代谢指标

与低血容量性休克监测相同。

(四)心电图及超声心动图监测

可动态判断心肌梗死的范围、心脏射血分数等。

(六)心肌酶学监测

须注意 BNP、肌钙蛋白、CK-MB、LDH 等指标的升高。

六、治疗

(一)一般治疗

1. 绝对卧床休息。

2. 建立有效的静脉通道,并视病情选择血流动力学监测项目;持续心电、血压、血氧饱和度监测;留置导尿管监测尿量。

3. 持续鼻导管或面罩吸氧,必要时建立人工气道并机械通气。

(二)调整前负荷

严密监测患者的前负荷状态,根据传统的血流动力学指标、功能性血流动力学指标和临床症状体征综合评估。对于前负荷不足者,适当给予液体治疗;对于前负荷过高者,适当限制液体入量和输注速度,或应用利尿剂降低前负荷。

(三)正性肌力药物

正性肌力药物包括洋地黄类和非洋地黄类(儿茶酚胺、非儿茶酚胺)。

1. 洋地黄制剂 一般在急性心肌梗死 24 h 内,尤其是 6 h 内应尽量避免使用洋地黄制剂,通常只有在伴发快速性房性心律失常时方考虑应用。

2. 非洋地黄制剂 又分为儿茶酚胺类和非儿茶酚胺类。

儿茶酚胺类常用药物包括肾上腺素、去甲肾上腺素、异丙肾上腺素、多巴胺和多巴酚丁胺。低血压时,肾上腺素可升高血压和增加心输出量;血压较高时,肾上腺素不能再增加心肌灌注,反而使心输出量下降,故肾上腺素应短期应用。低剂量去甲肾上腺素[0.03~0.15 $\mu g/(kg \cdot min)$]可提高心肌血流量,从而改善心肌供氧。异丙肾上腺素也可提高心输出量,但由于扩血管作用使血压降低,致心肌供氧减少。多巴胺效果与剂量有密切关系,应用时需注意。多巴酚丁胺比多巴胺有更强的受体选择性,正性肌力作用更突出,可提高心输出量,心源性休克时治疗剂量通常为 5~10 $\mu g/(kg \cdot min)$。

非儿茶酚胺类正性肌力药物有磷酸二酯酶抑制剂和钙增敏剂。前者能增加心肌和血管系统细胞内环腺苷酸水平,增加心肌收缩力并扩张外周血管,常用药物米力农[负荷剂量 50~70 $\mu g/kg$,维持剂量 0.25~0.75 $\mu g/(kg \cdot min)$]。后者主要有左西孟旦,可直接与肌钙蛋白相结合,使钙离子诱导的心肌收缩所必需的心肌纤维蛋白的空间构型得以稳定,从而使心肌收缩力增加,而心率、心肌耗氧无明显变化,同时能激活三磷酸腺苷(ATP)敏感的钾通道使外周静脉扩张,降低心脏前负荷;大剂量使用时有一定的磷酸二酯酶抑制剂作用,负荷剂量 6~12 $\mu g/kg$,维持剂量 0.1~0.2 $\mu g/(kg \cdot min)$,通常维持用药 24 h。

(四)血管活性药物

血流动力学指标和临床症状综合评估,如血压低同时存在外周血管阻力降低,在调整前负荷的基础上,可考虑选择血管收缩剂升高血压;当外周血管阻力增加时,应选择血管扩张剂如硝酸甘油、硝普钠,达到降低心脏前后负荷,改善微循环,改善心肌供血的目的。

(五)循环辅助

1. 主动脉内球囊反搏(IABP) IABP 适应证:① 血流动力学不稳定,患者需要循环支持;做心导管检查、冠状动脉造影发现可能存在外科手术可纠正的病变;为 PTCA 或 CABG 做准备;② 对内科治疗无效的心源性休克;③ AMI 患者有持续性心肌缺血性疼痛,是 β 受体阻滞剂和硝酸甘油治疗无效的患者。

2. 左心室辅助装置(LVAD) 是最常用的模式,较常用于预计 IABP 支持无效的患者。除 AMI 合并心源性休克外更多地用于心脏手术后的循环支持,也用于心脏移植前心力衰竭的支持治疗。随着技术的改进,对于不适合心脏移植的患者可永久性置入LVAD。

3. 体外膜氧合（ECMO）　可为心源性休克患者短期内提供心肺功能支持，为进一步接受心脏移植术争取时间，早期应用可尽快达到血流动力学的稳定，但靠 ECMO 生存的患者通常需要植入 LVAD 或心脏移植。

（六）其他治疗

1. 对症治疗　纠正酸中毒和水、电解质紊乱，器官功能保护，肾脏替代治疗。

2. 机械通气在心源性休克中的应用　心源性肺水肿导致严重低氧血症是心源性休克、急性左心衰竭患者致死的主要原因之一。机械通气在抢救心源性休克、严重急性左心衰竭的作用正在被人们接受。紧急气管插管和机械通气是抢救心源性休克、重症急性左心衰竭有效的措施。

3. 原发疾病治疗　如急性心肌梗死患者应尽早进行再灌注治疗；溶栓失败或有禁忌证者应在 IABP 支持下进行急诊冠状动脉成形术（PCI）；急性心包填塞者应立即心包穿刺减压；乳头肌断裂或室间隔穿孔者应尽早进行外科修补等。

第五节　梗阻性休克

梗阻性休克是各种原因引起心脏内外流出道梗阻，致使心排量减少而引起的休克。其氧代谢特征为心排血量减少导致氧供下降，结果是组织缺血缺氧。临床上，经常因为梗阻部位的不同分为心内梗阻性因素和心外梗阻性因素。

一、病因

病因分为心内梗阻性因素和心外梗阻性因素，心内梗阻性因素常见于瓣膜狭窄或结构异常，左心房黏液瘤或血栓、室间隔穿孔等。心外梗阻性因素常见于静脉回流障碍、心包压塞、肺动脉栓塞和张力性血气胸等。

二、血流动力学特点

（一）血流主要通路受阻

由于循环通路受阻，导致回心血量降低、心脏射血受限，动脉血流减少，致使氧输送减少，导致组织灌注不足。不同部位梗阻可有相应的临床表现。

梗阻性休克的直接后果是循环系统流量的下降，导致组织灌注不足及氧输送的不足。在此过程中，心输出量可以明显下降。

（二）体循环阻力增加

无论梗阻在什么部位，由于循环流量下降、心输出量减低，临床上经常合并出现体循环阻力增加。

三、诊断

有梗阻性病因及相应的临床表现及血流动力学特征，符合休克的诊断标准即可诊断为梗阻性休克。

四、治疗

梗阻性休克的治疗原则是控制原发病因和提高氧输送(DO_2)。

(一)病因治疗

解除导致梗阻的原因(如心包穿刺、胸腔穿刺/引流、肺栓塞治疗等)是最重要的治疗措施。

(二)评估与调整前负荷

梗阻性休克的循环支持治疗应该先了解和调整前负荷,随着心输出量的增加,组织的缺氧通常也可得到相应的纠正,临床上可以根据患者皮肤温度、色泽、尿量等反映组织灌注的指标作为指导循环支持的目标。快速的液体复苏与血管活性药物,可暂时代偿心室充盈量和心排量的降低。

(三)维持循环灌注压力

梗阻性休克的治疗应当系统全面地综合分析。

(邱小松)

第七章　ICU 急性心力衰竭

急性心力衰竭(Acute Heart Failure,AHF)是指由于某些突发性因素导致心脏泵功能超负荷或代偿失调,心排血量明显、急剧下降引起机体组织器官发生以急性淤血和灌注不足为主要临床表现的综合征。ICU病房中发生的心力衰竭以急性心力衰竭和充血性心力衰竭急性发作最为常见,而急性心衰和危重病同时发生更加重了病情的危险性,对于此类患者,处理不及时或处理不当,常常会加重病情恶化,甚至加速死亡。临床上最为常见的 AHF 是急性左心衰,急性右心衰虽较少见,但近年有增加的趋势。因右心从胚胎起源、结构及功能皆不同于左心,本章主要述及急性左心衰竭的相关内容。

第一节　病因与诱因

AHF 是常见急症,常危及生命,必须快速诊断和紧急抢救治疗。AHF 预后差,住院病死率为 3%,6 个月再住院率约 50%,5 年病死率高达 60%。新发 AHF 最常见的病因包括由急性缺血、感染和中毒等病因所致的急性心肌细胞损伤或坏死、急性瓣膜功能不全和急性心包压塞。慢性心力衰竭急性发作可无诱因,但更多的均存在一个或多个诱发因素,例如感染、心律失常、高血压、不恰当地调整或停止药物(治疗依从性差)等。

一、常见病因

急性心力衰竭的常见原因可见于各种心脏本身病变和非心脏性疾病两大类型。详见表 3-7-1。

表 3-7-1　引发急性心力衰竭的常见原因

病因	常见疾病
心脏病变	冠心病、急性心肌梗死、心肌炎、高血压性心脏病、心脏瓣膜病、心包炎、急性心包填塞、室间隔穿孔 急性乳头肌功能不全、肺心病、各种先天性心脏病及术后、心脏介入性检查和治疗、心脏外伤及修补术后
非心脏病变	应激性心肌病(Takotsubo)、急性坏死性胰腺炎、甲状腺功能亢进症、脓毒症、心肌病等

二、诱发因素

急性心衰大部分患者在发病前有明显的诱发因素。临床常见的诱因有：各种原因所致的感染；激烈的体力活动；情绪激动或紧张；输血、输液速度过快或过量；急性大失血或严重贫血；妊娠或分娩；急性心肌供血不足；严重心律失常，尤其为突发性快速型者以及某些药物使用不当，特别是抑制心肌收缩力和增加血管阻力的药物。积极查找发病诱因，并给予针对性处理，常常对患者的救治可以起到事半功倍的效果。

第二节　诊断、病情评估

一、诊断

根据基础心血管疾病、诱因、临床表现（症状和体征）以及各种检查（心电图、胸片、BNP）可做出急性心衰的诊断。

（一）临床表现

急性心衰的临床表现是以肺淤血、体循环淤血以及组织器官低灌注为特征的各种症状及体征。

1. 病史、症状及体征　大多数患者有各种心脏疾病史，存在引起急性心衰的各种病因。根据病情的严重程度表现为劳力性呼吸困难、夜间阵发性呼吸困难、不能平卧、端坐呼吸等。查体可发现心脏增大、舒张早期或中期奔马律、肺动脉瓣区第二心音（P2）亢进、两肺部干湿啰音、体循环淤血体征（颈静脉充盈、肝颈静脉回流征阳性、下肢和骶部水肿、肝大、腹腔积液）。

2. 急性肺水肿　突发严重呼吸困难、端坐呼吸、烦躁不安，并有恐惧感，呼吸频率可达 30～50 次/分，咳嗽咳痰，可为粉红色泡沫痰；心率快，心尖部常可闻及奔马律，两肺满布湿啰音和哮鸣音。

3. 心源性休克　在血容量充足的情况下存在低血压（收缩压＜90 mmHg），伴有组织低灌注的表现[尿量＜0.5 ml/（kg·h），甚至无尿，皮肤苍白和发绀，四肢湿冷，意识障碍，血乳酸＞2 mmol/L，代谢性酸中毒（pH＜7.35）]。

（二）辅助检查

所有患者在条件允许情况下，均需急查心电图、胸片、BNP 水平、肌钙蛋白、尿素氮、肌酐、电解质、血糖、全血细胞计数、肝功能等检查。

1. 心电图　可了解患者基础心脏病的情况，通过心电图可提示心肌缺血、心肌梗死、心律失常等信息，为急性心衰病因诊断及鉴别诊断提供重要参考。

2. BNP、NT-proBNP　所有急性呼吸困难和疑诊急性心衰患者均推荐检测血浆 BNP 水平。排除急性心衰诊断采用的界值：BNP＜100 ng/L、NT-proBNP＜300 ng/L；目前利钠肽可在床旁快速检测，操作便捷，其在 AHF 的诊断与鉴别诊断中的价值日益提升。利钠肽还有助于心力衰竭严重程度和预后的评估，心力衰竭程度越重，利钠肽水平越高。诊断急性心衰时建议根据年龄分层设定 NT-proBNP 的诊断界值，可提高急性心衰诊断的准确性：

NT-proBNP>450 ng/ml(<50 岁)、900 ng/ml(50~75 岁)、1 800 ng/ml(>75 岁)。

3. 肌钙蛋白 I/T 检测　用于急性心衰患者的病因诊断(如急性心肌梗死)和预后评估。

4. X 线胸片　对疑似、急性、新发的心衰患者应行胸片检查,以识别和排除肺部疾病或其他引起呼吸困难的疾病,提供肺淤血、水肿和心脏增大的信息。但 X 线胸片正常并不能除外心衰。

5. 超声心动图和胸部超声　首发 AHF 的所有患者和心脏功能不全的患者以及血流动力学不稳定的急性心衰患者应尽快行超声心动图检查,以获取心脏结构和心脏功能的信息。床旁胸部超声检查可发现肺间质水肿的征象。

6. 动脉血气分析　视临床情况而定,需要明确酸碱状态和动脉血二氧化碳分压(PaCO$_2$)情况时可进行检测,尤其是伴有急性肺水肿或慢性阻塞性肺疾病者。心源性休克患者应行动脉血气分析。

7. 其他　怀疑甲状腺功能异常患者应行促甲状腺激素检查;疑诊肺栓塞患者应行D-二聚体检查;怀疑并存感染的患者,可检测降钙素原水平指导抗菌药物治疗。急性心肌梗死合并急性心衰患者应评估急诊冠状动脉造影指征,必要时行急诊冠状动脉造影。

二、病情评估

依据临床表现特征、血流动力学等进行 AHF 临床分型,以便于临床医师进行合理的病情评估和制定个体化治疗方案。根据是否存在淤血和外周组织器官低灌注的临床表现,可将 AHF 快速分为四型,见表 3-7-2。在临床分型中以暖而湿型最常见,且与血流动力学分类相对应,其优势在于简洁,便于快速应用。

表 3-7-2　AHF 临床分型

分型	外周低灌注	淤血
暖而干型	—	—
暖而湿型	—	+
冷而干型	+	—
冷而湿型	+	+

第三节　治　疗

一、治疗目标与原则

(一) AHF 治疗目标依据心力衰竭的不同阶段而不同

早期抢救阶段以迅速稳定血流动力学状态、纠正低氧、改善症状、维护重要脏器灌注和功能、预防血栓栓塞为主要治疗目标;后续阶段应进一步明确心力衰竭的病因和诱因并给予相应处理;及时控制症状和淤血,并优化血压,制定随访计划,改善远期预后。

(二) AHF 治疗原则

减轻心脏前后负荷、改善心脏收缩与舒张功能、积极去除诱因以及治疗原发病变。因

AHF 易危及生命,故对疑诊为 AHF 的患者,在完善检查的同时即应开始药物和非药物治疗。

二、一般治疗

(一)体位

迅速将患者头侧位置升高,采取端坐位或 45°以上角度半卧位,若病情允许,可将发生急性肺水肿的患者两腿摆成自然下垂状,以减少回心血量。

(二)氧疗

氧疗适用于呼吸困难明显伴低氧血症($S_aO_2 < 90\%$ 或 $PO_2 < 60$ mmHg)的患者。迅速调整吸氧浓度和吸氧量,给予中或高流量(流速)吸氧,无效时及时应用人工机械辅助通气。

(三)镇痛、镇静剂

阿片类药物如吗啡,可缓解焦虑和呼吸困难,急性肺水肿患者可谨慎使用。2.5 mg 吗啡静脉(亦可皮下或肌注)缓慢注射,应密切观察疗效及呼吸抑制等不良反应。伴明显和持续低血压、休克、意识障碍或存在慢性阻塞性肺疾病患者禁用;当用于伴有焦虑和谵妄的 AHF 患者时,可考虑小剂量使用苯二氮䓬类(咪达唑仑)。

三、药物治疗

AHF 的药物治疗是基于临床分级的分层治疗(图 3-7-1)。

(一)利尿剂

1. 利尿剂是治疗心衰的重要基石,通过增加尿量和减轻水肿有效治疗 AHF 的作用已被临床观察所证实。无论病因为何,有容量超负荷证据的 AHF 患者均应在初始治疗中采用静脉利尿剂。作用于肾小管亨利氏襻的利尿剂,如呋塞米、托拉塞米、布美他尼静脉应用,可以在短时间里迅速降低容量负荷,应列为首选。呋塞米,首次静脉注射 20~40 mg,继以 5~40 mg/h,其总剂量在起初 6 h 不超过 80 mg,起初 24 h 不超过 200 mg。但对于有低灌注表现的 AHF 患者,在未达到足够的灌注前,应避免用利尿剂。

2. 注意事项

(1)临床上利尿剂应用十分普遍,但伴低血压、严重低钾血症或酸中毒患者应谨慎使用,且此类患者对利尿剂的反应也较差。

(2)大剂量和较长时间的应用可发生低血容量和低钾血症、低钠血症,且增加其他药物,如血管紧张素转化酶抑制剂(ACEI)、血管紧张素Ⅱ受体拮抗剂(ARB)或血管扩张剂的效果引起低血压可能。

(3)应用过程中应监测尿量,并根据尿量和症状的改善状况调整剂量。

(4)使用过程中应注意监测电解质。

(二)血管扩张剂

1. 硝酸甘油 硝酸甘油静脉滴注起始剂量 5~10 μg/min,每 5~10 min 递增 5~10 μg/min,最大剂量 100~200 μg/min;亦可每 10~15 min 喷雾一次(400 μg),或舌下含服 0.3~0.6 mg/次。

2. 硝酸异山梨酯(消心痛) 静脉滴注剂量 5~10 mg/h,亦可舌下含服 2.5 mg/次。适

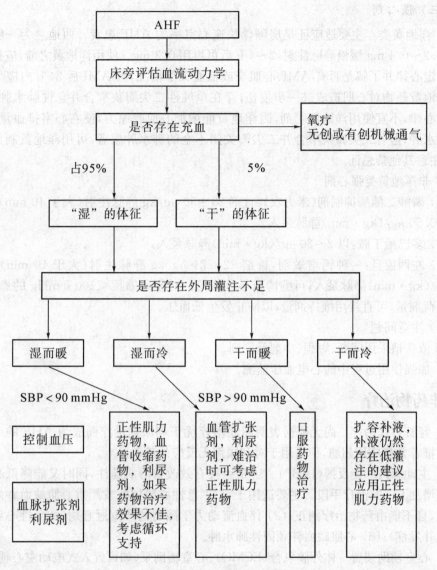

图 3-7-1　AHF 分层治疗

用于冠心病心绞痛伴急性心衰患者。

3. 硝普钠　宜从小剂量 10 μg/min 开始,可酌情逐渐增加剂量至 50~250 μg/min,疗程不超过 72 h。由于其强效降压作用,应用过程中要密切监测血压,根据血压调整合适的维持剂量。停药应逐渐减量,并加用口服血管扩张剂,以避免反跳现象。

4. rhBNP 及内源性激素物质　其主要药理作用是扩张静脉和动脉(包括冠状动脉),从而减低前、后负荷,在无直接正性肌力作用情况下增加 CO,故将其归类为血管扩张剂。实际上,该药并非单纯的血管扩张剂,而是一种兼具多重作用的治疗药物;其可促进钠的排泄,有一定的利尿作用;亦可抑制 RAAS 和较高神经系统,阻滞急性心衰演变中的恶性循环;可先给予负荷剂量 1.500 μg/kg,静脉缓慢推注,继以 0.007 5~0.015 0 μg/(kg·min) 静脉滴注;或者可不用负荷剂量而直接静脉滴注,疗程一般为 3 d,不超过 7 d。

（三）强心剂

1. 洋地黄类　主要适应证是房颤伴快速心室率的 AHF 患者。西地兰为一般常用药物，$0.2\sim0.4$ mg 缓慢静脉注射，$2\sim4$ h 后可再用 0.2 mg。使用洋地黄之前，应描记心电图确定心律并了解是否有 AMI、心肌炎或低血钾等情况，因 AMI 后 24 h 内应尽量避免用洋地黄药物对心肌造成进一步损伤；存在单纯性二尖瓣狭窄合并急性肺水肿时，如为窦性心律，不宜使用洋地黄制剂，因洋地黄能增加心肌收缩力，使右心室排血量增加，加重肺水肿；但若二尖瓣狭窄合并二尖瓣关闭不全的肺水肿患者，可用洋地黄制剂。此外，要注意其他禁忌证。

2. 非洋地黄类强心剂

（1）磷酸二酯酶抑制剂（米力农）：首剂 $25\sim50$ μg/kg 静脉注射（大于 10 min），继以 $0.25\sim0.50$ μg/(kg·min)静脉泵入。

（2）多巴酚丁胺：以 $2\sim20$ μg/(kg·min)静脉泵入。

（3）左西孟旦：一种钙增敏剂，首剂 $12\sim24$ μg/kg 静脉注射（大于 10 min），继以 0.1 μg/(kg·min)静脉泵入，可酌情减半或加倍。对于收缩压<100 mmHg 的患者，不需要负荷剂量，可直接用维持剂量，以防止发生低血压。

（4）注意问题

1）依病情采用间断、短程、小剂量原则。

2）加强使用过程中的心电血压监测。

四、非药物治疗

1. 肾脏替代治疗　尚无证据表明超滤治疗优于利尿剂治疗而成为 AHF 的一线治疗。不推荐常规应用超滤，但可用于对利尿剂无反应的患者。

2. 主动脉内球囊反搏（IABP）　这是一种有效改善心肌灌注，同时又能降低心肌耗氧量和增加 CO 的治疗手段。主要适用于：（1）急性心肌梗死或严重心肌缺血并发心源性休克，且不能由药物治疗纠正；（2）伴血流动力学障碍的严重冠心病（如急性心肌梗死伴机械并发症）；（3）心肌缺血伴顽固性肺水肿。

3. 心室辅助装置　体外膜氧合（ECMO）、心室辅助泵（如可置入式电动左心辅助泵、全人工心脏）。根据急性心衰的不同类型，可选择应用心室辅助装置，在积极治疗基础心脏病的前提下，短期辅助心脏功能，可作为心脏移植或心肺移植的过渡。

（邱小松）

第四篇 肾脏重症的评估与治疗

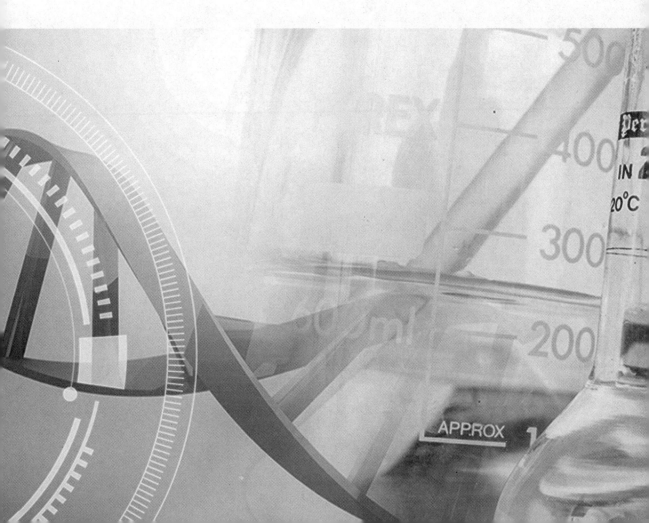

第八章　急性肾损伤

第一节　急性肾损伤定义、危险因素及病因分类

由急性肾衰竭（Acute Renal Failure，ARF）到急性肾损伤（Acute Kidney Injury，AKI）概念的演变历经 200 余年。研究表明，住院患者轻微的血肌酐改变与预后不良有关，因此亟须早期诊断。其次，衰竭（failure）一词容易理解为功能完全丧失，不如损伤（injury）更能体现从早期到晚期的病理生理变化。基于此，2005 年国际肾病及重症医学界使用急性肾损伤（AKI）代替急性肾衰竭（ARF）。

一、急性肾损伤定义

急性肾损伤表现为多种原因造成的肾功能急性下降，是影响多器官、多系统的临床重症。近年来大量的研究证明，轻到中度的肾功能受损即可对预后产生严重影响，所以提出 AKI 概念的意义在于早发现、早诊断、早治疗，从而改善 AKI 患者的预后。

二、危重症患者发生急性肾损伤的危险因素

一般认为，低血压或休克、全身感染、肾毒性药物应用、外科大手术、糖尿病、高血压、充血性心衰、肾移植等因素是急性肾损伤的独立危险因素。

1. 全身性感染　严重感染及感染性休克是导致急性肾损伤重要的独立危险因素。严重感染者中 9%～40% 的患者最终发生急性肾损伤，感染的严重程度明显影响急性肾损伤的发生率及预后。ICU 全身性感染患者中一旦发生急性肾损伤，其病死率将明显增加，因此早期防治感染导致的急性肾损伤对于改善预后具有重要临床价值。缺血及炎症损伤是严重感染导致急性肾损伤的主要机制，早期强化的目标性血流动力学管理（EGDT）是纠正严重感染所致肾脏低灌注的有效途径。EGDT 6 h 的目标是 CVP 8～12 mmHg，MAP>65 mmHg，$ScvO_2$>70%，每小时尿量>0.5 ml/kg。

2. 药物导致的急性肾损伤　肾毒性药物的应用也是导致急性肾损伤的重要独立危险因素。危重患者在救治中使用的不少药物具有肾毒性，如甘露醇等高渗性液可导致肾脏发生高张性损伤；利尿剂、ACEI 类药物可使肾脏灌注减少引起缺血性损害；氨基糖苷类、万古霉素、两性霉素 B、造影剂等可致肾小管毒性损害。避免应用肾毒性药物或采用

更为合理的用药方法,监测药物浓度,有可能预防急性肾损伤的发生。

3. 重大手术　重大手术也是导致急性肾损伤的危险因素之一,尤其是心脏大手术,其术后发生急性肾损伤者高于非心脏大手术者。其原因主要考虑:① 麻醉和手术应激导致肾小球入球小动脉收缩,肾小球滤过率降低;② 术后并发感染、休克、心衰等并发症;③ 既往合并有高血压、糖尿病、充血性心衰等慢性疾病,再加上手术创伤打击,导致肾小球滤过率下降,引起肾损伤。

三、急性肾损伤的病因及分类

急性肾损伤病因复杂,根据致病因素在肾脏直接作用的部位,可分为肾前性、肾性、肾后性因素。

(一)肾前性急性肾损伤

各种原因引起肾脏灌注不足、肾小球滤过率下降导致的肾功能损害,在急性肾损伤中最为常见,是医院获得性肾损伤的主要原因之一,通常经正确处理后可恢复肾功能。常见原因有:

1. 低血容量　大面积烧伤、严重创伤、术中大出血、挤压伤、严重呕吐和腹泻等。

2. 有效血容量降低　严重感染和感染性休克导致有效血容量降低是急性肾损伤的常见原因。缺血和炎症性损伤是严重感染导致 AKI 的主要机制。如:急性胰腺炎、梗阻性化脓性胆管炎、脓毒症、战伤感染等。

3. 心排出量减少　心源性休克、心肌梗死、严重的心功能不全、心包填塞、急性肺栓塞等。

4. 肾血管堵塞　肾动脉栓塞或血栓形成。

5. 肾血管阻力增加　见于应用血管收缩药,如大剂量去甲肾上腺素、前列腺素抑制剂、血管紧张素转化酶抑制剂等。

(二)肾性急性肾损伤

指原发病就在肾脏本身,由肾小球、肾小管、肾间质、肾血管病变所致,或由于肾前性病因未能及时解除而发生肾实质病变(占急性肾衰竭 20%～40%),其中最重要的病因是急性肾小管损伤。具体分四大类:

1. 急性肾小管坏死　包括缺血性、肾毒性、溶血性等病因。多见于各种休克、急性溶血综合征、妊娠期高血压等。肾毒性物质在急性肾衰竭病因中占重要地位,在临床中很常见,具体包括:① 抗生素,如两性霉素 B、多黏菌素、氨基糖苷类等;② 造影剂,含碘造影剂;③ 重金属盐类,如汞、铅、铀、磷等;④ 工业毒物,如氰化物、甲醇、苯、杀虫剂、除草剂等;⑤ 生物毒,如蛇毒、蜂毒、鱼胆等;⑥ 其他,如环孢素 A、大剂量甘露醇等。

2. 急性肾小球及肾小血管疾病　如急性感染后肾小球肾炎、急性快速进展性肾小球肾炎、肾病综合征、全身性小血管炎、狼疮性肾炎、过敏性肾炎、肺出血肾炎综合征等。

3. 急性间质性肾炎　是一组引起肾间质损害的疾病,病因非常复杂,常见的如肾脏感染性疾病、肾脏毒性物质、X 线长时间照射及各种药物中毒等。

4. 肾血管性疾患　如恶性或急进性高血压、肾动脉栓塞和血栓形成、腹主动脉瘤等。

(三)肾后性急性肾损伤

指肾水平面以下尿路梗阻或排尿功能障碍(腔内阻塞或外部压迫等)所致。如:输尿管结石、尿路梗阻、前列腺增生肥大或前列腺癌、膀胱肿瘤或膀胱内有较大的积血块等以及妇科疾患,如:盆腔肿瘤压迫输尿管、膀胱、尿道等。

第二节 急性肾损伤临床表现

急性肾损伤病因不同,起始表现也不同,一般起病较急骤,全身症状明显。根据临床表现和病程的共同规律,一般可分为:少尿期(或无尿期)、多尿期、恢复期。

一、少尿或无尿期

由于致病原因不同,病情轻重不一,少尿持续时间不一致。一般为 1～3 周,但少数病例少尿可持续 3 个月以上。少尿期越长,病情愈重,预后愈差。一般认为肾中毒者持续时间短,而缺血性者持续时间较长。

1. 尿量减少 每日尿量持续<400 ml 者称为少尿,<100 ml 者称为无尿。持续无尿者预后较差,但需除外肾外梗阻和双侧肾皮质坏死。也有的患者不出现少尿,称为非少尿型 AKI。

非少尿型 AKI:指患者在进行性氮质血症期内每日尿量维持在 500 ml 以上,甚至 1 000～2 000 ml。非少尿型的发生率近年来有增加趋势,高达 30%～60%。常见病因为肾毒性药物(肾毒性抗生素和利尿剂如呋塞米、甘露醇等)、腹部大手术和心脏直视手术后以及移植肾缺氧性损害等。非少尿型虽较少尿型病情轻,住院天数短,需透析治疗百分比低,但高钾血症发生率与少尿型引起者相近,其病死率仍可高达 26%,故在临床上需予以重视。

2. 进行性氮质血症 由于肾小球滤过率降低引起少尿或无尿,致使排出氮质和其他代谢废物减少,血肌酐和尿素氮升高,其升高速度与体内蛋白分解状态有关。

3. 水、电解质紊乱和酸碱平衡失常

(1)水过多:见于水分控制不严格,摄入量或补液量过多,失水量如呕吐、出汗、伤口渗液量等估计不准确以及液体补充时忽略计算内生水。随少尿期延长,易发生水过多,表现为稀释性低钠血症、软组织水肿、体重增加、高血压、急性心力衰竭和脑水肿等。

(2)高钾血症:AKI 少尿期由于尿液排钾减少,若同时体内存在高分解状态,如挤压伤时肌肉坏死、血肿和感染等,有时可在几小时内发生严重高钾血症。高钾血症是少尿期患者常见的死因之一,早期透析可预防其发生。

(3)代谢性酸中毒:急性肾衰时,由于酸性代谢产物排出减少,肾小管泌酸能力和保存碳酸氢钠能力下降等,致使每日血浆碳酸氢根浓度有不同程度下降;在高分解状态时降低更多更快。在已接受透析治疗的病例虽已较少见,但部分病例在透析间期仍需药物纠正代谢性酸中毒。

(4)低钙血症、高磷血症:AKI 时低钙、高磷血症虽不如慢性肾功能衰竭时表现突出,但有报告少尿两天后即可发生低钙血症,低钙血症多由于高磷血症引起。AKI 少尿期常有轻度血磷升高,但若有明显代谢性酸中毒,高磷血症亦较突出,但明显升高。

(5)低钠血症和低氯血症:两者多同时存在。低钠血症原因可由于水过多所致稀释性低钠血症,因灼伤或呕吐、腹泻等从皮肤或胃肠道丢失所致,或对大剂量速尿尚有反应的非少尿型患者出现失钠性低钠血症。临床上表现疲乏、软弱、嗜睡或意识障碍、定向力消失甚至低渗性昏迷等。低氯血症常见于呕吐、腹泻或非少尿型用大量祥利尿剂,出现腹胀或呼吸表浅、抽搐等代谢性碱中毒表现。

（6）高镁血症：AKI 时血钾与血镁浓度常平行上升,肌肉损伤时高镁血症较为突出。镁离子对中枢神经系统有抑制作用,严重高镁血症可引起呼吸抑制和心肌抑制,应予警惕。

4. 心血管系统表现

（1）高血压：除肾缺血时神经体液因素作用促使收缩血管的活性物质分泌增多外,水过多引起容量负荷过多可加重高血压。AKI 早期发生高血压不多见,但若持续少尿,约 1/3 患者发生轻、中度高血压。

（2）急性肺水肿和心力衰竭：是少尿期常见死亡原因,它主要为体液潴留引起。采取纠正缺氧、控制水分和早期透析措施后发生率已明显下降,但仍是严重型 AKI 的常见死因。

（3）心律失常：窦性停搏、窦房传导阻滞、不同程度房室传导阻滞和束支传导阻滞、室性早搏、阵发性房颤、室性心动过速、心室颤动等。

（4）心包炎：早年发生率为 18%,采取早期透析后降至 1%。多表现为心包摩擦音和胸痛,大量心包积液。

5. 消化系统表现　常见症状为食欲减退、恶心、呕吐、腹胀、呃逆或腹泻、消化道出血、黄疸等。早期出现明显的消化道症状提示需尽早施行透析治疗。

6. 神经系统表现　轻型患者可无神经系统症状。部分患者早期表现疲倦、精神较差。若早期出现意识淡漠、嗜睡或烦躁不安甚至昏迷,提示病情严重,不宜拖延透析时间。

7. 血液系统表现　贫血是部分患者较早出现的征象,其程度与原发病因、病程长短、有无出血并发症等密切相关。

二、多尿期

每日尿量达 2.5 L 称多尿,进行性尿量增多是肾功能开始恢复的一个标志。进入多尿期后,肾功能并不能立即恢复,存在高分解代谢的患者血肌酐和尿素氮仍可上升。多尿期早期仍可发生高钾血症,有时多尿期可持续 2～3 周或更久。持续多尿可发生低钾血症、失水和低钠血症。此外,此期仍易发生感染、心血管并发症和上消化道出血等。多尿期应密切观察水、电解质和酸碱平衡情况。

三、恢复期

患者自我症状缓解,血尿素氮和肌酐接近正常,尿量逐渐恢复正常。除少数外,肾小球滤过功能多在 3～12 个月内恢复正常。但部分病例肾小管浓缩功能不全可维持 1 年以上。若肾功能持久不恢复,可能提示肾脏遗留永久性损害。

第三节　急性肾损伤的分级诊断标准

2002 年,国际急性透析质量倡议组织(Acute Dialysis Quality Initiative,ADQI)制定了 ARF 的 RIFLE 分级诊断标准(表 4-8-1),并得到广泛认可。2005 年 9 月,急性肾损

伤网络(Acute Kidney Injury Network,AKIN)工作组在 RIFLE 基础上对 AKI 的诊断及分级标准进行了修订,并将 AKI 分为 3 期,分别与 RIFLE 标准的风险、损伤和衰竭等级相对应,仍强调 Scr 和尿量的变化(表 4-8-2)。2012 年,改善全球肾脏病预后组织(Kidney Disease:Improving Global Outcomes, KDIGO)工作组对 RIFLE 和 AKIN 标准进行了整合,制定出 KDIGO AKI 分级标准(表 4-8-3)。

表 4-8-1　AKI 的 RIFLE 分级标准

RIFLE 分级	Scr 指标/GFR 指标	尿量指标
肾功能异常危险期	Scr 增加值≥基础值的 1.5 倍或 GFR 降低>25%	<0.5 ml/(kg·h)超过 6 h
肾损害期	Scr 增加值≥基础值的 2 倍或 GFR 降低>50%	<0.5 ml/(kg·h)超过 12 h
肾功能衰竭期	Scr 增加值≥基础值的 3 倍或 GFR 降低>75% 或 Scr≥354 μmol/L,伴有急性升高>44 μmol/L	<0.3 ml/(kg·h)超过 24 h 或无尿超过 12 h
肾功能丧失期	肾功能丧失持续 4 周以上	
终末肾脏病期	肾功能丧失持续 3 个月以上	

表 4-8-2　AKI 的 AKIN 分级标准

AKIN 分级	Scr 指标	尿量指标
1 期	Scr 增加值≥26.4 μmol/L,或增加值≥基础值的 1.5~1.9 倍	<0.5 ml/(kg·h)超过 6 h
2 期	Scr 增加值≥基础值的 2~2.9 倍	<0.5 ml/(kg·h)超过 12 h
3 期	Scr 增加值≥基础值的 3 倍或 Scr≥354 μmol/L,伴有急性升高>44 μmol/L,或接受了 RRT	<0.3 ml/(kg·h)超过 24 h 或无尿超过 12 h

表 4-8-3　AKI 的 KDIGO 分级标准

KDIGO 分级	Scr 指标	尿量指标
1 期	Scr 升高达到基线的 1.5~1.9 倍;或升高≥26.5 μmol/L (0.3 mg/dL)	<0.5 ml/(kg·h)持续 6~12 h
2 期	Scr 升高达到基线的 2.0~2.9 倍	<0.5 ml/(kg·h)持续超过 12 h
3 期	Scr 升高达到>基线的 3 倍或升高达到≥353.6 μmol/L (4 mg/dL)或开始肾脏替代治疗或对于年龄<18 岁的患者,eGFR 下降至<35 ml/(min·1.73 m^2)	<0.3 ml/(kg·h)超过 24 h 或无尿超过 12 h

　　AKI 分级对于诊疗及预后有积极意义。AKI 分期越高,越需要肾脏替代治疗,且病死率也随之增加。

　　AKI 的分级管理原则:① 对存在 AKI 风险或已诊断 AKI 的患者,应停用所有肾毒性药物,注意维持血容量和肾灌注,监测血流动力学,严密观察 Scr 和尿量变化,避免发生高血糖及行造影剂检查。② 对于已诊断 AKI 的患者,应以无创性诊断手段为基础;若进展风险大,可同时考虑肾活检等有创性检查。③ 对于 AKI 2 级及以上的患者,应积极调整药物剂量,考虑肾脏替代治疗和重症监护。④ 对于 AKI 3 级的患者,在实施肾脏替代治疗时,应尽量避免锁骨下静脉置管。

无论是 ADQI 的 RIFLE 分级标准,还是 AKIN 和 KDIGO 的 AKI 分级标准都采用了血清肌酐和尿量的变化。但因血清肌酐及尿量的变化会受到多种因素的干扰,在一定程度上并不能完全反映肾脏受损的程度,因此目前 AKI 的诊断标准仍存在不足,随着研究的不断进展将会产生更为科学准确的诊断标准。

第四节　急性肾损伤的预防与治疗

目前临床上对急性肾衰竭除肾脏替代治疗(RRT)外,尚缺乏行之有效的治疗方法,因此对 AKI 的早期风险评估、早期识别及早期预防尤为重要。

一、AKI 的预防

在危重患者中,90％的急性肾损伤是由于急性肾小管坏死、灌注不足或中毒引起的,因此针对危险因素采取相应的预防措施可有效降低急性肾损伤的发病率。

（一）缺血性 AKI 预防策略

缺血性 AKI 是由各种原因导致全身血容量不足、肾脏低灌注引起的,也是医源性 AKI 的常见原因。肾脏的灌注与全身血流动力学状态和腹内压直接相关,动脉压过低和腹内压过高都会导致肾脏灌注减少,进而导致急性肾损伤。监测患者的血流动力学参数及血乳酸、中心静脉血氧饱和度、动静脉二氧化碳分压差等灌注指标,补充液体,使有效循环血量恢复正常,甚至略高于正常,降低患者的腹腔压力,有助于防止肾脏缺血,纠正早期肾脏损害。

（二）药物性 AKI 预防策略

1. 避免使用具有明确肾毒性的药物　氨基糖苷类抗生素、头孢类抗生素和青霉素类抗生素都可以引起急性肾衰竭,以氨基糖苷类抗生素肾毒性最大。此外,不能同时使用两种以上有肾毒性的药物,如庆大霉素与头孢菌素。

2. 药物的正确使用方法和适当剂量　许多药物的肾毒性与剂量和血药浓度直接相关,采用正确的使用方法和适当的剂量,是降低药物肾毒性的重要手段。

3. 改善肾毒性药物的剂型　放射造影剂和两性霉素 B 均具有强烈的肾毒性,如将放射造影剂改造为非离子型造影剂,造影结束后通过水化、碱化尿液,可明显减少因造影剂引起的急性肾损伤;将两性霉素 B 改造成两性霉素 B 脂质体后,药物的肾损害作用均明显降低。

（三）感染所致 AKI 的预防

全身性感染,特别是感染性休克是医院获得性 AKI 最重要的患病危险因素之一,防止危重患者发生院内感染,成为医院获得性 AKI 最有效、最廉价和最有价值的预防措施。对于高动力感染性休克者,肾血流量并不下降,甚至升高,但存在压力灌注明显降低,提高感染性休克患者的平均动脉压至 65～70 mmHg,可减少 AKI 的发生。

（四）围术期所致 AKI 的预防

重大手术也是 AKI 的高危因素之一，因此在围术期应特别注意对肾脏功能的保护，尤其对高龄，以及既往存在高血压、糖尿病、充血性心衰等慢性病患者。围术期肾脏功能的维持应从维护患者术中及术后血流动力学稳定、避免低灌注发生、减少术后并发症、避免使用对肾脏功能导致损害的药物等几方面预防。

二、AKI 的治疗

AKI 的治疗原则：① 积极治疗原发病，及早发现导致 AKI 的危险因素，并迅速去除之；② 一般治疗：卧床休息、充分补充营养和热量；③ 维持水、电解质及酸碱平衡，恢复有效循环血容量，预防多脏器的损伤及并发症的出现；④ 控制感染，选用敏感抗生素；⑤ 肾脏替代治疗，包括血液透析、血液滤过或腹膜透析，及早清除毒素对机体各系统的损害。

（一）原发病的治疗

积极治疗原发病（如严重外伤、感染、失血性休克等），特别要处理血容量不足，纠正休克和清除坏死组织。

肾前性 AKI 的治疗主要是补充血容量，通常需要补充细胞外容量的 10%～25%（即 2～4 L 左右），但容量的补充需根据尿量、血压和心率等循环指标谨慎给予，同时要考虑到患者心肺的代偿功能，防止因心肺功能不全导致肾功能进一步恶化。液体复苏时采用晶体液还是胶体液一直存在争议。就恢复有效循环血量的速度和效率而言，胶体液优于晶体液，但在预后改善上循证医学研究并未证明其存在优势，有研究显示，使用胶体液可能会增加 AKI 的发生。

（二）少尿期的治疗

一旦确立，应积极治疗。有透析治疗适应证者，应立即实施透析。

1. 液体管理　这是治疗此期的主要一环。容量不足会导致低灌注，加重肾脏损伤，而容量过负荷同样也会加重肾脏损伤，影响预后，因此做好液体管理极为重要。对于重症 AKI 患者应进行血流动力学监测，评估患者的容量状态，避免液体不足或过负荷发生。少尿期时，在纠正了原有的体液缺失后，应坚持"量出为入"的原则。每日输液量为前一日的尿量加上显性失水量和非显性失水量约 400 mL（皮肤、呼吸道蒸发水分700 mL减去内生水 300 mL）。血钠的监测为补液量提供依据。不明原因的血钠骤降提示入液量过多，尤其是输入水分过多，导致稀释性低钠血症。血钠的增高表明处于缺水状态，引起浓缩性高钠血症，则不必过分严格限制低张液体的摄入。轻度的水过多，仅需严格限制水的摄入，并口服 25% 山梨醇 30 mL 通便导泻。明显的水过多，应给予利尿剂或脱水剂，上述措施无效，应立即行肾脏替代治疗。

2. 血糖控制和营养支持

（1）对于危重患者：建议应用胰岛素控制血糖，目标为 6.1～8.3 mmol/L。

（2）对于 AKI 患者：建议优先使用肠内营养，营养摄入量为83.7～125.5 kJ/(kg·d)。

（3）对于那些没有高分解代谢的、非透析患者，不需要限制蛋白质摄入，建议蛋白质摄入量 0.8～1.0 g/(kg·d)；接受 RRT 的患者 1.0～1.5 g/(kg·d)；需要持续肾替代治疗(CRRT)患者可达到 1.7 g/(kg·d)。

3. 电解质和酸碱平衡的管理　轻度的代谢性酸中毒无须治疗，除非血碳酸氢盐浓度<10 mmol/L,才予以补碱。根据情况酌情使用碳酸氢钠、乳酸钠或三羟甲基氨基甲烷治疗。酸中毒纠正后,可使血中钙离子浓度降低,出现手足搐搦,故应配合10%葡萄糖酸钙10～20 ml静脉注射。轻度高钾血症(<6 mmol/L)只需密切观察及严格限制含钾量高的食物和药物的应用。若血钾>6.5 mmol/L,心电图出现QRS波增宽等不良征兆时,应及时给予静推10%葡萄糖酸钙10～20 mL,2～5 min内注毕,静注5%碳酸氢钠100 mL,5 min注完,但有心功能不全者慎用,效果欠佳者应及早行肾脏替代治疗。

4. 肾脏替代治疗(RRT) 何时开展RRT是AKI管理中的重要问题,目前认为,当AKI患者出现危及生命的水、盐、酸碱失衡时,应该开始RRT。① 肾替代治疗的时机:目前对肾替代治疗的开始时机仍存有争论,但是对于危重患者,出现对其他治疗效果不满意的代谢性酸中毒、容量过负荷及高钾血症是肾替代治疗的绝对适应证及开始治疗的时机,早期治疗可能对改善预后更有帮助。② 肾替代治疗的剂量:增加治疗剂量能够改善危重患者预后,但对于理想的治疗剂量目前仍有较大争论。目前认为,对于危重症患者,超滤率≥35 ml/(kg·h)似乎能取得较好的疗效。当患者肾功能已经得到足够恢复,或决定采用姑息治疗时,可考虑停止RRT。

5. 其他药物应用 目前尚不能肯定利尿剂在AKI中的作用,利尿剂在控制容量过负荷的同时,可能会引起一定的肾损伤。若不存在容量负荷过重,不建议应用利尿剂来进行AKI的预防和治疗,血液净化治疗的AKI患者使用利尿剂无助于肾功能的恢复或减少RRT的强度;不建议应用小剂量多巴胺预防和治疗AKI。有研究显示在AKI患者中,低剂量的多巴胺已经失去了正常的扩张肾血管的作用,反而会增加肾脏血管的阻力;避免使用肾毒性药物,在必须使用氨基糖苷类抗生素时,应单日单次给药以减少肾毒性,并应监测血药浓度;在接受造影剂治疗的患者应常规进行造影剂肾病风险评估,对于评估有较高造影剂肾病风险的患者,应考虑其他替代的影像学检查。

(三)多尿期的治疗

目前随着医疗技术水平的提高,尤其是建立危重病医学以来,很多患者都可以度过少尿期,从而使多尿期的治疗原则显得更为突出,更为迫切。多尿期开始时威胁生命的并发症依然存在,治疗重点仍为维持水、电解质和酸碱平衡,控制氮质血症,治疗原发病和防止各种并发症。

1. 多尿期的分期   ① 早期:从尿量>400 ml/d开始计算血中尿素氮达到最高峰为止。此期需要3～4 d。② 中期:血中尿素氮开始下降,血尿素氮基本或接近正常,此期可长短不一。③ 后期:血尿素氮基本正常,2～3个月后或更长的时间。

2. 多尿期的治疗原则

(1)早期:早期的治疗原则是一定要防止补液过快、过多,注意适当补充电解质。原则上,补液按少尿期处理,当尿量>2 000 ml/d时,补液量=尿量的1/3～1/2+显性丢失。另外此期最大的特点是血尿素氮仍进行性升高,酸中毒也在继续加重,并持续3～4 d,故仍需补充足够的热量,减少蛋白的摄入,尽量缩短这一期的时间,使血尿素氮尽快下降。由于大量的利尿,此期应严密监测血电解质的变化,根据血液各项生化检查结果,适当补充电解质。

(2)中期:中期的治疗原则是适当补液,防止水电解质的大量丢失。此期尿量增加,可达4 000～5 000 ml/d以上,甚至有时>10 000 ml以上,此时补液量应根据各项监测指标,大约为尿量的2/3。以后随尿量的减少,逐渐达到入量等于出量。随着氮质血症的减轻,临床症状逐渐好转,消化道功能开始恢复,加之尿量增多,可尽早开始口服,并经口补充水电解质及热量,逐渐减少 TPN。

（3）后期:后期的治疗原则是达到水的平衡,适当控制静脉入量,减少肠外营养,增加肠内营养,从静脉转为口服。

（四）恢复期的治疗

在恢复期无须特殊治疗,应避免使用肾毒性药物。如必须使用,应根据血肌酐清除率适当调整药物使用剂量及给药时间。每 1～2 个月复查肾功能一次,持续一年以上。

（薛　婷）

第九章　血液净化治疗

血液净化(Blood Purification)是清除机体内水分和溶质的技术的总称,由肾脏替代治疗技术基础上逐步发展而来,常用方法包括肾脏替代治疗、血液灌流、免疫吸附、内毒素吸附和血浆置换等。由于治疗原理和方法的差异,各种常用方法有各自的适应证,适合不同疾病或不同疾病状态的治疗。近些年来,随着人工材料和工程技术的进步,血液净化技术发展迅速,派生出来的新治疗模式越来越能适应不同疾病状态的治疗需求,使其应用范围逐步扩大。其适应证已从过去的肾脏替代拓展到多种非肾性疾病状态,如全身感染、全身炎症反应综合征(Systemic Inflammatory Response Syndrome,SIRS)、重症急性胰腺炎早期、水电解质紊乱、药物过量、中毒和横纹肌溶解等。血液净化技术已经成为重症救治常用的治疗手段之一。

第一节　溶质清除机制

(一)弥散

弥散的动力来自半透膜两侧的溶质浓度差,可以透过半透膜的溶质从浓度高的一侧向浓度低的一侧移动,最终两侧浓度逐渐达到相等。血液透析主要通过弥散来清除溶质。弥散的速度主要取决于溶质分子自身的布朗运动,即分子的热运动。相同条件下布朗运动剧烈程度同分子的质量呈负相关,分子量越小,布朗运动越剧烈。因此,弥散机制更有利于小分子物质的清除。

(二)对流

当半透膜两侧的液体存在压力差时,液体就会从压力高的一侧流向压力低的一侧,液体中的溶质也会随之穿过半透膜,这种溶质清除机制即为对流。半透膜两侧的压力差称为跨膜压,是对流的原动力。血液滤过清除溶质主要凭借对流机制。对流机制溶质清除的动力来自跨膜压,影响对流机制溶质清除的因素有滤过膜的面积、跨膜压、筛选系数和血流量等。中分子量物质可凭借对流机制予以清除。

(三)吸附

溶质分子可以通过正负电荷的相互作用或范德华力同半透膜发生吸附作用,是部分中分子物质清除的重要途径之一。这种吸附作用同溶质分子的化学特性及半透膜表面积有关,而同溶质分子浓度无关。炎症介质、内毒素、部分药物和毒物可能通过滤膜的滤过和吸附两种机制清除。当吸附作用达到饱和后,清除效率也会随之下降。吸附作用达饱和的时间可能同溶质分子的特性和滤膜表面积有关。

第二节 血液净化技术

一、常用治疗模式

血液净化治疗模式在临床上有很多种,详见表4-9-1。

表4-9-1 常用治疗模式

模式	缩写
连续动静脉血液透析	CAVHD
连续静静脉血液透析	CVVHD
连续动静脉血液滤过	CAVH
连续静静脉血液滤过	CVVH
连续动静脉血液滤过透析	CAVHDF
连续静静脉血液滤过透析	CVVHDF
高通量血液透析	HFD
高容量血液滤过	HVHF
血浆滤过吸附	PFA
低效延时每日透析	SLEDD

(一) 血液透析

血液透析(Hemodialysis,HD)时,血液和透析液间的物质交换主要在滤过膜的两侧完成,弥散作用是溶质转运的主要机制。在动静脉压力差或血泵的驱动下,少许对流机制参与溶质清除。按照驱动血液循环的动力区分,HD包含连续动静脉血液透析(CAVHD)和连续静静脉血液透析(CVVHD)(图4-9-1、图4-9-2)。CAVHD是利用动静脉的压力差驱动体外循环,通过滤过膜完成溶质和水的交换。HD模式的特点是对小分子物质,如尿素氮、肌酐、钾、钠等清除效率高,但对炎症介质等中分子物质清除能力较差。

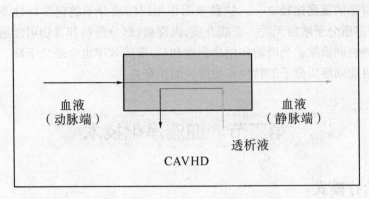

图 4-9-1 CAVHD

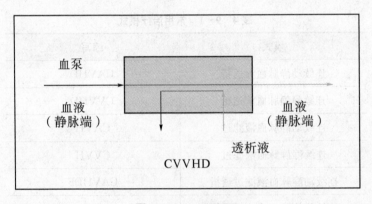

图 4-9-2 CVVHD

(二) 血液滤过

血液滤过(Hemofiltration,HF)包括连续动静脉血液滤过(CAVH)和连续静静脉血液滤过(CVVH)(图4-9-3~图4-9-6),是利用高通量滤过膜两侧的压力差,通过超滤的方式滤出水分,同时以对流的机制清除溶质。驱动力分别来自动-静脉压力差或静-静脉之间的血泵。CAVH以自身动静脉压力差驱动,具有自限性,当动脉压下降时,超滤量就会相应减少。该技术的优点是所需设备简单,耐受性好,但对溶质清除能力有限,且在重症患者伴有血流动力学不稳定时应用受到限制。在休克代偿期,动脉血压并不能代表有效循环血容量,也限制了超滤率自身调节的能力。CAVH需要分别留置股动静脉导管,动脉导管护理比较繁复。相比之下,CVVH不需放置长时间动脉导管,一般采用单针双腔导管的方式;CVVH以血泵作为血液循环的动力,能更精确地调控液体出入量,确保维持危重患者生命体征的稳定。因此,CAVH已被CVVH所取代。CVVH置换液的补充有前稀释法和后稀释法两种模式。前稀释法抗凝剂的需要量也相对减少,但预先稀释了被处理的血液,溶质清除效率因此减低;后稀释法时,被处理血液先通过超滤浓缩,然后再补充置换液,这种方法的溶质清除效率较高,但管道内凝血的发生率也较高。HF和HD对溶质清除的主要机制不同,对不同分子量溶质的清除效率也不一样。HD模式有利于小分子物质(MW<300D)的清除,而HF模式有利于中分子物质(MW 500~50 000D)的清除。因此应根据治疗目标恰当选择治疗模式:为减轻全身炎症反应或治疗挤压综合征,应选择HF;为纠正高钾血症或氮质血症,则应选择HD。

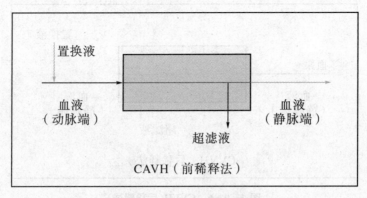

图 4 - 9 - 3　CAVH(前稀释法)

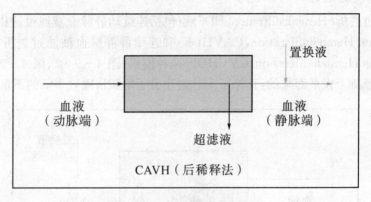

图 4 - 9 - 4　CAVH(后稀释法)

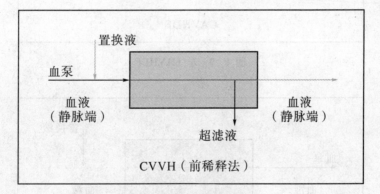

图 4 - 9 - 5　CVVH(前稀释法)

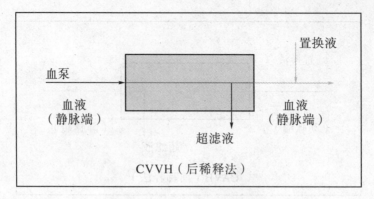

图 4-9-6　CVVH(后稀释法)

(三) 血液滤过透析(HDF)

血液滤过透析(Hemodiafiltration,HDF)也包括连续动静脉血液滤过透析(Continuous Arteriovenous Hemodiafiltration,CAVHDF)和连续静静脉血液滤过透析(Continuous Veno-Venous Hemodiafiltration,CVVHDF)两种模式(图 4-9-7、图 4-9-8)。HDF 是在 HF 的基础上发展而来的,弥补了 HF 对小分子溶质清除效率低的不足。

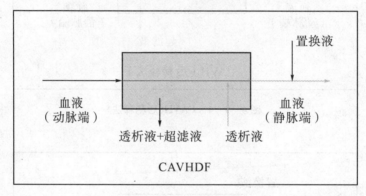

图 4-9-7　CAVHDF

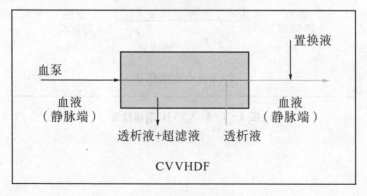

图 4-9-8　CVVHDF

（四）高通量血液透析

高通量血液透析（High-Flux hemodialysis，HFD）是对 HD 的改进，通过增加透析膜的孔径和超滤量提高对溶质的清除效力。同常规的 HD 相比，HFD 对截留分子量以下的各种溶质有较高的清除效率，但在实施过程中某些风险增加，主要包括致热源入血、大量白蛋白、可溶性维生素及微量元素丢失等。

（五）高容量血液滤过

高容量血液滤过（High Volume Hemofiltration，HVHF）指置换液速度大于 45 ml/(kg·h) 的血液滤过。研究表明：增加 CVVH 的置换液速度能改善 sepsis 动物的血流动力学和感染性休克时升压药的用量，因而提出 HVHF 的治疗模式。为提高溶质清除效率，血管通路的血流量需达到 250～300 ml/min。该模式对中、小分子物质清除能力大大提高，在严重全身性感染的救治中证明优于普通的 CVVH。

（六）低效延时每日透析

低效延时每日透析（Slow Extended Daily Dialysis，SLEDD）利用 HD 的设备，降低治疗时血流速度（100～200 ml/min）和透析液流量（100～300 ml/min），延长治疗时间到 8～24 h。同 HD 相比，SLEDD 有较好的心血管耐受性和液体调节能力，适用于老年人、心功能不全者、少尿型肾功能不全者或需要调节液体平衡者。

（七）血浆滤过吸附（PFA）

1998 年 Tetta 等提出血浆滤过吸附（Plasma Filtration Adsorption，PFA）模式，首先以血浆吸附滤过器分离出血浆，将血浆引入吸附装置，去除内毒素、炎症介质等有害物质，再将血浆重新输回体内。该模式可以应用于 SIRS 或 sepsis 的治疗。

二、滤器

滤器的基本结构有平板型和空心纤维型之分。滤过膜宜采用生物相容性良好的高分子材料制成的半透膜。对滤过膜的要求包括以下几点：① 无毒，无致热源，生物相容性好；② 孔径均匀，有确切的截留分子量；③ 滤过率高；④ 理化性能稳定。目前常用的材料包括纤维素、聚丙烯腈、聚砜、聚甲基丙烯酸甲酯等。

三、置换液配置

原则上，置换液的成分应当尽可能接近人的细胞外液。可应用的碱基包括乳酸盐、柠檬酸盐、醋酸盐及碳酸氢盐，由于前三者需要在肝脏中代谢成碳酸氢盐，因此在肝功能不全或乳酸性酸中毒患者的应用中受到限制。在重症医学领域，碳酸氢盐作为置换液碱基的应用最为广泛。常用的商品置换液有 Port 配方和 Kaplan 配方等。自行配制时应当遵循以下原则：① 无菌，无致热原；② 电解质浓度应保持在生理水平，为纠正患者原有的电解质紊乱可根据治疗目标个体化调节；③ 缓冲系统可采用碳酸氢盐、乳酸盐或柠檬酸盐；④ 置换液或透析液的渗透压要保持在生理范围内，一般不采用低渗或高渗配方。

四、抗凝

血液接触体外管路和滤器后可激活凝血因子，引起血小板活化和黏附，在滤过膜及管路的表面形成血栓，从而影响管路中血液流动的阻尼和溶质的清除效率，或可导致严重的栓塞并发症。因此在血液净化治疗过程中应采取恰当的抗凝措施。目前所采用的抗凝策略有三种：全身抗凝，局部抗凝和无抗凝。对于无出血风险的重症患者可采用全身抗凝。全身抗凝一般采用普通肝素或低分子肝素持续给药。普通肝素首次负荷剂量2 000～5 000 IU 静注，维持剂量 500～2 000 IU/h；或负荷剂量 25～30 IU/kg 静注，然后以 5～10 IU/(kg·h)的速度持续静脉输注。需 4～6 h 监测 APTT，据此调整普通肝素用量，一般将 APTT 维持在正常值的 1～1.4 倍。低分子肝素全身抗凝的出血风险相对较低，为保持抗凝效果，持续给药时 Xa 活性需维持在 0.25～0.35 IU/ml。对接受血液净化治疗的高出血风险患者，应采用局部抗凝，无局部抗凝条件时可采用无抗凝策略。一般认为，有活动性出血、血小板<$60×10^9$/L、INR>2、APTT>60 s 或 24 h 内曾发生出血者，均应被视为高出血风险者。局部抗凝可采用普通肝素法或枸橼酸法。① 普通肝素法：即在滤器前持续输注普通肝素，并在滤器后输鱼精蛋白，利用鱼精蛋白能在0.5～1 min 内同肝素迅速结合形成稳定的复合物，同时失去抗凝活性的特点，实现体外抗凝。普通肝素一般以 1 000～1 666 IU/h 滤器前持续输注，并在滤器后以 1 mg 鱼精蛋白比 100～130 IU 普通肝素的比例持续输注，并根据 ACT 监测调整用量，保持滤器前血液 ACT>250 s，外周血 ACT<180 s。② 枸橼酸法：枸橼酸盐可以螯合钙，致使血中钙离子浓度降低，从而阻止凝血酶原转化为凝血酶，达到抗凝目的。一般采用枸橼酸钠溶液，以 170 ml/h 滤器前输入，同时在滤器后或外周血补充氯化钙或葡萄糖酸钙溶液，根据滤器后血液的离子钙浓度监测决定钙溶液用量，要求将滤器后离子钙浓度保持在 0.25～0.4 mmol/L。由于枸橼酸主要经肝脏代谢，对于肝功能障碍的患者，应根据严重程度，或禁用，或适当减慢枸橼酸输注速度，以防造成体内蓄积。无抗凝策略容易发生管路凝血，可以采用下述措施减少管路内凝血：① 预冲液加入 5 000～20 000 IU 肝素；② 治疗过程中，以生理盐水冲管路，1 h 一次，每次 100 ml，但应注意无菌操作，防止外源性感染；③ 减少血泵停止时间和次数；④ 尽可能避免管路中进入空气；⑤ 保证充足的血流量，尽量避免抽吸现象的发生；⑥ 提高血流速度(200～300 ml/min)；⑦ 尽可能选用生物相容性好的滤膜。

第三节　重症患者的血液净化治疗

（一）急性肾功能衰竭

急性肾功能衰竭(Acute Renal Failure, ARF)：SIRS 和休克导致的肾脏低灌注，以及药物和毒物的肾毒性是重症患者并发 ARF 的常见原因。临床上主要表现为氮质血症、高钾血症和代谢性酸中毒，常伴有少尿或无尿。血液净化治疗 ARF 主要两个目的：① 对症治疗：包括维持水、电解质和酸碱平衡，纠正氮质血症等；② 对因治疗：通过清除过多炎症介质减轻炎症反应程度，对抗休克，改善肾脏灌注，或通过清除体内过量药物或毒物，减轻肾毒性。合并 ARF 重症患者宜早期接受血液净化治疗。根据肾脏功能 RIFLE 分级标准，在肾损害期即开始治疗能促进肾功能恢复和改善预后。不同血液净化模式对重症 ARF 患者预后影响无显著差别。然而重症患者常发生血流动力学不稳定，第三间隙液体潴留，而 CVVH 对患者血流动力学影响较小，有利于液体量的控制和中分子炎症介质清除,因此临床上多采用 CVVH 模式,治疗剂量不应低于 35 ml/(kg·h)。

(二)全身炎症反应综合征

重症急性胰腺炎、严重创伤、烧伤等是 SIRS 的常见病因。SIRS 过程中,促炎细胞因子大量产生和释放可引起休克、DIC,严重时可致 MODS。血液净化技术可以从循环中清除大量炎症介质,包括促炎细胞因子、补体激活产物及花生四烯酸代谢产物等,从而减轻全身炎症反应。目前血液净化技术所应用的滤过膜截留分子量一般为 30～50 KD,大多数炎症因子单体的分子量在 30 KD 以下,因此这些炎症因子可以从循环中滤出。为提高中分子溶质清除效率,治疗 SIRS 时一般选择高治疗剂量血液滤过(HVHF)或 HDF 等,以对流机制清除溶质。研究表明,滤过膜对中分子炎症介质的吸附作用在清除炎症介质中也有重要作用,由于滤过膜的吸附作用极易饱和,为了保持溶质清除效果应注意更换滤器。虽然多项临床和实验研究提示血液净化能有效清除循环中炎症介质水平,改善临床指标,但目前尚无大型、多中心的随机、对照研究证实能影响 SIRS 患者预后。

(三)液体过负荷

液体过负荷,药物治疗无效时,可以选择血液净化技术。充血性心力衰竭、心肺转流手术、急性呼吸窘迫综合征(Acute Respiratory Distress Syndrome,ARDS)及重症急性胰腺炎(Severe Acute Pancreatitis,SAP)等是液体过负荷常见疾病或原因。血液净化技术能安全可靠地清除体内过多的水,迅速降低心脏前负荷,改善肝肾等重要脏器灌注,同时使肾素-血管紧张素-醛固酮系统得到抑制,改善心脏后负荷,有利于心功能恢复。在 ARDS、SAP 及 SIRS 等疾病状态下,可因肾素-血管紧张素-醛固酮系统的激活和毛细血管渗漏等病理生理改变,细胞外液量增加,体液分布异常,严重影响组织氧输送和氧摄取。此时,血液净化一方面可清除炎症介质,减轻全身炎症反应,改善毛细血管通透性,另一方面还能清除过多的水,配合胶体液治疗,可减轻组织水肿,改善组织细胞氧合。为治疗药物难以奏效的液体过负荷,可选择 CVVH、SLEDD 或 SCUF 等模式。

(四)严重的电解质及酸碱紊乱

血液净化可迅速纠正重度高钠血症、低钠血症、高钾血症或严重代谢性酸中毒,但治疗时应注意,慢性低钠或高钠血症时纠正速度不宜过快。治疗指征分别为:血钠 <115 mmol/L 或 >160 mmol/L、血钾 >6.5 mmol/L、pH<7.1。

(五)重症急性胰腺炎

SAP 初期的病理生理学改变主要是 SIRS,可较早出现毛细血管渗漏、休克、水电解质和酸碱紊乱、腹腔内高压,甚至腹腔间隔室综合征(Abdominal Compartment Syndrome,ACS)。针对 SIRS,血液净化治疗有利于减轻胰腺及远隔组织器官的炎症损伤,稳定内环境及 ACS 的治疗。无手术指征的 SAP,在发病 72 h 内接受 HF[不低于 35 ml/(kg·h)]可改善临床症状,提高非手术治疗成功率,降低死亡率。此外,SAP 合并严重水、电解质和酸碱紊乱;合并 ARF、MODS 时,都有血液净化治疗的指征。

(六)挤压综合征和横纹肌溶解

挤压综合征和横纹肌溶解时,大量释放入血的毒素和肌红蛋白可以引起 SIRS 和 ARF,上述物质均可被血液净化清除。治疗应尽早开始,应采用高通透性滤器,行 HVHF 或 HVHDF 治疗,或可采用血浆吸附。

（七）药物过量和中毒

血液透析联合血液灌流在药物和毒物中毒救治中的疗效已得到了广泛认可。循环中的有机磷农药和各种毒鼠药，以及抗癫痫药、镇静催眠药、抗生素类、洋地黄类及抗肿瘤化疗药等都可被血液透析联合血液灌流技术予以清除。鉴于这一治疗机制，治疗分布容积高的药物或毒物中毒时，更应强调尽早行血液净化，并适当延长治疗时间。倘若治疗停止过早，组织中的药物或毒物转移回血液循环内会发生反跳现象。

（八）肝功能不全

各种原因引起的重型肝炎、肝功能不全或肝衰竭常伴有内环境紊乱和体内毒性物质蓄积，抑制肝细胞再生。人工肝治疗可提供正常肝脏的解毒、合成及分泌等功能，为肝细胞再生或进行肝移植手术提供契机。

（薛　婷）

第五篇　代谢与营养

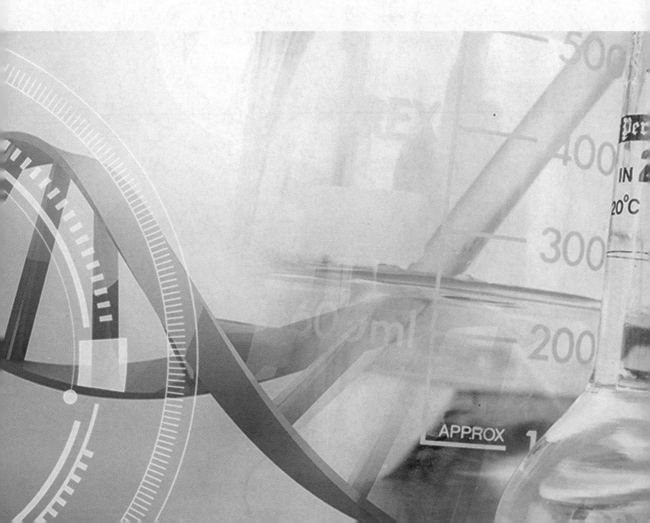

第五篇　外物与言荣

第十章　水与血电解质紊乱

内环境稳定是指人体内各部分体液的容量、电解质的组成分布、渗透压和酸碱度在一定范围内保持相对稳定,是人维持生存的重要因素。

内环境紊乱是指当上述这些因素的稳定和平衡由于某些致病因素而遭到破坏,超过了机体调节的限度,并由此引起的一系列病理生理改变。大多数情况下,这种失衡不等同于某种疾病,而往往是由各种疾病引起,同时这种失衡在一定程度上也会影响疾病的变化(常常会使病情进一步恶化),当内环境紊乱发展到一定程度,可以成为威胁生命的主要原因。

因此,内环境的平衡和稳定是影响疾病进程和生命体征平稳的重要因素,内环境是重症监护病房最重要的监测项目之一,它至少包括以下四个重要的方面:体液、电解质、渗透压和酸碱度。

第一节　体液平衡失常

总体水(Total Body Water, TBW)即人体内所含水的总量,在年轻男性平均占体重的 60%,由于女性体内脂肪含量比男性多,在年轻女性平均占体重的 55%,肥胖者和老年人较低,婴幼儿较高。就分布而言,TBW 的 2/3 分布在细胞内,1/3 分布在细胞外。分布在细胞外的水称细胞外液(Extracellular Fluid, ECF),其 3/4 在间质腔隙和细胞周围结缔组织,1/4 在血管内。

一、正常体液平衡

体液平衡是指人体摄入和排出的水量近乎相等。进水量是指人每日摄入的水和食物中的水分,大约 2 300 ml,加上体内氧化代谢产生的水为 200~300 ml;水的排出主要通过肾脏、皮肤及呼吸道,此外还有粪便排出的水分(表 5-10-1)。

表 5 - 10 - 1　正常人每日出入水量

进水（ml）		出水（ml）	
摄入水	2 300	肾排出水	1 500
代谢水	200～300	皮肤、呼吸道蒸发	800
		粪便排出水	200
总量	2 500～2600	总量	2 500

（一）水的摄入调节

水的摄入调节主要有两个方面的因素：一是容量因素，主要指的是有效循环血量的增多或减少；二是渗透压因素，主要是指体液处于高渗或低渗状态。各种原因引起血浆渗透压的升高会刺激下丘脑的渴感中枢，引起口渴感觉而增加水的摄入；当水的摄入量达到一定程度后，渴感中枢兴奋刺激减弱，口渴感消失。

（二）水的排泄调节

水的排泄主要通过肾脏调节尿量的多少来实现，肾小球每日可以滤出原尿 170～180 L，原尿的绝大部分被肾小管再吸收，产生终尿约 1.5 L，即我们每日所见到的小便。肾小球和肾小管本身的疾病都会导致尿量的增多或者减少。此外，渗透压和有效循环血容量的变化，会引起抗利尿激素和醛固酮等激素水平的变化，进而达到调节尿量的作用。

1. 抗利尿激素调节　血浆渗透压的变化，会作用于下丘脑的视上核和视旁核，使抗利尿激素分泌增加或减少，增加或减少肾小管对水的重吸收，使尿量增多或者减少。

2. 醛固酮调节　有效循环血容量的减少或增多，会刺激醛固酮分泌增加或减少，进而调节肾小管对钠和水的重吸收增加或减少，使尿量增多或者减少。

3. 其他因素调节　糖皮质激素、血流动力学综合调节及心钠素等。

在理解体液平衡时，渗透压是一个重要的概念。体液的渗透压（临床上主要是指血浆渗透压）以 mmol/L 为单位来表示。血浆渗透压通常使用渗透压计测定，临床上通常按以下公式进行计算：

$$血浆渗透压(mmol/L) = 2(Na^+ + K^+) + 葡萄糖 + 尿素氮(浓度单位均为 mmol/L)$$

血浆渗透压正常范围为 280～310 mmol/L。低于 280 mmol/L 为低渗，高于 310 mmol/L 为高渗。从公式中可以看出来，Na^+ 在血浆中的量对渗透压起决定作用（Na^+ 为血浆中的主要阳离子，占血浆阳离子总量的 92% 左右，占总渗透压比例的 50%）。在正常情况下，葡萄糖和尿素氮对血浆渗透压的影响可以忽略不计，但在高于正常值时，则需要考虑其对渗透压的影响，详细计算。细胞内液和外液所含成分有所不同，由于细胞膜为半透膜，水分能在细胞内外之间移动，从而使细胞内外液的渗透压维持平衡。

二、失水

失水是指体液的丢失，造成体液容量不足。

（一）病因

失水的致病因素很多，主要是水、电解质丢失过多或者摄入不足，如呕吐、腹泻、大量出汗、肾病、肾上腺皮质功能减退、糖尿病、利尿剂使用不当等。因此应该特别强调详细了解病史,这样有助于明确其致病原因。常见的失水原因见表 5-10-2。

表 5-10-2　失水的主要病因

肾外	胃肠道:呕吐、腹泻、鼻胃管吸引 皮肤:出汗 透析:血透、腹透 第三腔丧失:肠腔、腹膜腔、腹膜后灼伤、外伤
肾	慢性肾衰:失盐性肾病(髓质囊性病变、间质性肾炎、肾盂肾炎、骨髓瘤) 急性肾衰:恢复过程中利尿期 利尿剂 糖尿病伴酮症酸中毒或大量尿糖 Bartter 综合征
肾上腺	肾上腺病:Addison 氏病(糖皮质激素缺乏) 醛固酮缺乏症

在失水的过程中,往往伴有电解质和渗透压的改变,从而产生不同的分类标准。根据水和电解质特别是 Na^+ 丢失的比例,可按表 5-10-3 分类。

表 5-10-3　失水的分类-1

分类	评估	血浆渗透压
高渗性失水	水丢失>电解质丢失	>310 mOsm/(kg·H_2O)
等渗性失水	水丢失=电解质丢失	正常范围
低渗性失水	水丢失<电解质丢失	<280 mOsm/(kg·H_2O)

根据体液丢失的程度,可按表 5-10-4 分类。

表 5-10-4　失水的分类-2

失水严重程度	评估
轻度失水	失水量占体重 2%～3%
中度失水	失水量占体重 3%～6%
重度失水	失水量占体重 6%以上

(二)临床表现

1. 口渴　失水最常见症状是口渴。

2. 体征　根据失水严重程度而不同。

(1)轻度失水:口渴,多见于高渗性和等渗性失水的病人,但低渗性失水则无明显渴感。体征是皮肤弹性差和眼球压力低;如有效血容量减少在 10%之内,血压尚能维持正常。

(2)中度失水:病人烦躁不安,软弱无力,声音嘶哑,皮肤干燥,尿量减少。直立性低血压(直立时收缩压降低>10 mmHg)、心动过速和低 CVP 是比较可靠的体征;血容量减少在 10%～25%之间,则出现直立性低血压。

(3)重度失水:皮肤弹性减弱,可出现精神神经症状,严重者神志不清、昏迷甚至休克;血容量进一步减少,卧位血压也不能维持正常,出现休克、循环衰竭、少尿、无尿甚至急性肾功能衰竭。

3. 高渗性失水和低渗性失水的特点

(1) 高渗性失水:早期出现口渴、尿少。中度以上失水,常有面部潮红,易发生脱水热。神经精神症状以幻觉、躁狂、谵妄为主。

(2) 低渗性失水:无口渴感,易有恶心、呕吐,四肢麻木、无力、挛痛以腓肠肌明显。神经精神症状以神志淡漠、昏厥、木僵以至昏迷。早期尿量正常或增多;晚期少尿,尿钠减少或缺如。

(三) 实验室检查

在肾功能正常时,容量严重丢失导致尿量减少;尿钠浓度常<10~15 mmol/L;钠排泄分数常<1%;低尿氯浓度(<10 mmol/L);尿渗透压常升高。如果失钠是由于肾脏病、利尿剂或肾上腺功能不足,尿钠浓度一般>20 mmol/L。

严重的有效循环血容量减少导致组织灌注降低常出现轻至中度血浆尿素氮(BUN)和肌酐(Cr)升高,血 BUN/Cr>20。

(四) 诊断和鉴别诊断

在确定“失水”的诊断中,一方面要依靠血钠、血和尿渗透压的检测,同时还需要观察尿量、尿比重、尿钠等指标,做出诊断并进行分类和严重程度评估;另一方面,要结合病人的病史和其他临床表现选择合适的检查,进而明确其病因,并做出病因诊断。

失水的原因是水摄入不足和/或水丢失过多,诊断的最重要依据是病史,而治疗应从找出失水原因入手。

1. 高渗性失水　主要见于:① 水摄入不足,如昏迷,口、咽、食管等疾患引起咽水困难;② 水丢失过多。可经肾丢失,如渗透性利尿、尿崩症或肾小管疾病;经皮肤丢失,如大量出汗;经呼吸道丢失,如各种原因引起的过度换气;经消化道丢失,如呕吐、腹泻或肠瘘等。

2. 等渗性失水　主要见于:① 呕吐、腹泻、胃肠减压、肠梗阻、肠胰胆瘘管等大量丢失消化液的情况;② 大面积烧伤和剥脱性皮炎早期可引起大量渗出的情况;③ 反复多次抽放大量胸腔积液、腹水、胸腹腔炎症渗液的引流等。

3. 低渗性失水　主要见于高渗性失水或等渗性失水治疗过度、利尿剂的不适当使用、肾脏疾病以及肾上腺皮质功能减退症和糖尿病酸中毒。

上述三种失水病因和发病机制虽然不同,但是在机体代偿和治疗过程中可在不同类型间相互转变。

(五) 治疗措施

治疗主要包括两个方面的措施,其一是找到容量丢失的原发病因并进行治疗,如中止利尿剂或治疗腹泻;其二是进行补液,要根据不同的病因、不同的分类和不同的严重程度选择不同的补液策略。

1. 补液总量　应包括已丢失和继续丢失的液体量两部分。

(1) 计算已丢失量,有 4 种计算方法:① 根据失水程度,结合临床表现判断失水程度,如体重为 50 kg 的成人,轻度失水需补充液体 1 000~1 500 ml;② 根据与原体重比较的下降量,下降 1 kg 约需补充 1 000 ml;③ 对于高渗性失水,临床上常常采取根据血钠浓度来计算补液量;④ 对于低渗性失水的失水量,临床上常常按血细胞比容计算。

$$丢失量(kg)=\frac{(实测血清钠-正常血清钠)(mmol)×体重(kg)×0.6}{正常血清钠(mmol)};$$

$$补液量(ml)=\frac{(所测血细胞比容-正常血细胞比容)×体重(kg)×200}{正常血细胞比容(男0.48,女0.42)}$$

(2) 计算继续丢失量:指就诊后可能发生的继续丢失量,包括生理需要量(约 1 500 ml/d)及继续发生的病理丢失量(如大量出汗、肺呼出量及呕吐等)。

2. 补液种类　不同类型失水应补充不同液体。

(1) 高渗透性失水:以补水为主,补钠为辅。可经口、鼻饲直接补充水分,也可经静脉补 5%葡萄糖液、5%葡萄糖氯化钠液或 0.9%氯化钠液,适当补充钾及碱性溶液。

(2) 等渗性失水:补等渗液为主,0.9%氯化钠溶液首选,而 0.9%氯化钠溶液1 000 ml+5% 葡萄糖溶液 500 ml+5%碳酸氢钠液 100 ml 配伍更符合生理需要。

(3) 低渗性失水:既要补水,也要补充电解质(往往以钠为主),所以通常补高渗透溶液。可将上述配方中的 5%葡萄糖溶液换成 10%葡萄糖液 250 ml。必要时再补充适量3%～5%氯化钠溶液。补充速度不可过快,以血钠每小时升高 0.5 mmol/L 为宜。补钠量可参照以下公式:补钠量(mmol)=(142 mmol/L－实测血清钠)×0.6(男性)[或 0.5(女性)]×体重(kg)。上述公式计算出的是钠离子的摩尔数,按氯化钠 1 g 含 Na离子 17 mmol 折算。

3. 补液方法　宜先快后慢,具体补液速度应根据患者年龄、心肺功能和病情而定,通常在最初的 24 h 内,先补给缺钠量的 1/3～1/2 较为安全。在补液中要记录 24 h 出入液体量,密切观察体重、血压、脉搏、血清电解质、酸碱度,根据这些因素判断后,再将余下的缺钠量补足。

三、水过多和水中毒

水过多是水分在体内过多潴留的一种病理状态。若过多的水分进入细胞内,导致细胞内水过多则称为水中毒。

(一)病因

常见原因,见表 5-10-5。

表 5-10-5　水过负荷主要病因

主要病因	具体病因
钠潴留	充血性心力衰竭,包括心、肺 肝硬化 妊娠和经前水肿 肾脏病,尤其是肾病综合征 药物(非甾体类抗炎镇痛药、雌激素、氟氢化可的松)
血浆渗透压降低	肾病综合征 蛋白丢失肠道疾病 白蛋白合成减少(肝硬化和营养不良)

（续表 5 - 10 - 5）

主要病因	具体病因
毛细血管渗透性增加	脓毒症 急性呼吸窘迫综合征 灼伤、外伤 血管性水肿 特发性水肿
血管静水压增加	单位时间内输液过多

（二）临床表现

水过多和水中毒时细胞外液水过多和钠降低，呈低渗状态，细胞肿胀，导致细胞代谢紊乱。

临床表现与发生水过多的速度与严重程度相关。急性水过多和水中毒，起病急，神经精神症状突出，有头痛、精神失常、定向力障碍、共济失调、癫痫样发作、嗜睡或躁动，甚至昏迷；也可呈头痛、呕吐、血压升高、呼吸抑制、心率缓慢等颅内高压表现。慢性水过多和水中毒病情较缓，症状易被原发病所掩盖。轻度水过多仅有体重增加。当血浆渗透压低于 260 mmol/L（血钠低于 125 mmol/L）时会出现疲倦、淡漠、恶心、食欲不振及皮下组织肿胀；当血浆渗透压降至 240～250 mmol/L（血钠 115～120 mmol/L）时出现头痛、嗜睡、神志错乱、谵妄症状。当血浆渗透压继续下降就有可能发生抽搐或昏迷。血浆钠在 48 h 内迅速降至 108 mmol/L 以下可导致神经系统永久性损伤甚至死亡。

（三）实验室检查

水过多和水中毒的检查主要为血清钠浓度和血浆渗透压。

（四）诊断与鉴别诊断

根据患者的病史，结合临床表现及实验室检查，水过多和水中毒可以明确诊断。诊断时还应该包括水过多的病因、程度、有效循环血容量状态、血浆渗透压、起病急缓、机体状态及病因分析。

1. 抗利尿激素分泌增多（代偿性）　其特征是毛细血管静水压升高和（或）胶体渗透压下降，总容量过多，有效循环容量减少，体液积聚在组织间隙。常见于右心衰、缩窄性心包炎等引起的全身性静脉压升高；下腔静脉阻塞、门静脉阻塞等引起的局部静脉压升高；各种原因引起的低蛋白血症致胶体渗透压下降；肝硬化引起静水压升高。

2. 抗利尿激素分泌失调综合征（原发性）　由于抗利尿激素分泌过多所致，其特征是体液量明显增多，有效循环血容量和细胞内液增加，血钠降低，一般无浮肿。

3. 肾排水障碍　主要见于急性肾衰竭少尿期、急性肾小球肾炎等引起肾血流量及肾小球滤过率降低，而水分摄入未加限制时。水、钠滤过率低而肾近曲小管对钠水的重吸收增加，水、钠进入肾远曲小管的量减少，故水的排泄障碍，而有效循环血容量大致正常。

4. 其他　肾上腺皮质功能减退使糖、盐皮质激素分泌不足，可使肾小球滤过率下降，在水摄入量过多时易致水潴留。抗利尿激素用量过多（医源性），常见于尿崩症治疗不当。

（五）治疗措施

治疗的关键在于积极治疗原发病，同时控制水的摄入量，避免补液过多。

1. 限制进水量 限制进水量是基本措施。记录 24 h 出入水量,使入水量少于尿量。

2. 袢利尿剂 可适当加用利尿剂,以袢利尿剂为首选,如呋塞米 20～60 mg,每天口服 3～4 次。急重者则采用静脉注射呋塞米 20～80 mg,每 6 h 一次,或依他尼酸 25～50 mg,用 25%葡萄糖溶液 40～50 ml 稀释后缓慢静脉注射,必要时可在 2～4 h 后重复注射。危急病人可采用血液超滤治疗。抗利尿激素分泌过多者,可选用地美环素或碳酸锂治疗。

3. 应用高渗盐水 血浆渗透压降低明显,特别是已有精神神经症状者,应迅速纠正细胞内的低渗状态。除限水、利尿外,还应使用 3%～5%氯化钠液,可按 5～10 ml/kg 体重给予。

4. 保护重要脏器 必要时可用硝酸甘油等扩血管药物减轻心脏负荷。

第二节　钠平衡失常

钠、氯是细胞外液中主要阳离子和阴离子,每千克体重约含钠 60 mmol。若体重为 70 千克,体内含钠总量为 4 200 mmol。体内钠约 50%分布于细胞外液,40%存于骨骼,10%存在于细胞内。

机体通过膳食及食盐形式摄入钠和氯,一般摄入 Na^+ 量大于其需要量,所以通常人体不会缺钠和缺氯。Na^+、Cl^- 主要从肾排出,肾排钠量与摄入量保持平衡。肾对保持体内钠含量有很重要的作用。当无钠摄入时,肾排钠减少甚至不排钠。以维持体内钠的平衡,肾对钠的排出特点是"多入多出,少入少出,不入不出"。

钠离子作为细胞外液含量最高的阳离子,对保持细胞外液容量、调节酸碱平衡、维持正常渗透压和细胞生理功能有重要意义。细胞外液 Na^+ 浓度的改变可由水、钠任一含量的变化而引起,故钠平衡紊乱常伴有水平衡紊乱。

一、低钠血症

低钠血症为血清 Na^+ <135 mmol/L,仅反映血浆中 Na^+ 浓度的降低,并不一定表示体内总钠量的减少,总体钠可以正常甚或稍有增加。

（一）病因

低血钠见于摄入少,丢失多,使体内水的总量绝对或相对增多,可能的机制有血容量过低、ADH 分泌过多或作用过强、醛固酮分泌不足、肾脏排水功能严重下降、原发性饮水过多等。

1. 胃肠道疾病 呕吐、腹泻引流,大量消化液的丢失,是临床上低钠血症常见的病因。应注意鉴别胃肠道疾病有无并发低钠血症。

2. 急性和慢性肾障碍 不论急性或慢性肾衰竭都可致肾脏浓缩和稀释功能障碍,使水、钠代谢发生紊乱,可根据病史、尿钠及尿常规的检查、肾功能测定予以鉴别。

3. 肾小管酸中毒 此病由于肾小管泌氢和重吸收碳酸氢盐的功能降低,而导致低钠血症。可根据高氯血症性酸中毒、碱性尿、血尿素氮与肌酐正常,血清钾、钠、钙、磷降低和碱性磷酸酶增高进行诊断,必要时做氯化铵试验以确定其类型。

4. 特发性低钠血症 常伴发各种慢性病如结核病、癌、营养不良、年老体衰等。血钠降低程度较轻,肾脏浓缩和稀释功能正常,但限制水的摄入不能纠正低钠血症。

此外还应注意是否存在精神性烦渴、糖尿病酮症、甲状腺功能减退、Addison 病及抗利尿激素分泌失常综合征等,它们也同样可以引起低钠血症。

（二）临床表现

低钠血症的表现是非特异性的,严重程度取决于基础疾病和发生低钠的程度与速度。急剧发生的低钠血症常表现明显的神经系统症状,以老年女性更多见。

1. 轻度低钠血症(血钠>125 mmol/L) 表现为纳差、恶心等消化道症状。

2. 中度低钠血症(血钠<125 mmol/L) 表现为头痛、乏力、嗜睡和肌肉痉挛等。

3. 重度低钠血症(血钠<115 mmol/L) 出现抽搐和昏迷,特别是老年人有中枢神经病变者,甚至出现局灶性神经系统定位症状。

4. 慢性轻度低钠血症常缺乏症状。伴容量缺失者有相应体征,因水钠潴留所致者常见水肿,而 SIADH 水肿罕见。

（三）实验室检查

血清钠离子浓度低于 135 mmol/L 即提示存在低钠血症,但在进行病因判断时,必须结合血渗透压、细胞外液容量、有效循环血容量、尿钠等情况进行综合判定。

（四）诊断

低钠血症诊断不难,如果血钠小于 135 mmol/L,根据病人的病史、症状、体征和实验室检查综合判断即可。根据渗透压和容量状态可以将低钠血症分为低渗性、等渗性低钠血症和高渗性低钠血症。其中,低渗性低钠血症按细胞外液量的变化不同可分成以下三类:① 低容量性低钠血症:低容量性低钠血症的特点是失钠多于失水,细胞外液量降低,即低渗性脱水;② 等容量性低钠血症:等容量性低钠血症见于 ADH 分泌异常增多综合征(SIADH)或渗透调定点重设;③ 高容量性低钠血症:充血性心力衰竭、肝硬化腹水、肾病综合征等可引起机体有效循环血量减少的病理改变,是高容量性低钠血症发生的主要原因。

（五）治疗

1. 治疗目的与原则 在治疗原发疾病基础上,主要目的是提高血钠浓度,但应特别防止过速、过量纠正。提高速率应根据低钠发生的速度、症状严重的程度等因素综合考虑,一般主张按每小时提高 0.5～1 mmol/L 并将血钠水平升至 120～125 mmol/L 或低钠症状改善为宜。提升速度过快可引起中枢性脱髓鞘,特别是严重营养不良和乙醇中毒者。原则上,对缺钠、缺水、容量减少者,补钠、补液以扩充血容量;对多钠、多液、容量膨胀者,应限钠、限水、适当利尿。

血清钠丢失量计算公式:

$$Na^+需要量＝(Na^+的目标值－Na^+的实测值)×系数^*×体重(kg)$$

（注:*系数男性为 0.6,女性为 0.5;1 g 氯化钠约含有 17 mmol Na^+,据此可以算出应补充生理盐水或高浓度盐水的毫升数）

2. 低容量性低钠血症治疗 主要是补充等渗盐溶液。在治疗时要注意以下几个问题:

（1）无特殊症状:应鼓励口服补盐或静脉输注等渗盐水(速率 50～100 ml/h)。

（2）血容量不足：应同时输注人血白蛋白、血浆等胶体。

（3）严重低钠血症：可静脉输注高渗氯化钠溶液（3%），通常 4～6 h 输注 3% 氯化钠溶液 200～300 ml，亦可按公式计算补钠量。

（4）血钠 < 105 mmol/L 并有惊厥发作或发生昏迷者：高渗氯化钠溶液需要量较大，此时常需同时给予袢利尿剂（如呋塞米）促进利尿，以减缓细胞外液的快速扩张。

3. 高容量性低钠血症的治疗　主要是降低容量负荷，酌情补钠。

（1）病因治疗：针对心力衰竭、肝硬化或肾病综合征等原发病的治疗。

（2）严格限制液体入量：如限制水的摄入。

（3）脱水利尿：如对严重低钠血症，可予袢利尿药和高渗盐水联合治疗，减轻组织细胞水肿，尤其脑水肿。

（4）透析治疗：对于严重水中毒者，可用超滤。

4. SIADH 的治疗

（1）去除病因：如停用促进 ADH 分泌或增强 ADH 作用的药物，切除肿瘤等。

（2）严格限制水摄入：特别是血钠 < 125 mmol/L 时。

（3）高渗盐水和袢利尿剂联用：适用于严重低钠血症。

（4）患者多饮多尿：可服用地美环素（去甲金霉素）600～1 200 mg/d，1～2 周。

5. 注意并发症的处理　如并发脑水肿、癫痫发作、惊厥、昏迷等。

二、高钠血症

高钠血症是指血清钠浓度高于正常范围，即超过 145 mmol/L。高钠血症患者血浆均为高渗状态，但体内钠离子总量可以减少、正常或增多；根据细胞外液量的变化可以分为低容量性、高容量性和等容量性。

（一）病因

1. 低容量性高钠血症　特点是失水多于失钠，细胞外液和细胞内液量均减少。

（1）水丢失过多：机体丢失低渗液体，如发热、过度换气、暴露于高温环境时经呼吸道和皮肤丢失；严重腹泻、呕吐时经胃肠道丢失；ADH 分泌增多或者对肾脏的作用增强，削弱肾脏重吸收水的能力，导致肾脏排水多于排钠；渗透性利尿，如使用甘露醇使肾脏失水多于失钠。

（2）水摄入减少：如饮水困难或障碍。

2. 高容量性高钠血症　特点是血容量和血钠均增高。

（1）钠盐摄入过多：如意外大量服用食盐或者海水；医源性因素，包括静脉大量输注含钠液体。

（2）原发性钠潴留：如原发性醛固酮增多症和 Cushing 综合征。

3. 等容量性高钠血症　特点是血容量无明显改变而血钠升高。

常见原因是下丘脑受损，渗透压感受器阈值升高，渗透压调定点上移，口渴中枢和渗透压感受器对渗透压的刺激不敏感。患者容量无明显改变，细胞外液高渗引起脑细胞脱水，甚至引起脑静脉破裂而导致局部或者蛛网膜下腔出血。

（二）临床表现

高钠血症的主要临床表现是非特异的，为神经精神症状，早期有口渴、尿量减少、软弱无力、恶心呕吐和体温升高,伴失水体征。晚期则出现脑细胞脱水的表现,如烦躁、激惹或淡漠、嗜睡、抽搐和昏迷等,肌张力升高、反射亢进等,甚至导致死亡。

（三）实验室检查

包括血钠、血/尿渗透压。

（四）诊断

高钠血症诊断不难,根据病人的病史、体征和实验室检查综合判断即可。

如果血钠>150 mmol/L,血浆渗透压>295 mOsm/kg,而尿渗透压<300 mOsm/kg,则提示 ADH 释放或其作用靶器官有缺陷,如果尿渗透压>800 mOsm/kg,说明肾小管浓缩正常,提示钠排泄障碍是高钠血症的原因。如果血渗透压高于尿渗透压,则多是中枢性或肾性尿崩症。

（五）治疗措施

治疗原则首先是找出病因并去除病因,对于因水分摄入不足者立即让患者饮水纠正高钠血症。对于失水过多性和钠排泄障碍性则采取不同的方法进行治疗,其次才是防止水继续丢失和禁钠摄入。

1. 低容量性高钠血症的治疗　除病因治疗外,主要是纠正失水,失水量可按以下公式计算:

（1）缺水量(kg)＝系数×体重×(1－正常血钠浓度/病人所测得的血钠浓度)

（注:系数男性为 0.6,女性为 0.5;体重是指发病前原来的体重）

（2）如原有体重不明,则可按下列公式计算所需补充的水量:

男性所需补充水量(kg)＝4×现有体重×欲降低的血钠浓度(mmol/L);

女性所需补充水量(kg)＝3×现有体重×欲降低的血钠浓度(mmol/L)。

（3）补充液体首选等渗盐水与 5％葡萄糖液,按 1:3 或 1:1 比例配制,也可选用 0.45％盐水或 5％葡萄糖水。轻症病人可采用经口饮入,或经鼻胃管注入,此法安全可靠。症状较重者需静脉补充,注意补液速度不可过快,密切监测血钠浓度,血钠浓度下降不超过 0.5 mmol/(L·h),否则有脑水肿危险。

2. 高容量性高钠血症的治疗　往往伴有钠排泄障碍,主要是去除体内过多的钠,可输 5％葡萄糖液,同时用排钠利尿药如速尿或利尿酸钠增加钠的排出,但必须同时补液。病人如是肾功能衰竭者,则可采用血液或腹膜透析治疗。

3. 等容量性高钠血症的治疗　在于治疗原发病,并且补充水分以降低血钠。

4. 发病时间较短的高钠血症的治疗　应减慢血钠降低的速度,以预防脑水肿、惊厥甚至脑疝的发生,血钠降低的速度不超过 0.5 mmol/(L·h)。

第三节　钾平衡失常

正常人体内总钾含量,健康成年男性平均为 50～55 mmol/kg,女性为 40～50 mmol/kg。钾在体内的分布为:细胞内 90％,骨和软骨中 8％,细胞外 2％,而血浆钾仅占总量的 0.3％。正常血浆钾浓度为 3.5～5.5 mmol/L。

钾是生命的必需离子,钾在人体中的主要生理作用是:参与细胞内的正常代谢;维持细胞内容量、离子、渗透压及酸碱平衡；维持神经肌肉细胞膜的应激性；维持心肌的正常功能。

钾代谢的平衡包括两方面：体内外平衡和细胞内外平衡。钾缺乏和低钾血症是不同的概念，前者是指机体总钾量的减少，后者是指血清钾<3.5 mmol/L，二者变化有联系但并不完全一致。血清钾的降低，除因血液稀释或转移至细胞内所引起外，一般反映了机体钾的缺乏，但当血液浓缩或细胞内钾向细胞外转移增多时，机体虽然缺钾，而血钾是正常甚或增高，此时的血钾浓度不能反映机体钾总量。

一、低钾血症

血清钾<3.5 mmol/L 称低钾血症。血清钾在 3.0～3.4 mmol/L 为轻度低钾血症，血清钾在 2.5～2.9 mmol/L 为中度低钾血症，血清钾<2.5 mmol/L 为重度低钾血症。

低钾血症根据其发病机理分为缺钾性低钾血症、转移性低钾血症和稀释性低钾血症三类。

（一）病因

1. 缺钾性低钾血症　钾摄入不足及（或）丢失过多，此种低钾血症常伴有总体钾不足。常见于摄入不足（如长期禁食、胃肠减压或肠梗阻病人），或者排出过多（如醛固酮增多症及服用利尿药而未及时补充钾盐者）。如在神经外科病人为降低颅内压而输注甘露醇利尿以及大量利尿等均可导致急性低钾血症。

2. 转移性低钾血症　即钾在体内分布异常，如术中过多输注碳酸氢钠可致严重碱中毒和低钾血症，胰岛素治疗及低钾性周期性麻痹、β_2 受体兴奋等。麻醉中应用羟丁酸钠，围术期应用抗生素如羧苄西林、多黏菌素 B 等也可导致低钾血症。

3. 稀释性低钾血症　摄入低钾液体过多。

（二）临床表现

轻度低钾血症常无明显症状。通常当血清钾<3 mmol/L 时可出现症状。缺钾性低钾血症可以有很多表现，但都是非特异性的，需要结合病史和辅助检查做出判断。

1. 神经、肌肉症状　细胞外液的钾浓度对神经冲动的传导起着决定性作用，其浓度与神经肌肉的兴奋性呈正相关。血钾低时：轻者表现为肌肉软弱无力；病情发展则全身性肌无力，肢体软瘫，不能翻身；严重者，特别是当血钾下降急骤者，可因膈肌、呼吸肌麻痹而致呼吸困难，甚至窒息。感觉障碍少见，偶尔有麻木感。腱反射可减弱或消失，肌力下降。长期低钾可引起肌纤维溶解。

2. 循环系统症状　体液中钾浓度与心肌的应激性呈负相关。血钾过低可产生心律失常，使心脏在收缩期停跳。早期出现心率增快，房性或室性期前收缩，进而还可出现多源性或室性心动过速，严重者心室扑动或颤动，心搏骤停，导致阿斯综合征。

3. 泌尿系统症状　长期失钾可导致肾远曲小管细胞空泡变性以至萎缩，肾间质纤维化。这些损害使肾小管对抗利尿激素不敏感，浓缩功能下降，产生多尿、低比重尿症状，病人感口渴多饮，夜尿。而缺钾性肾病时，可出现轻度蛋白尿、透明或颗粒管型。

4. 消化系统症状　恶心、呕吐、厌食、腹胀、肠鸣音减弱或消失，严重者可出现肠麻痹。

5. 中枢神经症状　倦怠、软弱无力、精神不振，反应迟钝、定向力减退、嗜睡，甚至神志不清、昏迷。

6. 代谢紊乱表现　出现代谢性碱中毒伴酸性尿。

7. 周期性瘫痪　常见于转移性低钾血症，是由于某种原因，使细胞外的钾转移至细胞内所致，此时体内总钾量是正常的，但细胞内钾量增加而血清钾减少，主要表现为发作性软瘫，或称周期性瘫痪，常突然起病，多于半夜或凌晨熟睡中醒来发现肢体瘫痪或软弱，以双下肢为主，可累及四肢，1～2 h 达高峰，持续数小时至数天，可自行缓解。除周期性瘫痪外，转移性低钾血症还多见于以下几种情况：代谢性或呼吸性碱中毒及酸中毒恢复期，一般 pH 每升高 0.1，血钾下降约 0.7 mmol/L；使用大量葡萄糖，特别是同时给予胰岛素时；急性应激状态。

8. 稀释性低钾血症　常因水过多或水中毒等原发症状突出而表现不明显。

（三）实验室检查

1. 血钾测定　血钾测定是诊断的重要依据。

2. 心电图　心电图结合病史有助于诊断成立。低钾时心电图可见心动过速、T 波平坦或倒置、出现 U 波或 U 波更为明显、S-T 段下降。

3. 尿钾测定与肾功能检查　有助于区分肾源性或肾外性钾丢失。从胃肠道丢失者，尿钾多＜20 mmol/L；而经肾丢失者则反之，尿钾多＞20 mmol/L。如血清钾低于 3 mmol/L，而 24 h 尿钾＞40 mmol/L，提示为肾源性。

4. 肾素、血管紧张素和醛固酮检测　有助于区分非肾自身疾患所致肾源性缺钾的原因。如原发性醛固酮增多症，表现为血浆肾素活性降低而醛固酮水平升高；继发性醛固酮增高则为二者均升高；如二者均降低，则有可能是其他盐皮质激素升高或服用甘草等，也可见于 Liddle 综合征。

（四）诊断

1. 明确低钾血的存在　血钾测定对确诊最为可靠。心电图改变结合钾丢失的病史，有助于诊断。

2. 低钾血症的病因诊断　摄入不足或者排出过多，转移性低钾血症，或者是稀释性低钾血症。

（五）治疗措施

积极治疗原发病和及时补钾是同样重要的事情。低钾血症的处理若只凭血钾下降的程度予以补钾是不可靠的，还应该注意患者的疾病状态和内环境情况。在进行补钾治疗的时候，应该注意，由于血钾浓度的骤变会严重影响心血管系统和呼吸肌的功能，所以钾的补充应缓慢和持续地进行。

在补钾过程中要注意以下问题：

1. 补钾量　主要参照血清钾水平予以补钾。

（1）轻度缺钾：血清钾在 3.0～3.5 mmol/L 时，可补钾 100 mmol（氯化钾 8.0 g）；

（2）中度缺钾：血清钾在 2.5～3.0 mmol/L 时，可补钾 300 mmol（氯化钾 24 g）；

（3）重度缺钾：血清钾在 2.0～2.5 mmol/L 时，可补钾 500 mmol（氯化钾 40 g）。

2. 补钾方法　根据病人病情的轻重缓急不同，补钾可酌情采用口服或静脉输注的方法。

（1）常用的口服补钾：① 首选氯化钾，尤适用于伴有低氯性碱中毒者，以口服最为方便、安全。可将 10％氯化钾溶液以果汁或牛奶稀释饭后服用,可减轻胃肠道反应。氯化钾肠溶片亦可使用,但不宜长期使用。② 其次为 10％枸橼酸钾溶液,其特点为对胃肠道刺激小,尤其适用于肾小管酸中毒所致的低钾。

(2)对于重症或不能口服补钾者需静脉补钾:以 10％氯化钾 15～30 ml 加入 5％～10％葡萄糖溶液 1 000 ml 中静脉滴注。钾缺乏伴有酸中毒而不伴低氯血症者,可予 31.5％谷氨酸钾溶液 20 ml 加入 5％葡萄糖溶液中,静脉缓慢滴注。

3. 补充的浓度和速度

急危重症患者,要注意以下几个问题:

(1)静脉补钾浓度一般不超过 40 mmol/L,最高不超过 60 mmol/L。

(2)静脉补钾的速度宜缓慢,速度以每小时 20 mmol 以内为宜。

(3)钾在细胞内外的平衡需要一定的时间,当 K^+ 进入血液循环,经 1 h 后在细胞外达到平衡,约 15 h 后细胞内外平衡,所以,无论多么严重的低钾,短时间大量补钾都是危险的(如静推 10％氯化钾),都可导致一过性的细胞外高钾,通常补钾速度超过每小时 80 mmol 即可发生心脏骤停。

(4)严重低钾的急性期不建议经胃肠道补钾,原因是低钾后肠蠕动慢、肠绒毛吸收差,导致吸收少,起效缓慢,达到目标血浆浓度要 5～7 d,同时,一旦出现高钾血症,无法立即停止补钾。

(5)在严重低钾情况下,可采用注射泵经中心静脉泵入补钾,通常采取 10％KCl 30 ml＋25％$MgSO_4$ 4 ml＋NS 一共 50 ml,每小时 15 ml,密切监测血钾水平(每 1～2 h),注意患者病情变化,尤其是神经肌肉表现、心电图和血钾及尿量的变化。

(6)在重度低血钾导致严重心律失常及呼吸麻痹时,可在心电监护下加快补钾速度。

4. 难治性低钾血症的治疗 应注意碱中毒、低镁血症等因素存在,纠正后低钾血症可获纠正;低钾血症纠正后出现手足搐搦,应考虑低钙血症合并存在,应补充钙剂加以纠正。

二、高钾血症

血清钾＞5.5 mmol/L 即为高钾血症。

(一)病因

1. 钾再分布 主要是指细胞内的钾由于某种原因转移至细胞外(血清中),如酸中毒、胰岛素缺乏、蛋白质分解代谢增加、严重挤压伤和烧伤病人细胞内钾离子逸出、脊髓病变或上下神经元病变引起截瘫或严重感染的病人。

2. 总体钾过多 因摄入过多及(或)排钾减少,如慢性肾衰、使用保钾利尿剂等。

(二)临床表现

高钾血症的临床表现常被掩盖于复杂的原发病变之中,往往不具有特异性。高钾血症主要而且突出的表现为高钾对心肌的抑制作用,包括心肌收缩功能降低、心音低钝,可使心脏停搏于舒张期,病人心率缓慢,可出现心律失常如室性期前收缩、房室传导阻滞、心室颤动以至心搏骤停等。

血压早期可稍升高,晚期降低出现血管收缩的类缺血症而出现皮肤苍白、湿冷、麻木、酸痛等。高血钾尤其是血钾短时间内急性升高也可影响神经-肌肉的复极过程,引起疲乏无力、四肢松弛性瘫痪、腱反射消失,偶见神志模糊、嗜睡等症状。

（三）实验室检查

1. 血钾测定　血清钾＞5.5 mmol/L。

假性高钾血症是我们在临床上需要特别注意的,以下情况是可能导致高钾血症的原因:因抽取血标本时未放开止血带,抽血时做较多的手臂屈伸握拳活动,导致抽血后出现试管内溶血;重度的血小板或白细胞增多等。

2. 心电图　心电图改变随血钾上升而改变,早期 T 波高耸而尖,基底较窄;血清钾达到 8 mmol/L 时,P 波消失,QRS 波改变;血清钾超过 10 mmol/L 时 QRS 增宽,以后随着血钾的进一步升高,S-T 段与 T 波融合,T 波增宽,与 QRS 波形成双相波浪形(正弦波),最后出现心室纤颤。

3. 其他　钠、钙、镁离子浓度和体液 pH 对心脏症状和心电图改变有很大影响,低血钠、低血钙、高血镁和酸中毒加速钾中毒的发生,早期即可产生显著症状和心电图改变;而高血钠、高血钙、低血镁和碱中毒的作用则相反。因此,相关离子的检测应常规开展。

（四）诊断

1. 明确高血钾的存在　血清钾测定为主要手段。心电图改变结合有导致血钾升高,特别是肾性排钾减少病史,有助于诊断。

2. 明确高钾血症产生的原因　高钾血症的主要原因:① 钾摄入过多(如补钾过多,输入较大量的库存血,使用较大量的含钾药物等,但多在肾功能不全、钾不易排出时才易发生高钾血症);② 盐皮质激素减少(如原发性慢性肾上腺功能减退症、双侧肾上腺切除等,影响钾在肾远曲小管排出而致高钾血症);③ 钾从细胞内转移出细胞外过多(可见于溶血、烧伤、组织创伤、缺氧、休克、急性酸中毒、高血钾性周期麻痹等);④ 有效血容量减少(如重度失水、休克、血液浓缩等,可使肾血流量减少,肾远曲小管 K^+、Na^+ 交换减少)。

3. 排除假性高钾血症的存在　如酸中毒。

（五）治疗措施

治疗原则是早期发现,积极治疗原发病,同时纠正高钾血症。

1. 轻度高钾血症　限钾饮食,除去病因,如停用保钾利尿剂,纠正酸中毒等即可纠正。

2. 血清钾＞6 mmol/L 或出现心血管症状　应采取措施迅速降低血钾。

（1）促进钾进入细胞内:① 碳酸氢钠钠液。4％～5％碳酸氢钠溶液 100～200 ml 快速静脉滴注,病情严重者亦可静脉缓慢注射。在注射过程中,宜密切观察病情变化,以防诱发肺水肿。其作用机理是造成细胞外液暂时性碱中毒,使钾离子进入细胞内。② 可用胰岛素和葡萄糖。以 25％～50％葡萄糖溶液 100 ml,或 10％葡萄糖溶液 500 ml,按 3～4 g 葡萄糖用 1U 胰岛素的比例加入普通胰岛素,充分混匀,静脉缓慢注射或滴注。

（2）拮抗钾对心肌的作用:常用 10％葡萄糖酸钙 10～20 ml 以 25％～50％葡萄糖溶液等量稀释,静脉缓慢注射。钙能减轻钾对心肌的毒性,但不能长期使用,对已用或拟用洋地黄治疗的病人不宜使用,对于已有心律失常的病人宜在心电监护下使用。

（3）促进钾排泄:有几种方法可促进钾的排泄:① 肠道排钾,利用阳离子交换树脂在肠道内与钾交换,从而使钾排出;② 肾排钾,可通过高钠饮食、排钾利尿剂和盐皮质激素等进行治疗,但对肾功能不全的病人效果不佳;③ 透析疗法,病情较重者需紧急使用,以确保多余的钾排出体外,特别适用于肾功能不全排钾困难的病人。

第四节　钙磷代谢

钙和磷同样是人体内具有重要功能的元素,它们参与骨和牙齿的组成,同时具有广泛的生理功能。维生素 D、甲状旁腺素和降钙素对钙磷代谢起到重要的调节作用。

一、含量与分布

人体内钙、磷含量相当丰富,正常成人体内钙总量为 700~1 400 g,磷总量为 400~800 g。其中 99% 以上的钙和 86% 左右的磷以羟基磷灰石的形式构成骨盐,存在于骨骼及牙齿中,体液及其他组织中存在的钙不足总量的 1%(7~8 g)。磷约为总量的 14%。见表 5-10-6。

表 5-10-6　人体内钙、磷分布情况

部位	钙		磷	
	含量(g)	占总钙百分比	含量(g)	占总磷百分比
骨及牙	1 200	99.3%	600	85.7%
细胞内液	6	0.6%	100	14.0%
细胞外液	1	0.1%	6.2	0.3%

二、生理作用

(一)钙的生理作用

1. 组成人体骨架(以骨盐的形式)　骨骼由骨细胞、骨基质和骨盐组成,而骨盐的主要成分是磷酸钙(占 84%),其他还有碳酸钙(10%)、柠檬酸钙(2%)、磷酸氢钠(2%)、磷酸镁(1%)及微量钾氟化物等。磷酸氢钙($CaHPO_4$)是钙盐沉积的初级形式,它进一步钙化结晶而转变成羟基磷灰石结晶,分布于骨基质中,非常坚硬,有规律地平行附着在胶原纤维上,故有良好的韧性。1 g 骨盐中含有 1 016 个结晶体,总表面积大,可达 100 m^2,有利于它和细胞外液进行离子交换,故对维持细胞外液的钙、磷含量具有重要作用。羟基磷灰石结晶是钙、磷的储存库,当细胞外液钙浓度减少时,可迅速动员骨盐补充之。骨盐中的羟基被氟取代后,骨骼硬度增加溶解度降低,所以适量的氟有助于预防龋齿。

2. Ca^{2+} 的生理功能　Ca^{2+} 的含量虽不到人体含钙总量的 0.1%,但有异常重要的生理作用。

(1)作为细胞内的信使:细胞内离子钙是最常见到的信号转导者之一,细胞内部或外部的刺激(如物理、电的或化学的)可以通过细胞内钙储存库释放钙离子或使细胞外的钙离子进入细胞内,造成细胞特定区域钙离子浓度的升高。这些钙离子能可逆地与细胞内许多蛋白质结合,从而发挥细胞内信使作用,而且对控制游离钙离子的浓度有重要作用。

此外,细胞质膜上的 $Ca^{2+}-Mg^{2+}-ATP$ 酶泵在维持细胞内钙平衡中起重要作用,该泵受胞内 Ca^{2+} 受体钙调蛋白的激活后,可以把 Ca^{2+} 从胞浆泵至细胞外液,致使胞浆钙离子浓度很快回到原先的水平。

(2)传递信息:外部或内部刺激如激素或神经传递介质结合到质膜的 G 蛋白偶联的受体,或者是酪氨酸激酶受体,然后激活磷脂酶 C,使磷脂酰肌醇-4,5 二磷酸(PIP2)水解成肌醇-1,4,5 三磷酸(InP3)和二酯酰甘油(DG)。

(3)作为细胞外酶和蛋白酶的辅助因子:钙离子对许多蛋白水解酶和参与血液凝固的酶的稳定和发挥最大的催化活性是必需的,而且这一功能不受细胞外液钙离子浓度变化的影响。

(4)提高心肌收缩力:在提高心肌收缩力的同时,与促进心肌舒张的钾离子相拮抗,这对维持心肌正常功能非常重要。

(5)参与肌肉收缩,降低神经肌肉兴奋性:血浆钙离子浓度降低时可引起神经肌肉兴奋性增高,甚至引起肌肉自发性收缩(搐搦)。

(6)降低毛细血管及细胞膜的通透性:临床上常用钙制剂治疗荨麻疹等过敏性疾病以减轻组织的渗出性病变。

(7)参与血液凝固过程:钙离子是重要凝血因子之一。

(二)磷的生理作用

1. 无机磷酸盐是骨、牙齿的重要组成成分。

2. 以磷酸盐的形式(细胞外液为 Na_2HPO_4/NaH_2PO_4,细胞内液为 K_2HPO_4/KH_2PO_4 组成缓冲对),在维持体液的酸碱平衡中发挥作用。

3. 以磷酸基的形式参与体内糖、脂类、蛋白质、核酸等物质代谢及能量代谢。

4. 组成含磷的有机化合物,发挥广泛的生理作用。含磷有机化合物包括:磷脂类、磷蛋白类、单核苷酸类(包括 cAMP)、辅酶类、核酸、含磷的代谢中间产物等。

5. 参与物质代谢的调节,蛋白质磷酸化和脱磷酸化是酶共价修饰调节最重要、最普遍的调节方式,以此改变酶的活性对物质代谢进行调节。

三、钙磷的吸收与排泄

(一)钙的吸收

钙主要在十二指肠及小肠上部吸收,已知钙的吸收有两种途径:一种是主动吸收,也称转细胞吸收,它由钙结合蛋白参与并受维生素 D 的调节;另一种是被动性吸收也称旁细胞吸收,它是通过细胞之间的间隙由体液运送到血液,吸收的多少与钙含量及细胞间隙的大小有关。影响钙吸收的因素如下:

1. 活性维生素 D 是影响钙吸收的主要因素,它可促进小肠中钙和磷的吸收,因此,维生素 D 缺乏或维生素 D 不能转化为活性形式时,可导致体内钙和磷缺乏。

2. 溶解状态的钙盐 钙盐在酸性溶液中易于溶解,故凡能使消化道 pH 下降的食物如乳酸、乳糖、某些氨基酸及胃酸等均有利于钙盐的吸收。胃酸缺乏将会使钙吸收率降低。

3. 钙吸收与机体需要量有关 婴幼儿、孕妇、乳母对钙需要量增加,吸收率也增加。钙吸收与年龄亦有关,随着年龄的增加,钙吸收率下降。老年人易得骨质疏松症与钙吸收率降低密切相关。

4. 食物中钙、磷的比例　对钙的吸收有一定影响，实验证明，钙/磷比值一般以 (1.5～2)：1 为宜。

5. 凡促使生成不溶性钙盐的因素均影响钙的吸收　如食物中过多的磷酸盐、草酸、谷物中的植酸等均可与钙结合成不溶性钙盐而影响钙吸收。

（二）钙的排泄

人体每日排出的钙约 80％通过肠道随粪便排出，20％由肾脏排出。肾小球每日滤出的钙达 10 g，绝大部分在肾小管被重吸收，仅 150 mg 左右由尿排出。尿中钙的排出受维生素 D 和甲状旁腺素的调节。

（三）磷的吸收

人体每日摄入的磷为 1～1.5 g。磷吸收部位在小肠，以空肠吸收最快。影响磷吸收的因素大致与钙相似。吸收形式主要为酸性磷酸盐，吸收率可达 70％。Ca^{2+}、Mg^{2+}、Al^{3+} 和 Fe^{3+} 可与磷酸根结合成不溶性盐，故食物中钙过多会影响磷吸收。

（四）磷的排泄

磷由肾及肠道排泄，肾排出量占总排出量的 70％，肾排出磷也受甲状旁腺素和维生素 D 的调节。肾功能不良导致磷排出减少时，血磷增高。

四、血钙和血磷

（一）血钙

正常人血清钙含量为 2.25～2.9 mmol/L（9～11 mg/dL），儿童常处于上限值。血钙主要以离子钙和结合钙两种形式存在，数量各占一半。结合钙指的是与血浆蛋白（主要为白蛋白）结合的钙，不能透过毛细血管壁，称为不可扩散钙，不具有生理活性。离子钙则称为可扩散钙，包括离子钙和少量与柠檬酸络合而成的溶解钙以及磷酸氢钙中的钙，离子钙是血钙中直接发挥生理功能的部分。离子钙和结合钙的浓度处于动态平衡，随血浆 pH 不同而互相转变。当血浆 pH 降低时（如酸中毒），离子钙浓度升高；pH 升高（碱中毒）时，血浆钙离子含量减少，当降至 0.87 mmol/L（3.8 mg/dL）时，神经肌肉的兴奋性提高，可出现抽搐现象。

（二）血磷

血磷通常指血浆中无机磷酸盐中的磷，血浆无机磷酸盐主要以 HPO_4^{2-} 和 $H_2PO_4^-$ 形式存在。正常成人血浆中无机磷含量为 0.96～1.44 mmol/L，儿童为 1.28～2.24 mmol/L。血磷不如血钙稳定，其浓度可受生理因素影响而变动，如体内糖代谢增强时，血中无机磷进入细胞，形成各种磷酸酯，使血磷浓度下降。

（三）血浆钙磷乘积及其意义

血浆中钙、磷含量之间关系密切。正常人每 100 ml 血浆中钙的毫克数和无机磷的毫克数的乘积是 35～40，即[Ca]×[P]＝35～40 mg/dL。当两者乘积大于 40 时，钙和磷以骨盐形式沉积在骨组织，若乘积低于 35 时，妨碍骨组织钙化，甚至使骨盐再溶解，影响成骨作用，会引起佝偻病或软骨病。

血钙和血磷的单位是毫摩尔浓度（mmol/L），原来的单位是百分毫克（mg/dL），钙磷

乘积用的单位是百分毫克(mg/dL),因此需要将摩尔浓度换算成百分毫克(mg/dL)。二者的关系是:

  钙:1 mg/dL=L,即 1 mmol/L=4 mg/dL;

  磷:1 mg/dL=L,即 1 mmol/L=3.1 dL。

五、体内钙、磷代谢的调节

正常人每日钙的摄入量与排出量相等,血浆中钙和磷的含量亦保持相对恒定。调节钙、磷代谢的物质主要有三种,即维生素 D、甲状旁腺素(parathyroid hormone PTH)和降钙素(calcitonin CT)。它们均作用于小肠、肾和骨组织,主要调节钙磷的吸收、肾的排出及骨组织和体液之间的平衡,从而维持钙、磷代谢的正常进行。

(一)维生素 D 的调节作用

维生素 D 是脂溶性维生素,来源于食物,人体也可自主合成,在体内先后经过肝脏和肾脏的羟化作用成为高活性的 $1,25-(OH)_2-D3$。其作用的靶组织是小肠、骨和肾脏。

1. 对小肠的作用 $1,25-(OH)_2-D3$ 可以促进小肠对钙和磷的吸收。小肠黏膜细胞对钙的吸收通过钙结合蛋白,钙结合蛋白的生成受活性维生素 D 的调节,因为小肠黏膜细胞具有对 $1,25-(OH)_2-D3$ 有高度亲和力的维生素 D 受体。活性维生素 D3 促进钙吸收还可能涉及 ATP-依赖的钙泵的激活,钙泵能对抗电化学梯度把钙排入血浆。

2. 对骨的作用 成骨细胞具有与 $1,25-(OH)_2-D3$ 反应的受体。维生素 D 对健康骨骼的生成和保持是必需的,因为维生素 D 可调节保持细胞外液钙和磷浓度呈超饱和状态,这种超饱和状态可促进骨的矿化。

3. 对肾脏的作用 $1,25-(OH)_2-D3$ 亦能诱导肾远曲小管和集合管细胞合成钙结合蛋白,与小肠细胞不同,肾细胞合成的钙结合蛋白分子量为 28 KD,每分子钙结合蛋白能结合四个钙离子,而且与小肠细胞的钙结合蛋白相比较无程序上的同源性。维生素 D 不足可见到肾排钙减少,但甲状旁腺激素(PTH)缺乏则有肾钙排出增加,说明肾保留钙的主要作用来自 PTH。

(二)甲状旁腺素的调节作用

甲状旁腺素(PTH)是甲状旁腺主细胞合成并分泌的单链 84 肽。PTH 的半衰期约 20 min,因此其合成和分泌的调节甚为重要。PTH 的分泌受血钙、$1,25-(OH)_2-D3$、降钙素等的调节,其中血钙浓度是 PTH 合成分泌的主要调节因素,两者呈反比关系。$1,25-(OH)_2-D3$ 可抑制 PTH 的分泌,这可能与它升高血钙有关。降钙素可直接或间接地促进 PTH 的分泌。

1. 对骨的作用 PTH 主要促进溶骨作用来增加血浆钙和血磷。PTH 使融合后的单核细胞分裂增生并转化为破骨细胞,使破骨细胞的数目增多,PTH 对破骨细胞的作用是间接的。

2. 对肾脏的作用 PTH 对肾脏的作用主要是促进磷的排泄和钙的重吸收,使血磷降低,血钙升高。PTH 直接作用于肾近曲小管上皮细胞,抑制磷重吸收使尿磷排出增多。PTH 对肾远曲小管上皮细胞的作用是增加钙的重吸收,减少尿钙的排泄,这对保证正常的血钙浓度有重要作用。

3. 对小肠的作用　PTH 有促进肠道对钙吸收的作用,但作用较小。

4. PTH 对钙、磷代谢的主要作用　动员骨中钙、磷转移到细胞外液;降低尿钙的排出;促进尿磷排出,使血钙浓度升高,血磷浓度降低。

（三）降钙素的调节作用

降钙素(CT)主要由甲状腺滤泡旁细胞(parafollicular cell,又称 C 细胞)合成和分泌的一种由 32 个氨基酸残基组成的单链多肽,分子量为 3 500。降钙素的生理作用与 PTH 相拮抗,它的靶器官也是骨、肾和小肠。

1. 对骨的作用　CT 抑制 PTH 对破骨细胞溶解骨盐的作用,使血钙、血磷浓度降低。

2. 对肾的作用　主要是抑制肾近曲小管对磷和远曲小管对钙的重吸收,使尿磷、尿钙排出增加,血钙、血磷浓度降低。

3. 对小肠的作用　生理浓度的 CT 可抑制小肠对钙的吸收。但大剂量 CT 可促进钙吸收,可能大剂量 CT 使血钙降低,而继发引起肠吸收钙增强。

正常人通过 $1,25-(OH)_2-D_3$、PTH 和 CT 对钙、磷代谢进行调节,使血钙、血磷的浓度保持动态平衡状态。

六、高钙血症

高钙血症是指血清离子钙浓度的异常升高,血清钙浓度高于 2.75 mmol/L 即为高钙血症。血清钙大于 4.5 mmol/L,可发生高钙血症危象,如严重脱水、高热、心律紊乱、意识不清等,患者易死于心搏骤停、坏死性胰腺炎和肾衰竭等。需要注意的是,由于通常所测定的是总钙,而不是离子钙,因此必须注意血清白蛋白浓度是临床上影响离子钙浓度最重要的因素,因为白蛋白是血循环中主要的钙结合蛋白。在血清白蛋白严重降低的情况下(如在恶性肿瘤患者)正常的血清总钙浓度实际上代表着异常增高的离子钙浓度。酸碱度也影响血清钙与蛋白质的结合,碱中毒可使离子钙浓度降低,酸中毒可使之升高。

（一）病因

高钙血症主要见于甲状旁腺功能亢进,其次为肿瘤及服用过量维生素 D。详见表 5-10-7。

表 5-10-7　高钙血症主要原因

过度骨吸收
　甲状旁腺激素过度:原发性甲状旁腺功能亢进症,甲状旁腺癌,家族性低尿钙性高血钙,晚期继发性甲状旁腺功能亢进症
　恶性肿瘤体液高钙血症:即缺乏骨转移恶性肿瘤的高钙血症
　有骨转移恶性肿瘤:尤其是癌、白血病、淋巴瘤和多发性骨髓瘤
　甲状腺功能亢进症
　维生素 D 中毒
　维生素 A 中毒
　不活动:尤其是年轻人,发育成长人群或 Paget 骨病病人;有骨质疏松偏瘫和四肢瘫痪老人
过度胃肠道钙吸收或/和摄入过多
　乳-碱综合征
　结节病和其他肉芽肿病

（续表5-10-7）

高血浆蛋白浓度
机制未定
　黏液性水肿,艾迪生病,库欣病手术后
　噻嗪利尿剂治疗
　婴儿高钙血症
其他原因
　锂中毒,茶碱中毒
　铝诱导软骨病
　神经系统恶性综合征
人为原因
　抽血标本前,静脉结扎时间过长
　血接触玻璃器皿时间过长

（二）临床表现

高钙血症的临床表现与血钙升高幅度和速度有关。根据血钙水平,高钙血症可分为:轻度,血钙在2.7～3.0 mmol/L之间;中度,血钙在3.0～3.4 mmol/L之间;重度,血钙在3.4 mmol/L以上。

1. **精神症状**　轻者只有乏力,倦怠,淡漠;重者有头痛,肌无力,腱反射减弱,抑郁,易激动,步态不稳,语言障碍,听力、视力和定向力障碍或丧失,木僵,行为异常等精神神经症状。高钙危象时可出现谵妄、惊厥、昏迷。神经精神症状的发生主要是高钙对脑细胞的毒性,可干扰脑细胞电生理活动。

2. **心血管和呼吸系统症状**　可引起血压升高和各种心律失常。心电图可见Q-T间期缩短、ST-T改变、房室传导阻滞和低血钾性U波,如未及时治疗,可引起致命性心律不齐。因高钙血症可引起肾排水增多和电解质紊乱,使支气管分泌物黏稠,黏膜细胞纤毛活动减弱,支气管分泌物引流不畅,易招致肺部感染、呼吸困难,甚至呼吸衰竭。

3. **消化系统症状**　表现为食欲减退、恶心、呕吐、腹痛、便秘,重者发生麻痹性肠梗阻。钙可刺激胃泌素和胃酸分泌,故高钙血症者易发生消化性溃疡。钙异位沉积于胰腺管,且钙刺激胰酶大量分泌,故可引发急性胰腺炎。

4. **泌尿系统症状**　高血钙可致肾小管损害,使肾小管浓缩功能下降,加之大量钙从尿中排出,从而引起多尿、烦渴、多饮,甚至失水、电解质紊乱和酸碱失衡。钙在肾实质中沉积可引起间质性肾炎、失盐性肾病。肾钙质沉积症,易发生泌尿系感染和结石,最终发展为肾功能衰竭。

5. **钙的异位沉着表现**　高钙血症易发生异位钙沉着,可沉着于血管壁、角膜、结合膜、鼓膜、关节周围和软骨,可分别引起肌肉萎缩、角膜病、红眼综合征、听力减退和关节功能障碍等。

6. **血液系统**　钙离子可激活凝血因子,可发生广泛性血栓形成。

7. **高血钙危象**　血钙增高至4 mmol/L以上时,表现为多饮、多尿、严重脱水、循环衰竭、氮质血症。如不及时抢救,患者可死于肾功能衰竭和循环衰竭。少数严重的病例可有神经系统的表现,包括嗜睡、乏力和反射减弱。心电图Q-T间期缩短提示高钙血症。心动过缓和Ⅰ度房室传导阻滞也有报道。急性高钙血症可出现明显的血压升高。

胃肠道表现包括无力性便秘和厌食,严重病例可有恶心和呕吐,不同原因的高钙血症都可伴随急性胰腺炎。

(三)实验室检查

可多次测定血浆中钙浓度,因为血清总钙受血清白蛋白的干扰,因此,有人认为测定血浆离子钙优于测定血浆总钙。但是血浆钙离子受血 pH 的影响,故也可发生误差。

测定血清总钙时应同时测定血清白蛋白;测定离子钙时应同时测血 pH,以便纠正所测结果。另外在测离子钙时应注意压脉带不宜压迫时间过长,压迫时间过长可使血 pH 发生改变而使血离子钙假性升高。其他辅助检查:B 超、X 线检查、核素扫描和 CT 检查。

(四)诊断和鉴别诊断

高钙血症是指血清离子钙浓度升高,通常临床上测定血钙为血浆总钙>2.7 mmol/L 即可认为是高钙血症。血浆总钙包括蛋白结合钙、复合钙和离子钙。

一旦高钙血症存在,需和可引起高钙血症的有关疾病进行鉴别诊断:① 恶性肿瘤性高钙血症;② 多发性骨髓瘤;③ 原发性甲状旁腺功能亢进;④ 结节病;⑤ 维生素 A 或 D 中毒;⑥ 甲状腺功能亢进;⑦ 继发性甲状旁腺功能亢进;⑧ 假性甲状旁腺功能亢进;⑨ 钙受体病等。

一旦高钙血症存在可按下列步骤作鉴别诊断:① 首先测血浆磷酸盐,若血浆磷酸盐增加,则测定碱性磷酸酶,若碱性磷酸酶正常,考虑恶性肿瘤、艾迪生病及维生素 D 中毒;若碱性磷酸酶增加,考虑恶性肿瘤、甲状腺功能亢进及肾功能衰竭。② 若血浆磷酸盐正常或减少,则测尿钙。若尿钙增加,测定血浆甲状旁腺素。甲状旁腺素增加,考虑原发性甲状旁腺功能亢进;甲状旁腺素正常或减少,考虑恶性肿瘤。若尿钙减少,考虑噻嗪类利尿药引起的高钙血症。

(五)治疗

应根据血钙升高的程度采取不同的治疗方案。

1. 轻度高钙血症的治疗　轻度高钙血症是指血钙浓度在 2.75~3.0 mmol/L 之间。高钙血症治疗的目的在于降低血钙,对甲状旁腺功能亢进者的处理尚未达到统一意见,如高钙血症、骨密度未危及生命则可观察监测血清钙、肾功能骨密度和尿钙排泄。

轻度高钙血症病人应避免使用利尿药,因利尿药虽可增加尿钙排泄,但也使细胞外液缩减从而增加肾小管重吸收钙,使血钙升高。双磷酸盐可引起甲状旁腺功能亢进症患者轻度高钙血症,降血钙的作用不大,故不需采用。

2. 中度高钙血症的治疗　指血钙浓度在 3.0~3.4 mmol/L 之间。此类病人多有症状,与血钙升高的速率有关。除治疗引起高钙血症的原发性疾病外可采取以下治疗措施,包括:① 静脉滴注生理盐水扩容使患者轻度"水化"。② 如果欲使血钙下降快些,可用袢利尿药(但禁用噻嗪类利尿药)。如有肾功能不全,静脉滴注生理盐水加用袢利尿药可使血钙在 1~2 d 内下降 0.25~0.75 mmol/L 如果血钙下降不理想,可再加用双磷酸盐口服。

3. 重度高钙血症的治疗　重度高钙血症指血钙浓度在 3.75 mmol/L 以上,即高钙危象。不管有无症状均应紧急处理,治疗方法包括:

(1)扩充血容量:扩充血容量可使血钙稀释,增加尿钙排泄。只要病人心脏功能可以耐受,在监测血钙和其他电解质、血流动力学变化情况下可输入较大量的生理盐水。

（2）增加尿钙排泄：用袢利尿剂可增加尿钙排泄。

（3）减少骨的重吸收：用双磷酸盐以减少骨的重吸收，使血钙不进入血液，因双磷酸盐可抑制破骨细胞活性，双磷酸盐可与骨矿物质牢固结合并对磷酸酶裂解作用有抵抗且半衰期长，可将双磷酸盐放在 500 ml 以上生理盐水中静脉滴注，于 4 h 内滴完。其他药物包括：氨磷汀、降钙素、糖皮质激素、光辉霉素（普卡霉素）、顺铂（cisplatin）、西咪替丁、钙螯合剂等。

（4）治疗原发性疾病。

七、低钙血症

（一）病因

低钙血症是指各种原因所致的甲状旁腺激素（Parathyroid Hormone，PTH）分泌减少或其作用抵抗，维生素 D 缺乏或代谢异常，使骨钙释放减少，肾小管重吸收或肠道钙的吸收障碍，从而引起血游离钙浓度降低的一组临床症候群。

（二）临床表现

低钙血症的临床表现多种多样，轻者仅有生化改变，而无临床症状，病情严重者可危及生命。主要表现为神经肌肉的兴奋性增高，这取决于血游离钙降低的程度和速度，还可因其他电解质的异常而加重，尤其是低镁血症。

低钙血症可有不同程度的手足搐搦、口周麻木、肢体远端感觉异常或肌肉痉挛、易激惹、焦虑或抑郁等症状。严重低钙血症甚至可有喉痉挛、晕厥和各种类型的癫痫发作。

（三）实验室检查

可多次测定血浆中钙浓度。要注意血清白蛋白可干扰血清总钙，而血浆钙离子则受血 pH 值的影响，这些均可导致误差发生。

（四）诊断

血总钙水平≤2.13 mmol/L（8.5 mg/dL）；有症状者，血总钙值一般≤1.88 mmol/L（7.5 mg/dL），血游离钙≤0.95 mmol/L（3.8 mg/dL）。

（五）治疗

1. 治疗原则　急性低钙血症，需升高血钙至正常或接近正常范围以消除手足搐搦、喉痉挛、癫痫发作等症状；慢性低钙血症，则在纠正低钙血症，避免继发的高尿钙、高血钙，从而预防因长期低钙血症造成的慢性并发症。同时治疗引起低钙血症的原发病，如纠正维生素 D 缺乏、低镁血症、碱中毒和高磷血症等。

2. 治疗方法

（1）急性低钙血症的处理：对于有手足搐搦、癫痫发作、喉痉挛等急性低血钙情况，需积极静脉补钙治疗。用 10% 葡萄糖酸钙 10～20 ml 缓慢静脉推注（注射时间为 10 min 左右），通常能使症状立即消失；如果症状复发，可于数小时后重复给药。搐搦严重难以缓解者，可采用持续静脉滴注钙剂，10% 葡萄糖酸钙 100 ml（含元素钙 930 mg）稀释于生理盐水或葡萄糖液 500～1 000 ml 内，速度以每小时不超过元素钙 4 mg/kg 体重为宜，定期监测血清钙水平，使之维持在 2.0～2.2 mmol/L（8.0～8.8 mg/dL）即可，避免发生高钙血症，以免出现致死性心律失常。2 周内曾应用洋地黄类药物者需慎用钙剂，如临床必须应用钙剂,一般采用滴注而不用静脉推注,且应进行心脏监护。

（2）慢性低钙血症的处理:应长期口服钙剂及维生素 D 制剂。口服钙剂每日补充元素钙 1～1.5 g（葡萄糖酸钙、乳酸钙、氯化钙和碳酸钙中分别含元素钙 9.3%、13%、27% 和 40%）。钙剂在应用小剂量时和酸性环境中吸收较好,因此宜少量多次。胃酸缺乏者,建议在进食后立即服用。轻度无症状的慢性低钙血症患者,单纯口服钙剂就能恢复正常,但需注意调整药量,不能使 24 h 尿钙超过 350 mg,以免发生尿路结石。

八、低磷血症

（一）病因

1. 摄入吸收减少　饥饿、长期禁食、反复呕吐、腹泻等导致肠道吸收磷减少或者长期肠外营养未补充磷制剂。

2. 尿磷排泄增加　急性乙醇中毒、甲状旁腺功能亢进、长期应用糖皮质激素或利尿剂、代谢性酸中毒、糖尿病等可使尿磷增加。

3. 磷转入细胞内　应用胰岛素、雄性激素、大量静脉输注葡萄糖等可促使磷进入细胞内。

（二）临床表现

1. 代谢性脑病　表现为易激动、神志障碍、重症者可有木僵、昏迷。

2. 神经肌肉症状　表现为肌无力,甚至可因呼吸肌无力出现呼吸困难,呼吸衰竭。

3. 胃肠道症状　表现为食欲下降、恶心、呕吐、腹泻、便秘等。

4. 心血管症状　重度低磷血症可出现心律失常、急性心力衰竭、心搏骤停、低血压、休克。

（三）实验室检查

血清无机磷浓度<0.8 mmol/L 为轻度低磷血症,0.3～0.6 mmol/L 为中度低磷血症,<0.3 mmol/L 为重度低磷血症。

（四）诊断

低磷血症是指血清无机磷小于 0.8 mmol/L。

（五）治疗

1. 轻度低磷血症无须特别处理,如有症状可每日口服补充磷 1～2 g,分次给予。

2. 中度低磷血症每日宜静脉补充 50～60 mmol 磷酸盐,在此范围内补充磷酸盐安全且有效。

3. 重度低磷血症每日宜静脉补充磷酸盐量为 0.3 mmol/kg,在 24 h 内给予。

值得注意的是,在补充磷制剂时,应及时纠正并存的低钾血症和低镁血症以及水、酸碱代谢紊乱,维护心、肺等重要脏器功能。

九、高磷血症

（一）病因

1. 尿磷排出减少　急、慢性肾功能不全、肾排磷减少和甲状旁腺功能低下均可引起尿磷排出减少。

2. 重吸收增加　维生素 D 中毒可促进肠道及肾脏对磷的重吸收。

3. 溶骨增加　甲状腺功能亢进可促进溶骨发生。

4. 细胞内移出　急性酸中毒、骨骼肌破坏、高热、恶性肿瘤等可促使磷从细胞内向细胞外移出。

（二）临床表现

无特殊临床表现。急性高磷血症可增加钙磷沉积风险，导致软组织及肾脏钙化，引起肾衰竭，通常伴有继发性低钙血症，从而引起抽搐、心律失常、低血压等症状

（三）实验室检查

1. 血电解质检查　血清磷增高，可伴有血钙降低或血清 pH 降低。

2. 肾功能检查　若肾功能正常，则测定尿磷酸盐排出量进一步明确病因；若肾功能减退，则考虑为肾功能衰竭所致高磷酸盐血症。

3. 尿磷酸盐　在肾功能正常情况下，尿磷酸盐排出增加，考虑磷酸盐摄入增加、肿瘤破坏或肿瘤治疗后的高磷酸盐血症；尿磷酸盐排出减少，应考虑甲状旁腺功能减退。

4. 影像学检查　骨骼 X 线检查，可有骨质疏松表现。

（四）诊断

根据病史、临床表现和实验室检查即可诊断高磷血症。

1. 病史　有引起高磷血症的病史，如肾衰竭、化疗、静脉或口服磷制剂等。

2. 临床表现　高磷血症的临床表现有转移性钙化、低钙血症、继发性甲状旁腺功能亢进症等。

3. 实验室检查　成人血清磷浓度高于 1.61 mmol/L。

（五）治疗

1. 无症状或肾功能正常　无须特殊治疗，过量的磷可通过肾排出。

2. 急性肾衰竭伴明显症状的高磷血症　可通过血液透析清除过高的血磷。

3. 慢性高磷血症　限制食物摄入，口服钙盐、氢氧化铝，防治不发病。

无症状或肾功能正常的高磷血症无须特殊治疗，过量的磷可通过肾排出。

第五节　镁代谢障碍

一、高镁血症

（一）病因

常见于急性或慢性肾衰竭患者，尤其摄入过多镁，则有可能出现明显高镁血症并出现相应症状。此外，甲状腺素可抑制肾小管镁重吸收，促进尿镁排出，故某些甲状腺功能减退黏液性水肿的患者可发生高镁血症。醛固酮也具有抑制肾小管镁重吸收、促进尿镁排出的作用，故 Addison 病患者可有高镁血症。

（二）临床表现

高镁血症的临床表现与血清镁升高的幅度及速度有关。短时间内迅速升高者临床

症状较重,一般早期表现为纳差、恶心、呕吐、皮肤潮红、头痛、头晕等,缺乏特异性。当血清镁浓度达 $2 \sim 4$ mmoL/L,可出现神经-肌肉及循环系统的明显改变。

1. 对神经-肌肉的影响　血清镁离子升高可抑制神经-肌肉接头及中枢神经乙酰胆碱的释放,表现为呼吸肌无力和中枢抑制状态。一般情况下,血清镁浓度与临床表现有一定关系,即血清镁浓度 >3 mmol/L 时,腱反射减弱或消失;>4.8 mmol/L 时,可发生肌无力、四肢肌肉软瘫,影响呼吸肌时,可发生呼吸衰竭,甚至呼吸停止;>6 mmol/L 时,可发生严重的中枢抑制,如昏睡、木僵、昏迷等。

2. 对心血管系统的影响　主要涉及心脏的自律性与血管的张力。

(1) 对心脏的影响:主要表现为对自律性细胞的抑制作用,表现为窦性心动过缓,各种类型的传导阻滞。由于高位心肌细胞的自律性降低,低位心肌细胞自律性提高,可发生各种心律失常。

(2) 对血管的影响:高血镁可抑制交感神经节前纤维乙酰胆碱的释放,去甲肾上腺素释放减少;当然也抑制副交感神经释放乙酰胆碱,但由于前者的作用更强,故表现为血管平滑肌舒张、皮肤潮红和血压下降。

3. 对消化系统的影响　高血镁抑制自主神经递质的释放,并直接抑制胃肠道平滑肌收缩,患者可表现为腹胀、便秘、恶心、呕吐等。

4. 对呼吸系统的影响　严重高血镁可使呼吸中枢兴奋性降低和呼吸肌麻痹,导致呼吸停止。

(三) 实验室检查

1. 血清镁浓度升高(>1.25 mmol/L)。

2. 24 h 尿镁排泄量　对诊断病因有较大帮助,若丢失量减少,说明是肾性因素、内分泌因素、代谢因素所致,否则是镁摄取增加或分布异常所致。

3. 心电图检查　高镁血症可出现传导阻滞和心动过缓,其心电图表现为 P - R 间期延长,QRS 增宽及 Q - T 间期延长,因高血镁常伴随高血钾,故可出现高尖 T 波。

4. B 超检查　可发现肾脏器质性改变。

(四) 诊断

血清镁 >1.25 mmol/L 可诊断为高镁血症。绝大多数是由于肾功能障碍导致镁排出减少而致,但下列特殊情况需加以重视:

(1) 甲状腺功能减退症和慢性肾上腺皮质功能减退:肾小管对镁重吸收增加。

(2) 一次性过多或长期服用含镁的抗酸剂。

(3) 溶血反应/大面积烧伤/严重创伤:组织细胞大量破坏,细胞内高含量的镁进入血液。

(4) 精神病患者长期服用锂剂治疗。

(5) 酸中毒时细胞内镁过多交换到细胞外。

(五) 治疗

1. 对症处理

(1) 使用镁离子拮抗剂:由于钙对镁有拮抗作用,静脉注射 10% 葡萄糖酸钙或 10% 氯化钙常能缓解症状。

(2) 一般对症处理:根据需要可采用呼吸支持治疗、升压治疗、抗心律失常治疗等。

(3) 胆碱酯酶抑制剂:高镁血症可使神经末梢释放乙酰胆碱减少,应用胆碱酯酶抑制剂可使乙酰胆碱破坏减少,从而减轻高镁血症引起的神经-肌肉接头兴奋性的降低。可使用的药物有新斯的明等。

2. 降低血镁浓度

(1) 增加尿镁的排出:肾功能正常患者可适当补充生理盐水或葡萄糖液纠正脱水,增加肾小球滤过量,加速镁的排出。在补充血容量的基础上,使用利尿药可增加尿镁排出,可将噻嗪类利尿药和袢利尿药合用。但对于明显肾功能不全者来说,应用利尿药是无效的。

(2) 血液透析:肾功能不全时发生高镁血症是应用透析疗法的指征,因为肾功能不全时高镁血症、高钙血症常合并存在,这时应用钙治疗是不合适的。但注意透析时要使用无镁液。

(3) 严格控制镁的摄取:必须停用一切含镁药物,减少含镁高的食物的摄取。

二、低镁血症

(一)病因

1. 消化道丢失过多　因镁在小肠及部分结肠吸收,严重腹泻、脂肪泻、吸收不良、肠瘘、大部小肠切除术后等均可致低镁血症。

2. 肾脏丢失过多　如慢性肾盂肾炎、肾小管性酸中毒、急性肾功能衰竭多尿期,或长期应用袢利尿剂、噻嗪类利尿剂及渗透性利尿等造成肾性丢失镁而发生低镁血症。

3. 补充不足　某些疾病营养支持液中补镁不足,或长期应用无镁溶液治疗。

4. 甲亢患者常伴低血镁和负氮平衡　原发性甲状旁腺功能亢进症可引起症状性镁缺乏症。

(二)临床表现

缺镁早期表现常有厌食、恶心、呕吐、衰弱及淡漠。症状进一步加重可有记忆力减退、精神紧张、易激动、神志不清、烦躁不安、手足徐动症样运动。严重缺镁时,可有癫痫样发作。

低镁血症时可引起心律失常。镁是激活 Na^+-K^+-ATP 酶必需的物质,缺镁可使心肌细胞失钾,心电图可显示 P-R 及 Q-T 间期延长,QRS 波增宽,ST 段下降,T 波增宽、低平或倒置,偶尔出现 U 波,与低钾血症相混淆,或与血钾、血钙改变有关。

(三)实验室检查

血清镁浓度降低(血清镁<0.75 mmol/L)可诊断低镁血症。

(四)诊断

最简便的方法是测定血清镁。对有诱发因素而又出现临床症状的一些患者,其症状很难与低钾血症区别,如在补钾后情况仍无改善时,应考虑合并有低镁血症。

患者发生搐搦并怀疑与缺钙有关的患者,注射钙剂后,不能解除搐搦时,也应疑有镁缺乏。

(五)治疗

1. 防治原发疾病　防止或积极治疗引起低镁血症的原因。

2. 补镁　严重低镁血症且有症状,特别是出现各种类型的心律失常时必须及时补镁。对于缺镁引起的严重心律失常,只有静脉内缓慢注射或滴注镁盐(一般是用硫酸镁)才能奏效,其他疗法往往都无效果。

静脉内补镁需谨慎,如患者肾功能受损,则更要格外小心。在补镁过程中需密切监测血清镁浓度,以防止因补镁过快而造成高镁血症。

静脉内补镁时还应特别注意防止低血压的发生,因为镁可使外周小动脉等血管扩张。

对于较轻的低镁血症,也可通过肌肉内注射的途径补镁。补镁的剂量须视缺镁的程度和症状的轻重而定。

3. 纠正水和其他电解质代谢紊乱　包括补水、补钾和补钙,因为低镁血症常伴有失水、低钾血症和低钙血症。

（卓　越）

第十一章　酸碱平衡失常

机体的组织细胞必须处于适宜体液环境中才能进行正常的生命活动,我们称之为内环境,而酸碱度是重要的内环境指标之一。细胞外液适宜的酸碱度用 pH 表示是 $7.35 \sim 7.45$。

正常情况下,机体会经常摄入一些酸性或碱性食物,在代谢过程中也不断生成酸性或碱性物质,但体液的酸碱度仍相对恒定,表现为动脉血 pH 保持在 $7.35 \sim 7.45$ 这一变动范围狭窄的环境内,主要原因是体内存在的缓冲和调节功能。这种机体自动维持体内酸碱相对稳定的过程,称为酸碱平衡。正常情况下,体内产生的酸性物质多于碱性物质,故机体对酸碱平衡的调节作用以对酸的调节为主。

第一节　血液酸碱分析的参数及临床意义

血液酸碱分析的参数(表 5-11-1)从不同角度反映机体的酸碱状态。清楚了解这些参数有利于临床判断的准确性与客观性。

表 5-11-1　反映体液酸碱状态的参数

符号	名称	单位
[H$^+$]*	氢离子浓度	mmol/L
pH	酸碱度	无单位
pHa	动脉血 pH	无单位
pH$_V$	混合静脉血 pH	无单位
PCO$_2$	二氧化碳分压	mmHg
PaCO$_2$	动脉血二氧化碳分压	mmHg
P$_V$CO$_2$	混合静脉血二氧化碳分压	mmHg
AB	实际碳酸氢盐	mmol/L
SB	标准碳酸氢盐	mmol/L

（续表 5 - 11 - 1）

符号	名称	单位
BB	缓冲碱	mmol/L
SBE	标准 BE	mmol/L
BD	碱缺（即－BE）	mmol/L

＊:［ ］表示浓度

一、pH

（一）概念

pH 是体液（血液）活性氢离子浓度的负对数，即 $pH=-lg[H^+]$。

尽管［H^+］能较好反映人体体液的酸碱度，但人体体液中［H^+］极微，例如当 pH 为 7.40 时，［H^+］仅 0.398×10^{-7} mmol/L。故早在 19 世纪初就已用 pH 代替［H^+］应用于临床医学实践。由于 pH 是经过负对数处理的，因此 pH 与［H^+］的变化并不呈现直线线性相关，每当 pH 的数值改变 0.3 单位，α［H^+］就要加倍或减半（表 5 - 11 - 2）。

表 5 - 11 - 2　pH 与［H^+］的关系

pH	［H^+］(nmol/L)	
6.8(↓0.6)	160(40×2×2)	↑
7.0	100	
7.1(↓0.3)	80(40×2)	酸
7.2	64	
7.3	50	
7.4	40	正常
7.5	32	
7.6	25	
7.7(↑0.3)	20(40÷2)	碱
7.8	16	
8.0(↑0.6)	10(40÷2÷2)	↓

至于细胞内 pH，不仅与细胞外液的 pH 相差很大，而且细胞内 pH 的分布亦是很不均匀的，例如正常情况下细胞核 pH 偏碱，而细胞内线粒体 pH 则偏酸。应当指出，细胞内 pH 虽是一个比细胞外液 pH 更有生理意义的数值，但是临床测定尚有一定难度，因此保持细胞生存在 pH 为 7.35～7.45 的环境中也十分重要。

（二）临床意义

从 Henderson-Hasselbalch 方程式（$pH=pK+lg\dfrac{[HCO_3^-]}{\alpha PCO_2}$，$\alpha$ 是 CO_2 溶解系数，为 0.030 1）可以看出，pH 是［HCO_3^-］和 PCO_2 两者综合的结果。上述公式中 PCO_2 主要反映机体呼吸状态，［HCO_3^-］主要反映机体代谢状态，因此 pH 的高低受呼吸和代谢双重因

素影响。

正常 pHa 为 7.35~7.45,平均为 7.40,表示:① 正常酸碱平衡;② 有酸碱平衡失常,但处在代偿期;③ 混合型酸碱平衡失常,相互抵消。pHa<7.35 表示有酸血症。pHa>7.45 表示血液有碱血症。但 pH 不能区别是代谢性或呼吸性,是单纯性或复合性酸碱平衡失常。人体生命能耐受的 pH 范围为 6.8~7.8,但临床上常以 pHa 7.15~7.20 作为生命安全的最低值。

二、[HCO_3^-]

(一)概念

[HCO_3^-]是指血液中碳酸氢盐的浓度,以 SB 和 AB 表示。SB 为标准碳酸氢盐,是指血温在 37 ℃,血红蛋白充分氧饱和的条件下,经用 PCO_2 为 40 mmHg 的气体平衡后所测得的碳酸氢盐的浓度。AB 即实际碳酸氢盐,是指未经 PCO_2 为 40 mmHg 的气体平衡处理的血浆中[HCO_3^-]的真实含量。

(二)临床意义

SB 的特点是不受 PCO_2 和 S_aO_2 的影响,反映 HCO_3^- 的储备量,因此,被 Astrup 等认为是判断代谢性酸碱平衡改变的可靠指标,正常值为 24 mmol/L。由于碳酸氢盐仅是整个缓冲碱的一个重要组成部分,因此用它来判断机体全部缓冲碱的变化仍有一定的局限性。与 SB 相比,AB 受呼吸因素的影响。AB 受到呼吸因素的影响可用下式表示。

$$CO_2 \uparrow（正平衡） \qquad HBuf \quad (AB\uparrow)$$
$$\uparrow \qquad\qquad\qquad\qquad\qquad \downarrow$$
$$CO_2 + H_2O \Longleftrightarrow H_2CO_3 \Longleftrightarrow H^+ + HCO_3^-$$
$$\downarrow \qquad\qquad\qquad\qquad\qquad \uparrow$$
$$CO_2 \downarrow（负平衡） \qquad H^+ + Buf^- \quad (AB\downarrow)$$

在正常情况下,两者数值是一致的,SB=AB=22~26 mmol/L。SB 增高可能是代谢性碱中毒或代偿的呼吸性碱中毒。AB 与 SB 差数反映呼吸因素对 HCO_3^- 的影响,AB>SB 表示 CO_2 潴留,AB<SB 表示 CO_2 排出增多。AB 与 SB 均低,而 AB=SB 表示尚未代偿的代谢性酸中毒,AB<SB 则可能为代偿的代谢性酸中毒或代偿的呼吸性碱中毒,也可为代谢性酸中毒和呼吸性碱中毒并存。若 AB 与 SB 均高,而 AB=SB 则表示尚未代偿的代谢性碱中毒;而 AB>SB 则可能为代偿的代谢性碱中毒或代偿的呼吸性酸中毒,也可为代谢性碱中毒合并呼吸性酸中毒。

三、PCO_2

(一)概念

PCO_2 即二氧化碳分压,是指在血浆中呈物理溶解状态的二氧化碳分子所产生的张力。

(二)临床意义

$PaCO_2$(动脉血中的二氧化碳分压)是机体二氧化碳生成与排出相互平衡的结果,反映与代谢速度有关的肺泡通气量。因此,只要有以下任何一个因素存在,均可引起高碳酸血症。这些因素包括肺内因素如通气血流比例($\dot{V}_A/\dot{Q}$)失调,肺外因素如通气不足、

CO_2 生成增加和代谢性碱中毒。由于 CO_2 的弥散力很强,动脉血与肺泡气中的 CO_2 几乎是完全平衡的。正常时动脉血中的二氧化碳分压($PaCO_2$)等于肺泡气中的二氧化碳分压($PACO_2$),均为 40 mmHg 左右。因此 $PaCO_2$ 基本上反映肺泡中 CO_2 的情况,即反映肺的通气功能。故为反映呼吸性酸碱平衡的重要指标。

$PaCO_2$ 增高表示通气不足,为呼吸性酸中毒,常见于慢性阻塞性肺部疾病、药物性或中枢性的呼吸抑制、肺间质纤维化、脊柱后侧凸、机械通气不足等;$PaCO_2 > 50$ mmHg 常作为通气功能衰竭的诊断指标。$PaCO_2$ 降低表示通气过度,为呼吸性碱中毒,常见于缺氧、肺栓塞、脓毒症、机械通气过度等。代谢性因素也可使 $PaCO_2$ 代偿性升高或降低。如代谢性酸中毒时呼吸代偿性增强,$PaCO_2$ 降低,其关系为血浆 $[HCO_3^-]$ 每减少 1 mmol/L,$PaCO_2$ 可降低 1.2 mmHg;而碱中毒时呼吸代偿性抑制,$PaCO_2$ 升高,其关系为血浆 $[HCO_3^-]$ 每增加 1 mmol/L,$PaCO_2$ 升高 0.6 mmHg。

四、BB、BE 和 BD

(一)概念

BB(缓冲碱,Buffer Base)指一切具有缓冲作用的负离子碱的总和,包括血浆和红细胞中的 HCO_3^-、Hb、HBO_2^-、血浆蛋白(Pr^-)和 HPO_4^-。通常在氧饱和的标准状态下测定,正常值为 45~52 mmol/L。

BBp 指血浆中的缓冲碱,包括 $[HCO_3^-]$ 和 $[Pr^-]$ 两个部分,即 BBp $= [HCO_3^-] + [Pr^-]$,其正常值为 41 mmol/L,它是机体对酸碱平衡失常进行缓冲的重要物质基础。

BBb 指全血缓冲碱,它包含血红蛋白的缓冲作用。BBb $=$ BBp $+ 0.42$ Hb。以 Hb 为 150 g/L 计算,BBb 约等于 47 mmol/L。

BE(碱超,Base Excess)和 BD(碱缺,Base Deficit),是指在标准条件下(血温 37 ℃、PCO_2 40 mmHg 和血红蛋白充分氧饱和),将血浆或全血的 pH 滴定至 7.40 时所需要的酸或碱的量。凡 pH > 7.40,需加酸滴定,说明体内碱过多,称为碱超(BE),其值冠之以"$+$"号。凡 pH < 7.40,则需加碱滴定,说明体内酸过多,称为碱缺(BD),其值冠之以"$-$"号。正常人的 BE 或 BD 是在 0 附近变化,正常值为 ± 3 mmol/L。

(二)临床意义

BB 减少表示酸中毒,增加表示碱中毒。在临床上,BE 表示代谢性碱中毒,BD 表示代谢性酸中毒。然而,应当指出,在体内,特别是慢性呼吸性酸中毒时,BE 值仍然受到 $PaCO_2$ 的影响。此外,BE 和 BD 在实质上是表示了体内 BB 的过多或减少,亦即掺杂着血浆蛋白和血红蛋白缓冲对的影响,这些都是在临床分析判断中应予注意的。

第二节　分类与诊断

一、分类

酸碱平衡失常可分为呼吸、代谢单纯性和呼吸、代谢复合性两大类。下面以 pH、BE、$[HCO_3^-]$ 和 $PaCO_2$ 为主要指标分别列表如下(表 5-11-3)。

表 5-11-3 酸碱平衡失常的分类

分类		名称	代谢性参数 （BE、[HCO_3^-]）	呼吸性参数 （$PaCO_2$）	pH
单纯性		代谢性酸中毒（代酸）	下降	下降（代偿）	下降或正常偏酸
		代谢性碱中毒（代碱）	上升	上升（代偿）	上升或正常偏碱
		呼吸性碱中毒（呼碱）	下降（代偿）	下降	下降或正常偏碱
		呼吸性酸中毒（呼酸）	上升（代偿）	上升	上升或正常偏酸
复合性	双重型	代酸合并呼酸	下降	上升	下降
		代酸合并呼碱	下降	下降	下降、上升或正常
		代碱合并呼碱	上升	下降	上升
		代碱合并呼酸	上升	上升	上升、下降或正常
		代酸合并代碱	上升（AG* 增加）	下降、上升或正常	下降、上升或正常
	三重型	代酸＋代酸＋呼酸	上升（AG 增加）	上升	下降、上升或正常
		代酸＋代酸＋呼碱	上升（AG 增加）	下降	下降、上升或正常

＊AG：阴离子间隙

二、诊断

对酸碱平衡失常的诊断应了解病因、病程（时间及治疗情况），并对实验室指标（包括电解质等）进行综合分析。一个正确而全面的诊断应是这三者的综合。如前所述，在血液酸碱测定中，临床医师所能获得的指标很多，但最重要的是根据 Henderson-Hasselbalch 方程式中的三项，即 pH、$PaCO_2$ 和 HCO_3^-，被称为酸碱平衡三要素，对这三项指标的分析在诊断中具有重要地位。

（一）诊断标准

1. 酸血症　pH<7.35；碱血症：pH>7.45。
2. 代谢性酸中毒　BE<-3 mmol/L 或 SB<21 mmol/L。
3. 代谢性碱中毒　BE>3 mmol/L 或 SB>27 mmol/L。
4. 呼吸性酸中毒　$PaCO_2$>45 mmHg。
5. 呼吸性碱中毒　$PaCO_2$<35 mmHg。

（二）诊断方法与步骤

1. 第一步，判断有无酸血症或碱血症　根据 pH 高低来判断，如 pH<7.35，诊断为酸血症，可能存在酸中毒；如 pH>7.45，诊断为碱血症，可能有碱中毒；如 pH 正常（pH=7.40），则有三种可能，即正常的酸碱平衡、单纯性酸碱平衡失常完全代偿、隐匿的酸碱平衡失常。

2. 第二步，判断酸碱平衡的原发性与代偿性改变　酸碱平衡失常的原发性是基于机体对原发性酸碱平衡的代偿是不会过度的原理，根据 pH 的倾向性来判断。所谓 pH 的倾向性是指 pH 的变化与 $PaCO_2$ 或 HCO_3^- 分量的变化的一致性。在单纯性酸碱平衡失常中，pH 的变化与 $PaCO_2$ 或 HCO_3^- 的一个分量的变化相一致，则相一致的分量常为原发的，而另一个分量则可能是代偿性（继发性）改变。

　　单纯性酸碱失衡的 pH 是由原发失衡决定的，pH＜7.40，提示原发失衡为酸中毒，pH＞7.40，提示原发失衡为碱中毒。

　　例 1：pH＝7.32，HCO_3^-＝15 mmol/L，$PaCO_2$＝30 mmHg——代谢性酸中毒；

　　例 2：pH＝7.45，HCO_3^-＝32 mmol/L，$PaCO_2$＝48 mmHg——代谢性碱中毒；

　　例 3：pH＝7.42，HCO_3^-＝19 mmol/L，$PaCO_2$＝29 mmHg——呼吸性碱中毒；

　　例 4：pH＝7.35，HCO_3^-＝32 mmol/L，$PaCO_2$＝60 mmHg——呼吸性酸中毒。

　　3. 第三步，判断单纯性还是复合性酸碱平衡失常　单纯性与复合性酸碱平衡失常的判断主要依据以下几点：

　　(1) $PaCO_2$ 与 HCO_3^- 的变量关系：即 HCO_3^- 与 $PaCO_2$ 呈反向变量还是同向变量。

　　当 HCO_3^- 与 $PaCO_2$ 呈反向变量时，应诊断为复合性酸碱平衡失常。如 HCO_3^- 下降，$PaCO_2$ 升高，可诊断为代谢性酸中毒合并呼吸性酸中毒；HCO_3^- 升高，$PaCO_2$ 下降，可诊断为代谢性碱中毒合并呼吸性碱中毒。如 pH＝7.22，$PaCO_2$＝50 mmHg，HCO_3^-＝20 mmol/L，诊断为呼吸性酸中毒合并代谢性酸中毒；pH＝7.57，$PaCO_2$＝32 mmHg，HCO_3^-＝28 mmol/L，诊断为呼吸性碱中毒合并代谢性碱中毒。

　　当 HCO_3^- 与 $PaCO_2$ 呈同向变量时，即都是升高或都是下降，则有两种诊断可能：① 单纯性酸碱平衡失常，两者的关系属于原发过程和继发代偿改变；② 复合性酸碱平衡失常。后者鉴别的要点是依据代偿的速率、幅度和限度。凡是超越代偿速率、幅度和限度者均应判断为复合性酸碱平衡失常。

　　(2) 代偿的速率、幅度与限度：若从病因、病程、临床表现及实验室检查已能确认其原发疾病，此时若与原发分量（HCO_3^- 或 $PaCO_2$）相对应的另一个分量（$PaCO_2$ 或 HCO_3^-）的数值变化已超越了代偿的速率、幅度与限度，应判断为复合性酸碱平衡失常。

　　代偿的速率指"肺快肾慢"。"肺快"是指代偿始于代谢分量（HCO_3^-）变化后 30～120 min，12～24 h 完成；"肾慢"是指代偿始于呼吸分量（$PaCO_2$）变化后 8～24 h，5～7 d 达到最大代偿程度。

　　代偿的幅度是指代偿所造成的分量改变应随着原发分量的改变而改变，其幅度以不超越 20：1 的比值为准则，即不改变 pH 倾向于原发分量的规律。如果代偿的幅度高于或低于预期值，就可诊断为复合性酸碱失常。对最大代偿幅度的判定方法有多种，常用公式计算。

　　代谢性酸中毒预期代偿公式：预期 $PaCO_2$＝40－[1.2×(24－实测的 HCO_3^-)]。

　　代谢性碱中毒预期代偿公式：预期 $PaCO_2$＝40＋[0.7×(实测 HCO_3^-－24)]。

　　急性呼吸性酸中毒预期代偿公式：预期 HCO_3^-＝24＋[0.1×(实测 $PaCO_2$－40)]。代偿的限值为 32。

　　慢性呼吸性酸中毒预期代偿公式：预期 HCO_3^-＝24＋[0.4×(实测 $PaCO_2$－40)]。代偿的限值为 45。

　　急性呼吸性碱中毒预期代偿公式：预期 HCO_3^-＝24＋[0.2×(40－实测 $PaCO_2$)]。

　　慢性呼吸性碱中毒预期代偿公式：预期 HCO_3^-＝24－[0.4×(40－实测 $PaCO_2$)]。代偿的限值为 12～20。

　　如测得 pH＝7.37，$PaCO_2$＝75 mmHg，HCO_3^-＝42 mmol/L。分析：① pH＜7.40，提示原发性改变为酸中毒；② $PaCO_2$＝75 mmHg，提示存在原发呼酸；③ 根据代偿公式：急性：[HCO_3^-]上升 1 mmol/L，$PaCO_2$ 上升 10 mmHg；慢性：[HCO_3^-]上升 4 mmol/L，$PaCO_2$ 上升 10 mmHg；[HCO_3^-]代偿，急性的为 24＋[0.1×(75－40)]＝27.5，慢性的为

38,均超出代偿预期值,故应判断为呼吸性酸中毒合并代谢性碱中毒。

代偿的限度是指代偿不是无限的,肾或肺代偿均有极限。凡超越其极限者也应诊断为复合性酸碱平衡失常。一般以 $PaCO_2$ 上下变化 $15\sim20$ mmHg 和 $BE\pm15$ mmol 作为极限值。

4. 第四步,结合临床病情与病史的综合判断 如患者为 COPD 伴呼吸衰竭,正在接受机械通气治疗,监测血气 $pH=7.45$,$PaCO_2=52$ mmHg,$HCO_3^-=35$ mmol/L。分析:$pH>7.40$,提示存在碱血症,可能是碱中毒。$HCO_3^-=35$ mmol/L,明显升高(大于 $PaCO_2$ 变化),提示可能原发性代谢性碱中毒。根据代碱时 $PaCO_2$ 代偿改变的预计公式,$PaCO_2$ 预计代偿值应为 $40+11\times0.7=47.7$,预计约为 48,实际 52,超过代偿范围。结合治疗前血气 $pH=7.28$,$PaCO_2=76$ mmHg,$HCO_3^-=35.5$ mmol/L(呼吸性酸中毒)。综合考虑后诊断为呼酸合并代碱(CO_2 排出后碱中毒)。

第三节　代谢性酸中毒

代谢性酸中毒以血浆 $[HCO_3^-]$ 原发性减少导致 pH 降低为特征的酸碱平衡紊乱,是临床上最常见的酸碱失衡。代谢性酸中毒常按阴离子间隙(Anion Gap, AG)的改变分为两种类型,即 AG 增高型和 AG 正常型代酸。所谓阴离子间隙是指血浆中未被检出的阴离子的量,其主要组成是磷酸、乳酸、酮酸及其他有机酸,常用公式"$[Na^+]p-[Cl^-+HCO_3^-]p$"估计。

一、病因

代谢性酸中毒常由于酸性物质的积聚、碱性物质丢失过多或生成障碍引起。

（一）基本原因

1. 碱性物质失过多 严重腹泻、肠瘘、胰瘘、胆道引流等,导致 HCO_3^- 的大量丢失。

2. 肾脏排酸保碱功能障碍 肾衰竭、肾小管中毒时,使体内酸性物质排出障碍,应用碳酸酐酶抑制剂,如乙酰唑胺。

3. 酸性物质积聚或产生过多 任何原因引起缺氧和组织低灌注时,使细胞无氧糖酵解增强,而产生乳酸性酸中毒。糖尿病、严重饥饿或酒精中毒时,体内脂肪分解加速,产生大量酮体,引起酮症酸中毒。

4. 药物或毒物摄入所致 如大量摄入阿司匹林、长期服用氯化物、盐酸精氨酸或盐酸赖氨酸等药物,或者醇类有机化合物摄入,产生酸性代谢产物,消耗大量 HCO_3^-,引起代谢性酸中毒。

5. 高钾血症 各种原因引起细胞外液 K^+ 增高,会使 K^+ 与细胞内 H^+ 交换,引起细胞外 H^+ 增加,导致代谢性酸中毒。

（二）乳酸酸中毒

当某种原因引起的缺氧(如休克、心衰、心脏骤停、低氧血症、严重贫血、肺水肿、一氧化碳中毒等)可以使细胞内糖的无氧酵解增强而引起乳酸增加,动脉血乳酸水平超过 5 mmol/L,同时动脉血 pH 低于 7.35,从而导致乳酸酸中毒。动脉乳酸水平超过

4 mmol/L,是提示危重患者病死率升高的独立预测因素。但要注意的是,因为乳酸水平受到某些因素如营养状态和肝脏疾病的影响,仅仅凭乳酸水平做出预后判断是片面的,乳酸水平改变的趋势是有助于评定治疗效果和判断预后的。

乳酸酸中毒的病因主要包括以下几个方面:

1. 缺氧　人体在缺氧的情况下会造成乳酸的生成明显增加。心、肺功能障碍或者血管阻塞均可造成氧气供应不足,此外多种休克(心源性、内毒素性、低血容量性)、贫血、心衰、窒息、CO 中毒等也是造成机体缺氧的原因。

2. 药物应用　双胍类、山梨醇、木糖醇、甲醇、乙醇等醇类药物,对乙酰氨基酸以及水杨酸盐的应用均可引起体内乳酸堆积。其中双胍类药物尤其是降糖灵能增强无氧酵解,抑制肝脏及肌肉对乳酸的摄取,抑制糖异生作用,故有致乳酸性酸中毒的作用。

3. 系统性疾病　往往见于糖尿病、恶性肿瘤(白血病等)、肝病(急性病毒性或药物中毒性肝炎伴功能衰竭)、严重感染(败血症等)、尿毒症、惊厥、胰腺炎及胃肠病等。系统性疾病常引起机体肝肾功能障碍,导致体内多余的乳酸无法代谢排出体外,引起乳酸堆积。

4. 先天性代谢异常　有先天性葡萄糖-6-磷酸酶缺陷(第 1 型糖原累积病),丙酮酸脱氢酶及羧化酶缺陷,果糖-1,6 二磷酸酶缺陷,氧化磷酸化缺陷者可引起体内乳酸代谢异常,导致酸中毒。

（三）酮症酸中毒

当机体处于某种状态下,如糖尿病、严重饥饿和酒精中毒等使脂肪大量动员,形成过多的酮体超过了外周组织的氧化能力及肾脏排出能力时可发生酮症酸中毒。酮症酸中毒按其程度可分为轻度、中度及重度 3 种情况。轻度,$pH<7.3$ 或$[HCO_3^-]<15$ mmol/L;中度,$pH<7.2$ 或$[HCO_3^-]<10$ mmol/L;重度,$pH<7.1$ 或$[HCO_3^-]<5$ mmol/L。

酮症酸中毒的病因主要包括以下几个方面:

1. 糖尿病酮症酸中毒　诱发糖尿病酮症酸中毒的主要原因为感染、饮食或治疗不当及各种应激因素。

2. 饥饿性酮症　正常人和糖尿病患者严重饥饿时,体内能量供应主要依靠脂肪分解,而脂肪分解过多即可造成酮体的堆积,引起酮症发生。

3. 酒精性酮症　大量饮酒后,可抑制糖异生,酮体生成加速,导致酮症。

二、临床表现

（一）肾脏

肾功能障碍引起的代谢性酸中毒。

（二）心脏

严重代谢性酸中毒能产生致死性室性心律失常、心肌收缩力减弱以及血管对儿茶酚胺的反应性降低。室性心律失常代谢性酸中毒时出现的室性心律失常与血钾升高密切相关,高血钾的发生除与细胞外 H^+ 进入细胞与 K^+ 交换,K^+ 逸出外,还与酸中毒肾小管上皮细胞泌 H^+ 增加,而排 K^+ 减少有关。pH 下降时,心肌收缩力减弱,心肌对儿茶酚胺的反应性降低,但由于肾上腺髓质分泌肾上腺素增多,仅在 $pH<7.2$ 时才出现心肌抑制,心排出量减少。

（三）血管

H^+增多时,外周血管对儿茶酚胺的反应性降低,尤其是毛细血管前括约肌最为明显,使血管容量不断扩大,回心血量减少,血压下降。

（四）中枢神经系统

代谢性酸中毒时,中枢神经系统功能障碍表现为疲乏、肌肉软弱无力、感觉迟钝、精神萎靡不振,甚至意识障碍、昏迷,最后可因呼吸中枢和心血管运动中枢麻痹而死亡。

（五）骨骼系统改变

常见于慢性代谢性酸中毒。

三、治疗

基本治疗原则是 AG 增高型酸中毒更应强调病因治疗,而 AG 正常型酸中毒则在病因治疗的同时强调 HCO_3^- 的补充和 H^+ 的排出。

（一）AG 正常型酸中毒的治疗

1. 病因治疗

2. 根据酸中毒的严重程度不同采用不同的措施。

（1）轻度酸中毒:适当补充体液,一般可给予适量的平衡液。

（2）严重酸中毒:一般指 pHa<7.20,SBE≤6 mmol/L,$[HCO_3^-]$p<8 mmol/L,则需用碱性药物治疗。其中碳酸氢钠作用快而直接,是常用的药物,通常用于某些无机酸（即高氯性或正常阴离子间隙酸中毒）所致者。每 1 g 碳酸氢钠中含 HCO_3^- 约为 12 mmol。乳酸钠则有赖于肝脏氧化代谢后产生 HCO_3^- 而发挥作用,因此,当病人肝功能障碍或血流锐减（如休克）、病情紧急时（如心肺复苏）,均不宜选用。每 1 g 乳酸钠约相当于含有 HCO_3^- 9 mmol。三羧基氨基甲烷（THAM）1 g 中约相当于含有 HCO_3^- 8.2 mmol。碱性药物用量的计算方法为:

所需碱性药物的摩尔数＝（期望的 HCO_3^- －测得的 HCO_3^-）×0.4×体重

所需碱性药物的摩尔数＝BE×0.25×体重

一般先给予计算量的 1/2～2/3,用药 1 h 后再进行酸碱测定,然后计算后再补给。应当指出,碱性药物的补充要适量,如过量或短时间内输入过快、过多,易致碱血症、低钾血症、高渗状态、氧离解曲线左移以及脑血流减少等不良后果,应予注意。

3. 纠正缺水、防止电解质紊乱　代谢性酸中毒常伴有 Na^+ 和水的丢失及热量的消耗,血中 K^+ 可能升高,但体内钾总量仍可能缺少,应分析情况,予以纠正。

（二）乳酸酸中毒

乳酸酸中毒为 AG 增高型酸中毒。治疗重点是减少乳酸产生,促进乳酸代谢与排泄。

1. 积极治疗原发病　如抗休克治疗,纠正低氧血症,治疗肝肾功能障碍等。

2. 积极补液纠正低血容量　补液扩容改善血液循环,增加组织灌注,有利于有氧代谢,减低乳酸产生。补液量要根据患者的血容量、心肺功能等情况而定。

3. 保肝护肝治疗。

4. 必要时可用不含乳酸根的透析液进行血液或腹膜透析。

（二）酮症酸中毒

酮症酸中毒属于 AG 增高型酸中毒,其治疗目的在于纠正水和电解质失衡,纠正酸中毒,补充胰岛素促进葡萄糖利用,并寻找和去除诱发酮症酸中毒的应激因素。

1. 治疗诱因　必须积极寻找诱发因素并予以相应治疗。

2. 积极补液　对重症酮症酸中毒患者十分重要,不仅有利于大量失水的纠正,而且有助于血糖的下降和酮体的消除。

3. 补充胰岛素　小剂量胰岛素疗法即可对酮体生成产生最大抑制,而又不致引起低血糖及低血钾。

第四节　呼吸性酸中毒

（一）病因

呼吸性酸中毒是以血浆 CO_2 浓度增高导致 pH 降低为特征的酸碱平衡紊乱。主要原因是肺泡有效通气量不足,此时体内 CO_2 蓄积,$PaCO_2$ 升高,产生如下反应,即:$CO_2 + H_2O \longrightarrow H_2CO_3$,而 $H_2CO_3 + Buf^- \longrightarrow HBuf + HCO_3^-$。因此,每增加 1 mmol 的 CO_2,即可增加 1 mmol 的 HCO_3^-(AB),同时减少 1 mmol 的 Buf^-。在呼吸性酸中毒时,Buf^- 的减少首先是 Pr^-、Hb^- 和 HbO_2^-,当其潜力耗尽,$PaCO_2$ 将随 CO_2 的继续蓄积而升高,此时可出现[HCO_3^-]与 $PaCO_2$ 比值改变,从而导致 pH 的改变。因此,Buf^- 减少,AB 升高,SB 及 BE 无明显改变,而 AB>SB。

当呼吸性酸中毒发生时,肾脏可进行代偿。$PaCO_2$ 升高后,H^+ 通过肾脏以 $H_2PO_4^-$ 和 NH_4^+ 的形式被排出,HCO_3^- 则被再吸收,因此体内[HCO_3^-]增加,但肾脏的这一代偿作用的完成需要时间。所以,急性 $PaCO_2$ 增加时 HCO_3^- 无显著改变,pH 常随着 $PaCO_2$ 的增加而相应下降。当慢性 $PaCO_2$ 增加时,[HCO_3^-]增加,pH 的下降幅度反可减少,此时 SB 升高,BE 增加,但 AB 仍大于 SB。

1. 呼吸中枢抑制药物　如各类镇静药或麻醉药。

2. 呼吸肌或胸壁障碍　如呼吸肌无力、麻痹或限制,使用呼吸机时的通气量不足或通气故障等。

3. 上气道阻塞　如急性气管异物、急性咽喉痉挛等。

4. 肺部疾病　如慢性阻塞性肺病、肺水肿、肺不张、急性呼吸窘迫综合征(ARDS)等。

5. 其他　如高热或甲状腺功能亢进症等。

（二）临床表现

急性呼吸性酸中毒时人体缓冲仅可以使碳酸氢盐增高 4~5 mmol/L,随之则出现失代偿,导致酸血症,并由此引起严重的临床表现;慢性呼吸性酸中毒时可以通过肾脏吸收更多的碳酸氢盐进入血液来代偿,因此酸血症往往不严重,临床表现也轻微。

1. 中枢神经系统表现　$PaCO_2$ 急性增高可导致脑血管显著扩张,$PaCO_2$ 在 20~100 mmHg 范围内,升降 1 mmHg,脑血流量可相应增减 4%~7%。由于脑血流量增加,颅内压亦随之升高,可出现多种精神神经系统功能异常,早期可出现头痛、焦虑不安,当 $PaCO_2$ 大于 80 mmHg 时,进一步发展可有震颤、精神错乱、嗜睡,甚至昏迷,称之为"CO_2

麻醉"。因呼吸衰竭引起的以中枢神经系统功能紊乱为主的精神神经综合征称为"肺性脑病"。

2. 循环系统表现 $PaCO_2$ 升高可刺激肾上腺素能神经释放去甲肾上腺素,肾上腺髓质释放肾上腺素,由于垂体-肾上腺系统兴奋,血液中皮质类固醇也增加。表现为心率增快,心肌收缩力增强,心排血量增加,血压升高。当 $PaCO_2$ 从 40 mmHg 升至 60 mmHg 时,心脏指数可增加 1 倍。$PaCO_2$ 升高时心、脑和皮肤血管扩张,骨骼肌和肺血管则收缩,可导致或加重肺动脉高压。

3. 呼吸系统表现 通过中枢和化学感受器的作用,可显著表现为兴奋呼吸,呼吸频率增快,潮气量增大。

(三)治疗

1. 治疗原发疾病 如神经系统疾病、肺部疾病的治疗。

2. 呼吸支持 重点是开放气道和改善肺部通气。必要时可用无创呼吸机辅助通气,气管内插管机械通气。

3. 若因镇静镇痛肌松药导致的呼吸抑制者,在停用相关药物的基础上,可应用相应的拮抗药物。

第五节 代谢性碱中毒

代谢性碱中毒是以血浆 HCO_3^- 原发性增高导致 pH 上升为特征的酸碱平衡紊乱。

(一)病因

1. 经消化道丢失 H^+ 剧烈呕吐和胃液引流使富含 H^+、Cl^- 的胃液大量丢失。胃液中 H^+ 丢失,来自胃壁、肠液和胰腺的 HCO_3^- 得不到 H^+ 中和,使血浆中 HCO_3^- 浓度升高(此外,胃液中的 Cl^- 丢失可引起低氯性碱中毒;胃液中 K^+ 丢失可引起低钾性碱中毒;胃液大量丢失引起有效循环血量减少,可通过继发性醛固酮增多引起代谢性碱中毒)。

2. 经肾脏丢失 H^+ 在使用噻嗪类和袢利尿剂时,Cl^- 以氯化铵的形式排出,HCO_3^- 重吸收增加,导致碱中毒。

3. H^+ 向细胞内转移 低钾血症时,细胞内的 K^+ 向细胞外转移,同时细胞外的 H^+ 向细胞内转移,可发生代谢性碱中毒而细胞内 H^+ 增多。此时,肾小管上皮细胞内缺 K^+,$K^+ - Na^+$ 交换减少,而 $H^+ - Na^+$ 交换增多,H^+ 排出增多使尿液呈酸性,称为反常性酸性尿(paradoxical acidic urine)。

(二)临床表现

1. 呼吸浅而慢 这是呼吸系统对代谢性碱中毒的代偿,通过使呼吸浅而慢,增加肺泡内的 PCO_2,稳定 pH。

2. 精神症状 躁动、兴奋、谵语、嗜睡、严重时昏迷。

3. 神经肌肉兴奋性增加 有手足搐搦、腱反射亢进等。

4. 尿少,呈碱性 如已发生钾缺乏,可能出现酸性尿的矛盾现象,应特别注意。标准碳酸氢盐(SB)、实际碳酸氢盐(AB)、缓冲碱(BB)、碱剩余(BE)增加,血液 PCO_2、血液 pH 升高。

（三）治疗

1. 积极治疗病因与原发疾病　避免长期服用碱性药物,不太严重的代谢性碱中毒不需要太过积极的治疗,缺钾的患者可以给予氯化钾缓释片口服;最大限度地控制胃肠减压;对于 COPD 的患者避免二氧化碳分压下降过快等。

2. 积极纠正电解质紊乱　尤其低钾血症、低氯血症,通过补充氯化钾、氯化钠,一般能有效恢复酸碱平衡。

3. 症状严重或呼吸抑制者　可考虑使用酸性药物治疗,如口服氯化铵 1 g,每 4～6 h 1 次,如果病人不能口服,可用氯化铵静滴。

4. 如有手足搐搦,可静脉注入 10% 葡萄糖酸钙。

第六节　呼吸性碱中毒

呼吸性碱中毒(respiratory alkalosis)是以血浆 HCO_3^- 浓度或 $PaCO_2$ 原发性减少而导致 pH 升高为特征的酸碱平衡紊乱。

（一）病因

呼吸性碱中毒起因于过度通气,如癔症发作患者;脑肿瘤、脑血管意外及颅脑损伤病人呼吸中枢受到刺激而兴奋,出现通气过度;水杨酸能直接刺激呼吸中枢使其兴奋性升高,对正常刺激的敏感性也升高;出现过度通气等;甲状腺功能亢进及发热时,通气可明显增加超过了应排出的 CO_2 量,此时体内 CO_2 排出增多,$PaCO_2$ 下降。因此体内 HCO_3^- 减少(AB),即 $HCO_3^- + HBuf \longrightarrow H_2CO_3 + Buf^-$,而 $H_2CO_3 \longrightarrow CO_2 + H_2O$,所以,每减少 1 mmol CO_2 即可减少 1 mmol HCO_3^-,同时增加 1 mmol Buf^-。因此 AB 下降,AB<SB。

呼吸性碱中毒发生 6 h 以内者,肾脏尚未显示出明显代偿功能时,称为急性呼吸性碱中毒。呼吸性碱中毒发生 6～18 h 后,肾脏已显出代偿功能时,称为持续性呼吸性碱中毒,或称为慢性呼吸性碱中毒。

（二）临床表现

1. 手、足、面部特别是口周麻木并有针刺样感觉。

2. 胸闷、胸痛、头昏、恐惧,甚至四肢抽搐。

3. 呼吸浅而慢。

（三）治疗

积极治疗引起过度通气的原因,在治疗原发病的过程中能逐渐恢复。可试用较大的纸袋或二氧化碳复吸入面罩,置于口鼻,以增加二氧化碳复吸入。躁动患者可适当应用镇静药,使其保持安静。必要时应用肌松药物下机械通气。对症处理,如手足搐搦者可静脉适量补给钙剂。

（卓　越　吕建农）

第十二章　急性胃肠功能障碍

　　近年来，人们越来越认识到重症患者的胃肠功能障碍成为不可忽视的问题。一方面，重症患者胃肠道功能障碍的发生率很高；另一方面，胃肠功能障碍对重症患者疾病的发生、发展均可产生重要影响。急性胃肠功能障碍是关乎重症患者预后的重要决定因素之一。例如，腹胀和肠麻痹导致的腹腔高压，肠屏障功能障碍导致的肠源性感染等均能显著加重病情，对预后产生重要影响。随着人们对胃肠道功能认识的逐渐深入，胃肠功能状态的评估与维护成为重症领域的研究热点。

第一节　急性胃肠功能障碍的发展历史

　　1956 年 Irving 即提出"肠衰竭"一词，定义为"功能性肠道减少，不能满足食物的充分消化吸收"。1981 年，Flaming 和 Reming 将"肠衰竭"的含义延伸为"肠功能下降至难以维持消化、吸收营养的最低需要量"。这些学者提出的"肠衰竭"都是指肠道的消化吸收功能因各种原因出现了障碍，包括大量小肠切除后的"短肠综合征"、肠蠕动过快导致的腹泻、假性肠梗阻或神经性肠麻痹引起的肠蠕动缓慢或消失、炎症性肠病等。对于处于应激状态下的危重患者而言，人们通常认为肠道处于"休眠状态"，肠道系统的血液经再分布后，分流到脑、肝、肺等器官，忽略了它在患者整体病理生理过程中的作用。

　　20 世纪 70 年代，临床观察到严重感染、休克、大面积烧伤后出现多器官功能障碍的现象，1975 年，Baue 等将这种现象命名为"多器官衰竭"（Multiple Organ Failure，MOF）；1980 年，Fry 对此进行了较多的研究，认为在严重应激时，除实质器官有损害现象外，神经、血液、代谢等系统也均有损害，因此命名为"多系统器官衰竭"（Multiple System Organ Failure，MSOF）。当时，对"器官衰竭"的理解是指器官功能损害到不可逆转的程度。因此，在不同作者所认同的器官功能衰竭诊断标准中，各项指标都选定在器官功能障碍异常参数标准的上限。以致被诊断为"多器官衰竭"患者的病死率极高，当有 3～4个器官达到"衰竭"的诊断标准时，少有能存活者。经临床应用，此类诊断标准有失临床"早期发现，及时治疗"的要求。1991 年，美国胸科医师协会与危重医学学会（American College of Chest Physicians/Society of Critical Care Medicine，ACCP/SCCM）共同讨论、研究后，认为将"功能障碍"一词替代"衰竭"为宜，将监测诊断指标参数改为从异常值的下限开始，以达到能及早诊断、治疗的效果。最严重的功能障碍即衰竭，这一命名逐渐为临床医生所接受。因此，随后 Deitch 的定义中将"肠功能障碍"和"肠衰竭"区分开，将"肠功能障碍"定义为腹胀，不耐受食物 5 d 以上，而"肠衰竭"则为应激性溃疡出血与急性胆囊炎。

到 20 世纪 80 年代，发现早期烧伤患者的创面尚无细菌感染时，血培养即可出现阳性，且为肠道细菌，称之为"肠源性感染"。在动物实验中证实，肠黏膜有屏障功能。当有缺氧、缺血等情况时，肠黏膜的屏障功能受损，细菌和内毒素可从肠腔内进入肠壁的淋巴或血液循环中，称之为肠内毒素、细菌易位。这一现象在动物实验中获得直接的证据，在临床获得了间接的证据。1998 年，OBoyle C J 等人对 448 例择期剖腹手术的患者，从淋巴结、肠黏膜和外周血培养中，发现有 15.4% 的阳性，术后这些患者中有 41% 发生了脓毒症，较培养阴性患者 14% 的脓毒症发生率为高。无论是外科手术或内科疾病，只要有肠道缺氧、缺血发生，即可有肠黏膜屏障功能障碍，肠道细菌可经淋巴系统、门静脉系统易位至全身，进一步引发全身炎症反应综合征（Systemic Inflammation Response Syndrome, SIRS）、脓毒症（sepsis）以致多器官功能障碍综合征（Multiple Organ Dysfunction Syndrome, MODS）。

从此，对肠功能的认识不再局限于营养的消化和吸收，还应包含肠屏障功能。因此，2004 年我国著名的胃肠外科专家黎介寿院士将肠功能障碍的定义调整为"肠实质和（或）功能的损害，导致消化、吸收营养和（或）屏障功能发生严重障碍"，它参与了机体应激时机体的病理生理改变，被认为是"机体应激的中心器官"，是 MODS 的发动机。并提出肠功能障碍的分型：（1）功能性肠道绝对减少型，如短肠综合征；（2）小肠实质广泛损伤型，如放射性肠损伤、炎症性肠病、肠外瘘、肠梗阻等；（3）以肠黏膜屏障功能损害为主型，可同时伴有消化吸收功能障碍，如严重创伤、出血、休克所致的肠功能障碍。

2005 年 Kutayli Z N 等人提出了"肠功能衰竭"的新概念，泛指危重患者腹腔和消化道的问题，包括胃肠动力障碍、吸收不良、腹泻、应激性溃疡、无结石性胆囊炎、腹腔高压、肠源性感染等。在此基础上发展出了"急性胃肠功能障碍"的概念，定义为继发于创伤、烧伤、大手术、休克等重症疾病引起的一种胃肠道急性病理改变，以胃肠黏膜屏障功能障碍、消化吸收功能障碍和胃肠动力障碍为主要特征，不是一组独立的疾病，而是多器官功能障碍综合征 MODS 的一部分。2012 年欧洲危重病学会腹部问题工作小组提出急性胃肠损伤（Acute Gastrointestinal Injure, AGI）则用于描述 ICU 患者各种胃肠道症状（如腹泻、恶心呕吐等）及诊断（如胃肠炎、腹腔高压等）。

第二节　肠黏膜屏障损伤的机制

人体肠黏膜屏障由机械屏障、化学屏障、免疫屏障和生物屏障共同构成。肠道依靠其黏膜屏障，可有效地阻止肠内细菌及内毒素易位至其他组织或器官。但在手术、创伤应激及长期全肠外营养状况下，肠黏膜结构及其功能可严重受损，使肠内细菌及内毒素发生易位而导致 MODS，危及患者生命。

（一）肠黏膜机械屏障损伤

在应激状态下，肠黏膜缺血、缺氧、血管通透性增加、黏膜上皮水肿、上皮细胞膜及细胞间连接断裂、细胞坏死或凋亡,可导致肠通透性增加。创伤后早期肠黏膜机械屏障损伤可能由以下因素导致:(1)肠道有效循环血量不足,肠黏膜处于缺血、缺氧状态,激活黄嘌呤氧化酶,产生过量氧自由基,损伤肠黏膜。最新研究发现,缺氧可直接导致上皮细胞间紧密连接 claundin、occludin 等蛋白细胞内转运障碍,最终无法固定到上皮细胞间,使上皮层通透性增高。(2)肠黏膜上皮细胞摄取、利用氧的能力降低,能量供给减少。同时谷氨酰胺(Gln)作为肠上皮细胞的主要能量来源,创伤后其摄取、利用及 Gln 主要水解酶活性均明显下降,肠黏膜修复受损。(3)肠腔细菌过度繁殖,粘附至肠壁的细菌增多,定植机会增加,产生大量代谢产物和毒素,细菌易位、内毒素易位,破坏肠黏膜结构。(4)肠道抗原递呈细胞激活,释放血小板活化因子(PAF)、肿瘤坏死因子(TNF)、γ-干扰素(INF-γ)、白介素-4(IL-4)等炎性介质及细胞因子,引起肠黏膜 屏障功能损伤。目前认为,TNF 可能通过肌球蛋白轻链激酶介导对肠黏膜屏障产生破坏,而 INF-γ 通过Fas/FasL介导肠上皮细胞的凋亡,改变上皮的通透性和离子转运功能,破坏肠上皮细胞间紧密连接。但是疾病状态下,以上因素往往同时存在,协同对肠黏膜屏障产生破坏。例如:在缺血、缺氧及炎症刺激下,INF-γ 能通过 NF-KB 通路活化缺氧诱导因子,进而发挥损害肠黏膜屏障的作用。

(二)肠黏膜化学屏障损伤

在创伤、感染、休克等应激状态下,胃肠相关淋巴组织呈现选择性抑制状态,同时胃肠道功能受抑,消化液和黏液分泌减少,肠蠕动减少,导致肠黏膜化学屏障损伤,细菌黏附定植增加,进而发生细菌易位。

(三)肠黏膜生物屏障损伤

应激状态下,胃肠道蠕动受抑制,肠黏膜上皮细胞摄氧障碍,肝肠循环紊乱,导致肠道内细菌过度繁殖,肠道内菌群失调。机体与正常菌群之间及各正常菌群之间的平衡遭到破坏,肠道微生态平衡失调,肠黏膜生物屏障功能障碍。

(四)肠黏膜免疫屏障损伤

1. 体液免疫功能受损　应激状态下合成 SIgA 的浆细胞数量减少,肠道产生分泌型免疫球蛋白 A(Secretory Immunoglobulin A, SIgA)的功能明显受到抑制,SIgA 含量减少,被 SIgA 包被的革兰氏阴性菌减少,肠道抗定植力下降,促进肠内细菌易位。

2. 细胞免疫功能受损　细菌内毒素可直接损伤细胞免疫功能,同时可激活局部和全身炎症介质的级联反应,产生大量高浓度细胞因子、诱导免疫细胞对脂多糖(LPS)的耐受。在多种应激情况下,可能发生蛋白质热量营养不良,机体蛋白质水平降低,引起淋巴细胞减少、免疫球蛋白水平下降、巨噬细胞功能不良,甚至影响肠道和全身的免疫功能。研究发现,营养不良可引起与肠相关的淋巴组织产生 Th2 细胞因子下降,降低 CD16/CD18 黏附分子的表达和多核白细胞的趋向性和吞噬能力,从而增加感染机会;全肠外营养可抑制小鼠肠道淋巴细胞的分化成熟,降低 CD4、CD8 和 CD44 的数量,增加 IFN-γ mRNA 的表达,抑制转化生长因子等的表达。

第三节　急性胃肠功能障碍的流行病学

有关 ICU 患者胃肠功能障碍的流行病学资料较少，主要原因是对胃肠功能的客观评价有困难。根据法国一项多中心研究显示，几乎每例重症患者都存在不同程度的腹胀、肠鸣音减弱或大便困难，约 40% 的 ICU 患者表现为腹泻或对肠内营养不耐受，16% 的患者表现为便秘。作者通过对 502 名外科重症患者进行调查，将胃肠功能障碍患者的临床表现分为 10 个类型，发现每一类型均有不同的发生率，约 76.9% 的患者无法进食，约 60.9% 的患者出现腹胀症状，约 59% 的患者需要胃肠减压，腹泻患者的比例占到 30.7%，31.1% 的患者出现了腹痛，其他胃肠道症状或体征还包括反流、胃潴留、肠鸣音减弱或消失、便秘等。而且还发现行腹部外科手术的患者出现胃肠功能障碍的发生率更高，合并腹腔感染的重症患者胃肠功能障碍则更为严重。可见重症患者胃肠功能障碍的发生率特别高，需引起足够的重视。

第四节　急性胃肠功能障碍评分

随着人们对 MODS 的认识，不少学者对器官功能障碍做出严重度评分，以求达到早识别、早治疗的目的。1995 年，Marshalla 将心、肺、肾、肝、神经等器官或系统的功能按正常(0)与不同的障碍严重度(1,2,3,4)计分，最严重的功能障碍相当于以往的"衰竭"标准，但一直没有胃肠功能障碍的评分标准。作者认为胃肠道有多种多样的功能，既有吸收、肠蠕动问题，又有肠黏膜糜烂出血、肠黏膜屏障的问题，难以综合归纳，其他学者也因为同样的困难而无法形成胃肠功能障碍的评分标准。但是鉴于胃肠功能障碍对于患者预后的重要决定作用，建立有效的胃肠功能障碍评分一直是重症医学领域的研究热点。1997 年，重症患者肠功能障碍圆桌会议便提出建立胃肠功能衰竭(Gastrointestinal Failure, GIF)严重度评估系统，但一直进展缓慢。包括急性生理和慢性健康评估(Acute Physical and Chronic Health Evaluation, APACHE)和序贯性器官功能评估(Sequential Organ Failure Assessment, SOFA)等重要评分系统，均未将胃肠功能损害纳入。伴随着对 GIF 引发免疫炎症紊乱及腹腔高压后果认识的深入，评估 GIF 的严重性已成为迫切的临床需要。与制定定义和诊断标准的要求相比，制定严重度评估系统较灵活，只要能够真实反映器官病损对预后的影响，就是有价值的，任何人均可展开此项工作的研究。

2006 年，Reintam 等人对德国和爱沙尼亚的 3 家医院共计 2 588 名 ICU 重症患者进行回顾性研究，将 GIF 定义为至少出现 1 个以下症状：进食不耐受(鼻饲后呕吐或抽出食物残留量大于前次所给食物量)；消化道出血(胃管可见的出血或黑便)；腹胀(动力性肠梗阻)。结果发现 252 名患者诊断为 GIF(9.2%)，20% 发生于入科时，82% 发生于入科 1 周内，将出现 GIF 组和无 GIF 组两组进行比较发现，年龄、入院时的 APACHE Ⅱ 评分、SOFA 评分、机械通气时间、住 ICU 时间、ICU 病死率两组之间有显著性差异。

随着腹腔高压(Intra-Abdominal Hypertension, IAH)、腹腔间隙室综合征(Abdominal Compartment Syndrome, ACS)国际会议的召开和相关共识的达成，IAH 尤

其 ACS 对重症患者的预后有重要影响,且与 GIF 互为因果。因此,Reintam 等人对自己之前的研究进行了完善,将腹腔高压纳入研究,对 398 名机械通气患者进行了研究,将 IAH 定义为腹腔内压力(Intra-abdominal Pressure,AP)>12 mmHg,GIF 定义为进食不耐受、呕吐、肠胀气、腹泻或高胃残留量而减少或停止鼻饲。发现同时存在 GIF 和 IAH 的重症患者较单纯的 GIF 患者病死率更高,住 ICU 天数更长。因此,基于肠道喂养状况和腹腔压力,2008 年 Reintam 等人发布了重症患者的 GIF 评分系统,分为 5 个等级(0~4),具体如表 5 - 12 - 1 所示。

表 5 - 12 - 1　GIF 评分系统

分级	临床症候学
0	胃肠功能正常
1	肠内营养低于目标需要量的 50% 或腹部手术后 3 d 未行肠内营养
2	喂养不耐受(因以下原因肠内营养无法实施:高度的胃残留量、呕吐、肠管扩张、严重腹泻)或腹腔高压
3	喂养不耐受和腹腔高压
4	腹腔间室综合征

随后,Reintam 等人设计了一项前瞻性的随机对照研究,在德国及爱沙尼亚 4 所医院 ICU 中纳入了 264 名机械通气患者,来验证他们的 GIF 评分系统。连续记录入院前 3 天的 GIF 评分和 SOFA 评分,来分析他们对 ICU 患者预后的预测价值。最后发现前三天平均的 GIF 评分是病死率的独立危险因素,而且相对于单纯的 SOFA 评分而言,SOFA 评分联合 GIF 评分可以更好地预测 ICU 病死率,此外,同时合并喂养不耐受和腹腔高压与更高的 ICU 病死率相关。

Reintam 等人推出的 GIF 评分使用简单,初步验证具有可靠性,既可单独使用,也可加强现有评分系统的评估能力,弥补了目前胃肠功能无法评估的缺陷,使对患者预后的评估更加完整,值得推荐。然而 GIF 评分的确切价值尚有待大规模的临床实验和长时间的临床实践来验证。此外,GIF 评分也存在可改进之处,GIF 评分中将腹内压(Intra-abdominal Pressure,IAP)单纯分作 IAH 和 ACS 两档,看来过于简单,似乎有进一步细分的必要;细菌/内毒素易位和由此引发的炎症反应是 GIF 重要的病理变化和组成部分,如何在评分中体现也值得进一步探讨。

针对以上问题,Reintam 等人继续进行研究,并致力于推广胃肠功能障碍的评分系统,遂成立了欧洲危重病学会的腹部问题工作小组,针对目前重症患者的胃肠功能及胃肠功能障碍缺乏统一的定义与分级,于 2012 年发布了最新的关于重症患者胃肠功能的推荐,包括相关的术语、定义和管理等方面。此外,首次明确提出急性胃肠损伤(AGI)的概念,并推出了全新的 AGI 分级。AGI 分级整合了胃肠功能损伤的风险因素、胃肠道症状、腹腔压力及全身情况等,分为四级(具体见第六节)。

第五节　肠黏膜屏障损伤监测

肠黏膜屏障功能监测通常包括肠黏膜通透性、测定细菌易位、血浆内毒素含量、肠黏膜组织学观察等指标。

（一）肠黏膜屏障通透性测定

肠黏膜屏障通透性测定是反映肠黏膜屏障功能的重要指标。临床上主要是指分子量＞150道尔顿的分子物质对肠道上皮的渗透性能。通常包括以下几种测定方法：

1. 血浆二胺氧化酶(Diamine Oxidase,DAO)活性、测定　DAO是肠黏膜上层绒毛细胞胞质中具有高度活性的细胞内酶。在其他组织和细胞中几乎不存在。肠黏膜细胞受损、坏死后,该酶释放入血,导致血浆和肠腔DAO活性增高而肠黏膜内DAO活性降低。外周血中DAO活性稳定,故可以通过测定外周血DAO活性变化,反映肠黏膜屏障功能。目前通常采用分光光度法和EISA法进行测定。禁食、接受全胃肠外营养(TPN)的患者,胃肠道黏膜细胞核酸与蛋白质含量减少,绒毛缩短,黏膜萎缩,可引起肠和血浆DAO活性降低。烧伤患者血浆DAO活性显著升高,小肠黏膜内DAO水平显著降低,动态测定DAO活性的变化,可反映烧伤后小肠黏膜结构和功能的变化。创伤、缺血再灌注或内毒素均可导致肠屏障功能损伤,DAO可快速敏感地反映肠上皮损伤与修复情况。有研究证实,血浆DAO活性升高的时相早于内毒素和D-乳酸,提示血浆DAO活性作为反映肠屏障功能损伤的指标不仅特异度强,灵敏度也较高,且检测方法简便、费用低,是反映肠黏膜结构完整性较理想的指标。

2. 循环D-乳酸测定　D-乳酸是肠道固有细菌的代谢终产物,多种细菌均可产生。哺乳动物机体的各种组织均不产生D-乳酸,也没有快速代谢分解D-乳酸的酶系统,所以血浆中的D-乳酸基本上来源于肠道。当肠道发生急性缺血等损伤时,肠黏膜绒毛顶端上皮坏死、脱落,肠黏膜通透性增加,肠道中细菌产生的大量D-乳酸通过受损黏膜入血,哺乳动物不具备将其分解代谢的酶系统,故血D-乳酸水平监测可及时反映肠黏膜损害程度和通透性变化。目前多采用改良酶学分光光度法进行检测。短肠综合征患者可产生严重的D-乳酸性代谢性酸中毒。D-乳酸水平升高可作为肠系膜缺血患者有价值的标志物,可应用于急性肠黏膜损害的早期诊断。D-乳酸水平监测可用于创伤、应激后肠黏膜损害的预测。

3. 糖分子探针比值测定　糖分子探针包括鼠李糖、甘露醇、乳果糖、纤维二糖、葡聚糖等。目前最常采用的是甘露醇和乳果糖探针,具有回收率较高、受肠腔内渗透压影响较小的特点,被广泛用于肠黏膜通透性的测定。乳果糖/甘露醇比值增加,则表示肠通透性增加,反映肠黏膜紧密连接部不完整,或有区域性细胞缺失,或绒毛末梢损坏,或组织间隙水肿。常用的检测方法包括：比色法、酶学法、气相色谱法、气-液相色谱法、高效液相色谱法,其中气-液相色谱法、高效液相色谱法结果稳定、精确、特异性高,是目前用于测定肠黏膜通透性改变较好的方法,具有无创、快速、准确、可重复等优点。但是,除肠黏膜损伤外,其他一些因素也可能影响探针的吸收,如克罗恩病、胃肠道功能状态、血流动力学变化、肾功能、膀胱排空情况等。

4. 其他检测方法　包括同位素探针法、聚乙二醇类探针法、肠反射系数测定法等,因其临床实际应用意义不大,目前已较少应用。

（二）细菌易位检测

创伤应激引起的肠道缺血缺氧、肠黏膜屏障功能损害时,原存在于肠腔内的细菌和(或)内毒素,越过肠黏膜屏障,进入肠系膜淋巴结、门静脉系统,继而进入体循环以及肝、脾、肺等远隔器官,大量细菌或内毒素向肠腔外迁移即细菌易位。

1. 血液内细菌易位检测　可采用外周血培养增菌、平板接种的方法,进行革兰染色镜检及生化鉴定。

2. 外周血中细菌 DNA 片段的检测　在外周血中发现肠道细菌,可以间接推断肠黏膜屏障的破坏。临床及动物实验证明 PCR 方法检测肠道细菌易位较血培养更为敏感,且不受抗生素的影响,检测迅速。可直接反映细菌易位,间接反映肠屏障功能的变化。

（三）血浆内毒素含量

内毒素是革兰氏阴性菌产生的一种重要产物,其主要来自肠道细菌。由于健康人肠黏膜屏障功能完整,其难以进入血液循环,当机体肠黏膜屏障功能下降时,肠道内细菌或内毒素向肠腔外迁移,血浆内毒素含量可增高。有研究证实,肠黏膜通透性与内毒素血症水平呈相关性,但肠黏膜通透性改变虽是内毒素血症形成的因素,却不是唯一的因素,肝脏功能障碍、肠道细菌过度繁殖等情况下也可致内毒素水平升高。目前,监测内毒素的方法主要采用鲎试剂偶氮显色法。但此法结果变异较大,易出现假阳性和假阴性,因此应多次检测并与临床资料结合进行判断。

（四）肠黏膜组织学观察

主要用于实验研究。在应激状况下,末段回肠取材后,在光镜、电镜下观察肠黏膜上皮细胞表面微绒毛排列是否整齐、柱状上皮细胞结构是否完整、细胞质内细胞器是否异常、固有层腺体结构是否正常、有无淋巴细胞浸润等。

第六节　急性胃肠功能障碍的处理

（一）术语、定义和管理

重症患者常处于镇静状态,胃肠道不适常无法直接表达,故重症患者的胃肠道症状及治疗有其自己的特点。

1. 食物不耐受综合征(Feeding Intolerance Syndrome,FI)　食物不耐受综合征的诊断常基于复杂的临床评估,目前没有单独明确的症状或指标来定义 FI。当经过 72 h,20 kcal/(kg·d) 的能量供给目标不能由肠内营养途径实现,或者因任何临床原因停止肠内营养的,需考虑 FI 的可能性。FI 常需要临床干预来维持或重建胃肠道功能:包括限制使用损害肠动力药物,应用促动力药物和(或)使用通便药物,控制腹腔内压。临床可以尝试给予少量的肠内营养。FI 者应给予补充肠外营养。目前数据显示,延迟 1 周的肠外营养与早期肠外营养相比,可以促进病情恢复。

2. 腹腔内高压　指临床上 6 h 内至少两次测量腹腔内压≥12 mmHg。治疗上应当注意液体复苏策略,避免过度复苏。对于原发性腹腔内高压的手术患者,持续的硬膜外镇痛可以降低腹腔内压。建议使用鼻胃管/结肠减压方法,用于排出胃肠道的内容物。腹腔积液患者,推荐使用经皮管道引流减压。床头抬高超过 20°是 IAH 发展的额外危险因素。肌松药可以降低腹腔内压,但由于其过多的副作用,仅在特定的患者中使用。

3. 腹腔间隔室综合征(Abdominal Compartment Syndrome, ACS)　腹腔间隔室综合征是指腹腔内压持续增高,在 6 h 内至少两次腹腔内压测量均超过 20 mmHg,并出现新的器官功能障碍。治疗上,尽管外科减压是治疗 ACS 唯一确切的处理措施,但其适应证和手术时机的选择仍然存在争议。对于保守治疗无效的 ACS 患者,推荐外科减压作为抢救生命的重要措施。对于存在多个 IAH/ACS 危险因素患者,在进行剖腹手术时,可以给予预防性减压措施。在大多数严重的腹主动脉瘤破裂或腹部创伤患者,可以不关腹,使用人工膜覆盖,避免 ACS 进一步发展。

4. 胃潴留　单次胃残留量>200 ml,定义为大量胃潴留。暂没有足够的科学证据或生理学依据来定义大量胃潴留的确切值,也没有标准的测量胃残留方法。当胃残留200 ml 时,需进行密切的床旁评估与监测;如果单次的胃残留量在 200～500 ml,不应停止输注肠内营养;若胃残留量>500 ml,则应停止经胃营养,考虑幽门后喂养。但需要注意的是,幽门后喂养易引发小肠扩张,少数引起穿孔,故不作常规推荐。尽管缺乏科学依据,欧洲危重病学会腹部疾病工作组将 24 h 残留量>1 000 ml 作为胃排空异常的一项指征,需要给予特殊的关注。治疗方面,高度胃潴留时推荐使用上消化道促动力药物,如甲氧氯普胺(即胃复安)或红霉素等,但不推荐常规使用全消化道促动力药物,如必利类药物。尽可能避免或减少使用阿片类药物,降低镇静深度。

5. 腹泻　稀水样便每日>3 次,且大便量>200～250 g/d 或 250 ml/d,则称为腹泻。常规的腹泻分为动力型、分泌型、渗透型和渗出型,但重症患者的腹泻分类更习惯于从病因角度来分,分为疾病本身相关(如短肠综合征的患者)、药物相关(如抗生素相关性腹泻)、食物或喂养相关(肠内营养不耐受等)。对于重症患者腹泻的治疗,主要有对症治疗和对因治疗。对症治疗包括调整水电解质平衡、维持血流动力学稳定及脏器功能保护,如纠正低血容量以防止肾功能损害等。可能的病因主要包括药物性的因素、疾病本身的因素以及营养耐受不良等原因,因此对因治疗方面包括停用通便药物、山梨醇、乳果糖、抗生素等药物;治疗吸收功能障碍、炎症性肠病等疾病本身的问题;对于肠内营养不耐受导致的腹泻,可以通过减慢喂养速度、重新放置营养管或稀释营养配方。加入膳食纤维延长食物转运时间。此外,近年来常有报道的严重或反复发作的难辨梭状芽孢杆菌相关性腹泻,对于此类腹泻的治疗,目前认为口服万古霉素优于甲硝唑。

6. 胃肠道出血　指任何进入胃肠道内腔的出血,并经呕吐液、胃内容物或粪便等标本隐血试验证实。治疗上对于明显的胃肠道出血,血流动力学状态决定治疗策略。伴有血流动力学障碍的出血,内镜检查可以明确诊断。但活动性和大量出血时,除了内镜检查,血管造影术是合适的选择。推荐早期(24 h 之内)行消化道内镜检查,而急性静脉曲张出血需要更紧急(12 h 之内)的干预。联合使用肾上腺素和血管夹、热凝固术或注射组织硬化剂等方法。不推荐常规复查内镜,当再出血时,推荐复查内镜。上消化道内镜检查阴性的胃肠道出血,需进行结肠镜检查,而结肠镜亦阴性时,可使用推进式电子小肠镜探查小肠。内镜检查阴性的活动性消化道出血,需考虑内镜手术或介入治疗。

7. 下消化道麻痹　下消化道麻痹指肠蠕动功能受损,导致粪便不能排出体外。临床症状包括至少 3 d 肛门停止排便,肠鸣音存在或消失,同时需排除机械性肠梗阻。在 ICU之外的科室,便秘和顽固性便秘还包括不舒服的肠道蠕动、排便困难和疼痛等症状。而ICU 患者无法表达上述症状,故建议使用"下消化道麻痹"这个概念。治疗上,尽可能停用抑制胃肠动力药物(如儿茶酚胺类、镇静药、类罂粟碱等),纠正损害胃肠动力的机体状态(如高血糖、低钾血症等),同时可使用促胃肠动力药物。通便药物由于有一定的延迟效应,因此可早期使用或预防性使用。

8. 肠管扩张　腹部 X 线平片 CT 上测得小肠直径＞3 cm,结肠直径＞6 cm(盲肠直径＞9 cm),则称为肠管扩张。常见的原因包括肠梗阻、中毒性巨结肠、Ogilvie 综合征等。治疗方面,首先要注意纠正水、电解质失衡,鼻胃管减压可能有效,但对于择期开腹手术的患者不推荐常规放置鼻胃管。排除机械性梗阻后,对于盲肠直径＞10 cm 而在 24 h 内无缓解,应考虑静脉使用新斯的明;若保守治疗 24～48 h 仍无效,推荐使用结肠镜进行非外科减压,结肠镜减压有效率达 80%,但存在一定风险。当盲肠直径≤12 cm 时,联合结肠镜减压的保守治疗可以持续 48～72 h。保守治疗无效者,由于存在穿孔的风险,建议行外科手术治疗。使用胸椎硬膜外麻醉的腹腔镜手术,术后一定程度上可以改善肠道功能,预防肠管扩张。

(二) AGI 分级与治疗

AGI 分级整合了胃肠功能损伤的风险因素、胃肠道症状、腹腔压力及全身情况等,分为四级,具体如下:

Ⅰ级:有发展为胃肠功能障碍或衰竭的风险,表现为胃肠功能的部分受损,例如腹部手术后第一天的恶心、呕吐、肠鸣音减弱,休克早期的肠蠕动减少。这种胃肠损伤多为暂时性的、自限性的,常伴随一般情况的好转而消失,无须特殊处理,推荐损伤后 24～48 h 内行早期肠内营养。

Ⅱ级:胃肠功能障碍,表现为急性发生的胃肠道症状,胃肠道的消化吸收功能受损,需要外界干预才能满足机体对营养物质和水分的需求,如胃轻瘫伴高度胃残留或反流、下消化道麻痹、腹泻、腹高压 1 级(IAP 12～15 mmHg)、肉眼可见胃内容物或粪便内有血、喂养不耐受(72 h 内的喂养尝试仍然不能通过肠内途径达到每日 20 kcal/kg 的喂养目标)。治疗方面主要是治疗腹高压,促进胃肠动力的恢复及高度胃残留的处理。

Ⅲ级:胃肠功能衰竭,即使外界干预,胃肠功能也无法恢复。表现为持续性的肠内营养不耐受,治疗后仍无法改善,可能导致 MODS 的持续或加重,如持续性的胃肠麻痹、出现肠管扩张或进一步加重、腹高压进展为 Ⅱ级(IAP 15～20 mmHg)、腹腔灌注压＜60 mmHg。治疗方面主要包括 IAH 的监测及靶向性治疗,同时注意排除腹部可能存在的其他问题,如胆囊炎、腹膜炎、肠缺血等,定时尝试小剂量肠内营养;在入 ICU 的最初 7 d 内,若肠内营养无法达到目标热卡量,不推荐使用肠外营养来补充,因为其可能会增加院内感染的发生率。

Ⅳ级:胃肠功能衰竭伴有远隔器官功能的严重损害,直接或立即威胁生命,同时加重MODS 及休克,如肠管缺血坏死、胃肠道出血导致失血性休克,需要减压的 ACS、Ogilvie综合征等,应立即行开腹手术或其他急诊干预措施以挽救生命。无有效的非手术治疗方案。

欧洲重症医学会的腹部问题工作小组推出的这一方案,制定了重症患者胃肠功能及胃肠功能障碍的相关规范,为今后胃肠功能问题的共同研究与探讨奠定了基础,值得肯定。提出的 AGI 分级,暂时弥补了急性胃肠功能障碍或损伤评价系统的缺失,但 AGI 分级的临床实用性和可靠性有待进一步验证。因此,胃肠功能的评估系统仍然需要重症医学者的共同探索与改进,影像、超声等辅助诊断技术的发展将有望为重症患者胃肠功能的评估和急性胃肠功能障碍/AGI 的早期诊断提供有力的支持。

(三) AGI 的处理流程

AGI 的处理流程见图 5-12-1。

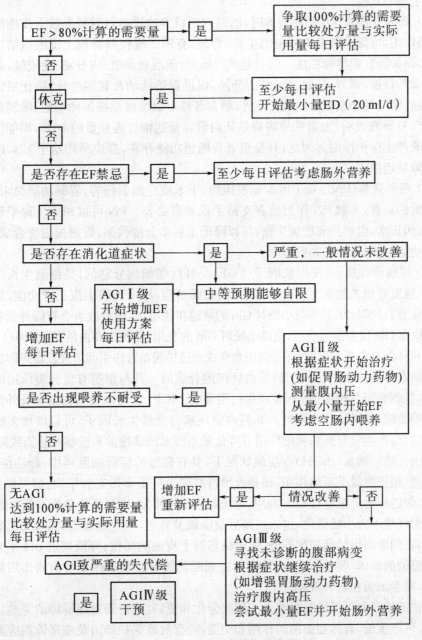

图 5 - 12 - 1 AGI 患者的处理流程

（四）肠黏膜屏障功能的保护

肠黏膜屏障功能的保护对于危重患者的救治具有重要临床意义,主要包括以下几方面。

1. 改善患者的全身营养状况　营养不良是危重患者常见的并发症,创伤应激可使机体代谢紊乱,分解代谢亢进,降低机体防御功能,提高宿主感染机会,感染又加重营养不良。蛋白质营养不良条件下,小肠是主要的靶器官,表现为肠黏膜严重萎缩,SIgA 生成量及对病毒反应下降,黏液和黏蛋白产生的绝对量减少,肠黏膜屏障破坏,肠道出现非正常菌群定植和入侵。

（1）肠内营养（EN）：肠内营养时，肠道内的营养物质通过对肠黏膜上皮细胞局部营养、刺激作用，可促进肠上皮细胞的生长、修复，有助于维持肠黏膜上皮细胞结构和功能的完整，保护肠黏膜屏障功能。通过刺激胃肠道，激活胃肠道-内分泌-免疫轴，促进胃肠激素合成和释放，调节胃、胆、胰、肠的分泌，促进胃肠蠕动及黏膜生长，防止细菌滞留及过度繁殖，维持胃肠道正常功能。此外，膳食纤维可以增强黏膜屏障功能，限制肠道细菌易位。已有研究表明，为重症患者提供肠内营养量达预计需要量的 20%，即能使肠黏膜屏障功能产生保护作用。因此，只要患者胃肠道功能存在，都应早期给予 EN，以预防肠黏膜屏障功能损害。

（2）肠外营养（PN）：对于因为原发疾病、手术或应激创伤等，胃肠功能尚未恢复，或不能进食的患者，采取 PN 作为营养支持手段非常必要。PN 可以纠正负氮平衡和低营养状态，纠正水、电解质和酸碱失衡；可以降低术后高分解代谢，促进蛋白质合成；促进肠道免疫功能恢复，保护肠黏膜屏障。

（3）特殊营养素：表皮生长因子（EGF）是肝巨噬细胞分泌的，是细胞生长、增生、分化、组织修复等相关的重要因子，可改善肠黏膜结构，维持黏膜上皮正常功能，加速肠黏膜屏障修复。同时，EGF 参与小肠对 Gln 的运输和利用，能明显改善全胃肠外营养及放射性肠炎状态 Gln 代谢酶的功能，提高小肠对 Gln 的利用，显著提高血液及组织中 Gln 水平。EGF 也可作为自由基清除剂，促进组织愈合或通过扩张血管作用而增强黏膜防御功能。

胰岛素样生长因子（IGF-1）是由肝细胞合成的一种对细胞有促分裂作用的多肽生长因子，能刺激肠黏膜细胞 DNA 和蛋白质合成。IGF-1 可减轻禁食或全肠外营养引起的肠黏膜萎缩，并维持其完整性。肠腔内灌注胰岛素样生长因子，可以增加多胺合成限速酶的活性，产生营养肠黏膜的作用并降低肠系膜淋巴结细菌易位率及感染致死率。

重组人生长激素（rhGH）在应激状况下，具有良好的促肝细胞再生、肝功能恢复、蛋白质合成、纠正负氮平衡的作用，还具有维持黏膜上皮正常形态和结构、增强肠黏膜 Gln 酶活性、促进肠上皮细胞对 Gln 利用、加快黏膜增生修复、增强机体免疫力等功能。

膳食纤维不为小肠消化，进入结肠后被厌氧菌酵解，产生短链脂肪酸，如乙酸、丙酸、丁酸等，它们能提供结肠细胞养分，促进肠黏膜上皮细胞增殖；降低肠道 pH 来减少对酸碱度敏感的病原体，改善肠道内环境；通过刺激黏液分泌及热休克蛋白的作用提高肠道免疫力，减少细菌和内毒素易位。

其他如精氨酸可促进肠黏膜上皮细胞分化和更新、维持肠黏膜屏障的完整。在肠内代谢时，可产生氮，有抑制细菌的作用和功能，能有效地保护肠道免疫屏障在应激状态下的损害。水溶性羟乙基纤维素，是一种具有复杂理化性质的非离子表面活性剂，可阻止细菌在肠黏膜表面粘附，预防术后细菌易位。外源性硒也能有效地保护化疗后对肠黏膜屏障功能的过氧化损害。

2. 防止肠黏膜屏障破坏

（1）积极治疗原发病：改善胃肠黏膜低灌流状态，清除氧自由基。临床使用小剂量多巴胺和前列环素可改善肠黏膜灌流，减轻肠黏膜损伤。氧自由基清除剂如大剂量糖皮质激素、维生素 C、辅酶 A、别嘌呤醇等可有效地抑制氧自由基产生，具有良好的膜保护功能，可有效减轻氧自由基对细胞膜的破坏。

（2）拮抗/灭活内毒素：多黏菌素 B 是一种多肽类抗生素，可与脂多糖结构中的类脂

A 结合,使脂多糖不能表现出内毒素的作用。乳果糖、考来烯胺也属内毒素黏附剂,乳果糖还可抑制内毒素激活巨噬细胞释放 TNF。采用血浆净化技术可在体外降解或吸附内毒素,从而缓解内毒素血症。

(3) 阻断内毒素激活巨噬细胞:内毒素能够激活体内多种细胞,合成、释放炎性前介质,脂多糖凭借机体释放的这些活性因子表现出内毒素作用。研究证实血小板活化因子(PAF)、肿瘤坏死因子(TNF)、白细胞介素(IL)等可引起肠黏膜屏障损伤,参与内毒素休克的发生和发展,应用特异性炎症介质拮抗剂可降低患者内毒素休克的严重程度及病死率。

(4) 改善肠道微生态环境:① 选择性消化道去污染(Selective Digestive Decontaminations,SDD):口服肠道不吸收的抗生素,选择性抑制和杀灭肠内致病菌而尽量不影响原肠道固有菌群。SDD 可改善肠道微生态紊乱状态,减少细菌易位。应用的抗生素主要包括新霉素、多黏菌素、妥布霉素、两性霉素、庆大霉素、诺氟沙星等,主要针对肠球菌、假单孢菌属、醋菌属和酵母样菌;② 保持胃肠道 pH:胃酸降低可使胃液及十二指肠液的杀菌作用下降,肠道内细菌过度增生,通过细菌易位,引起内源性感染的发生,特别是在监护室需行胃肠减压及机械通气者更易发生。肠腔内 pH 对肠道细菌的代谢有重要影响。在酸性环境中,胆汁和肠道细菌产生的短链脂肪酸可抑制细菌生长。随 pH 升高,肠道细菌渗透力也相应增加,乳酸菌生长受到抑制,病原菌过度繁殖引起菌群失调;③ 应用微生态调节剂:微生态调节剂包括益生元和益生菌,可直接补充人体肠道内的正常菌群或选择性刺激正常菌群的生长繁殖,从而竞争性抑制肠外细菌的定植和内源性条件致病菌的过度生长,有效抑制肠道内菌群失调,调理肠道微生态平衡,减少细菌易位的发生。Bengmark 等在 1998 年首先提出生态免疫营养的概念,即在免疫营养的基础上,增加以合生元为主的制剂,以改善肠道菌群,减少病原菌生长,提高营养支持疗效。益生菌是一类能对机体胃肠道微生物群产生有益作用的微生物添加剂;益生元是不被消化的糖类,能选择性刺激结肠某些细菌生长;益生菌、益生元两者相组合即称合生元。益生菌能够增加宿主先天性免疫和适应性免疫反应,减轻炎症反应。它在体腔内可抵抗病原菌定植,并通过分泌黏蛋白、三叶素和防御素等机制增加肠黏膜抵抗力。另外,益生菌也可通过调节肠道上皮细胞紧密连接来影响肠上皮屏障功能。最常用的有乳酸杆菌制剂、双歧杆菌合剂、肠球菌等,可显著提高肠道中厌氧菌的比值,拮抗大肠杆菌增生,使肠道微生态趋于平衡,降低血中内毒素水平和细菌易位率。益生元主要通过分解低聚糖以及细菌发酵产生的短链脂肪酸发挥作用。益生元能促进双歧杆菌生长,可以通过抑制潜在的病原体生长,降低血清胆固醇及氨水平,并作为免疫调节制剂发挥作用。

(5) 促进胃肠道运动及功能恢复:胃肠道正常蠕动对胃肠道生理功能的维持十分重要,可以改善胃肠道血供,保护肠黏膜屏障功能,可采用促胃肠道动力药物,还可使用电刺激、中药、针灸等方法促进胃肠道运动及功能恢复,保护肠黏膜屏障功能。

综上所述,近年重症医学研究证实,机体在严重应激状况下,在缺血、缺氧、酸中毒、炎症介质、氧自由基、NO 等多种因素的共同作用下,可以造成肠黏膜屏障受损,肠通透性增加,细菌与内毒素易位,引起内源性感染,从而启动系统性炎症反应综合征(SIRS),乃至多脏器功能不全综合征(MODS)。肠黏膜屏障功能的监测与保护对于危重患者的临床诊治具有重要意义。

(叶 英)

第十三章　重症患者的营养支持

重症患者易出现不同程度的营养不良或代谢障碍，而营养不良又增加了腹泻、感染和其他传染病的概率，是重症患者发病率和死亡率上升的主要原因之一，所以改善营养条件和保持适当的营养水平是降低死亡率最有效的措施之一，这也是重症医学工作中的一项非常重要的内容。

临床上营养支持的目的在于维护机体器官的结构与功能，增强机体的免疫能力，减少并发症，促进损伤组织的修复，改善病人的预后。对重症患者进行营养支持治疗一般需经营养状态的评价、能量需要的测算和营养支持的实施三个阶段。合理选择营养支持的时机、途径以及营养液配方成为营养支持治疗成功的关键所在。

临床营养经过几十年的研究与实践，无论在理论上还是在应用方面均得到了长足的发展，在营养供给的方式与途径、能量的合理补充，营养支持相关并发症的处理，以及近年来对某些营养素药理作用的研究等方面均有了更加深入的认识，并逐渐应用于临床各学科的治疗中，在一些疾病或疾病的某一阶段，成为治疗的辅助甚至主要的治疗手段之一。代谢与营养状态是直接影响重症患者转归的重要因素，其目的亦由"供给细胞代谢所需要的能量与营养底物，维持组织器官结构与功能"拓展到调控应激状态下的炎症、免疫与内分泌状态，进而影响病理生理的变化。某些特殊营养素已作为一种"药物"，能够影响疾病的发展与转归。所以当今营养支持已成为重症患者综合治疗策略中一个重要组成部分，故又称为"营养治疗"。

营养状态、胃肠结构及功能与感染、器官功能障碍和重症患者的生存密切相关，营养支持能够对重症患者的并发症及病死率产生有益的影响。但是不恰当的营养供给，同样会对重症患者的预后产生不良的影响。这涉及如何采取理想的治疗策略，理想的营养供给途径、时机、合理的能量及优化的营养补充，同时还要考虑到可能带来的不良影响及其预防。只有这样，才能保证患者能够从所提供的治疗方法中最大获益，这也是每一个从事重症医学的医生应该选择的原则。

第一节　重症患者的代谢和营养特点

机体遭受严重打击后在神经内分泌及炎症介质的作用下，特别是反调节激素（如儿茶酚胺、胰高血糖素、皮质激素等)的分泌增加,破坏了生理状态下的内稳态平衡,而呈现以分解代谢为突出的应激代谢特点。尽管应激代谢与饥饿代谢均属分解代谢,但前者更为复杂,且病程与持续时间更为突出。

根据重症状态下的激素与代谢状态的研究,将其反应分为 3 个经典的阶段:早期低潮期(24 h 内)、流动期(持续较长时间,分解代谢为突出的代谢改变特点)及恢复期。但是不同疾病和不同的损失形式、不同的程度及过程其代谢改变也可不同。

长期饥饿、严重营养不良患者碳水化合物摄入量明显减少,胰岛素分泌相应减少,而胰高血糖素分泌释放增加;由外源性碳水化合物转为由体内脂肪和蛋白质分解作为主要能量来源;机体内稳态失调,各种物质包括电解质和维生素贮备耗竭。当病人恢复饮食或接受营养支持(肠内或胃肠外途径)治疗后,外源性碳水化合物的供给使机体的供能底物由脂肪转为碳水化合物,胰岛素分泌增加,合成代谢增强,细胞对电解质的摄取增加,从而出现明显的低磷、低钾、低镁血症和其他水电解质紊乱等代谢异常,尤以低磷血症表现更为明显。

应激状态下机体代谢改变的特点与规律表现为代谢率明显增高,能量与蛋白质消耗与需求增加,出现一系列代谢紊乱。尽管如此,体内的分解代谢与合成代谢也仍然是共存的,只是打破了生理状态下的平衡,使分解代谢明显高于合成代谢,表现为糖原分解与和糖异生的增加,肝糖原生成增加和胰岛素介导的外周葡萄糖利用减少,导致了伴有胰岛素抵抗的应激性高血糖,这在骨骼肌和脂肪组织尤为突出。脂肪动员与分解加速,脂肪细胞中的甘油三酯被水解为游离氨基酸,使血浆脂肪酸水平增高,并在外周被氧化产生能量。蛋白分解增加、肌肉蛋白合成减少、骨骼肌与内脏蛋白质的迅速消耗;体内无脂组织群(Lean Body Mass,LBM)迅速丢失,伴有生理功能受损,如呼吸肌与心肌功能、肠屏障功能等。肌肉中的蛋白分解成为游离脂肪酸和谷氨酰胺的来源,后者是内脏器官和免疫系统的燃料。过多的氨基酸在肝和肌肉被氧化为氮而排泄。这些改变导致严重的能量与营养的负平衡,进一步导致重症患者营养状态的迅速下降,出现不同程度的营养不良。

上述代谢紊乱的发生与导致应激的因素和程度以及个体的基础状态及反应力密切相关。在严重创伤、严重感染、烧伤及颅脑损伤等重症患者更为突出。与饥饿代谢不同的是应激代谢并不能简单地通过补充外源性营养底物获得逆转,但有效的营养支持可以降低体内储存的能量与蛋白质、LBM 的丧失。而需要指出的是,不适当的营养支持亦可增加感染性并发症、器官功能衰竭的发生率,延长机械通气时间与住重症医学科(ICU)时间和住院时间,最终增加病死率与医疗花费。因此营养支持的重要性已为广大医师认识与重视,视为重症患者综合治疗措施的一个重要组成部分。

第二节　营养不良的临床表现与营养不良类型

营养状况迅速下降及发生营养不良是重症患者普遍存在的临床现象。创伤、烧伤、感染等危重病人都处于高分解代谢状态,其基础代谢率增加 50%～150%。由于热量不足,蛋白质出现分解,体内蛋白质下降,将影响组织的修复、伤口愈合及免疫功能,感染难以控制,营养不良与感染形成恶性循环。当病人的体重急速下降达到 35%～40% 时,病死率可近于 100%,这在年龄>75 岁的高龄患者更为明显。营养不良使免疫功能受损、呼吸机依赖时间延长和住院时间及病死率增加;营养不良可对机体组织的形态、功能和临床结局产生不良影响。营养不良可分为以下三种类型。

一、蛋白质营养不良

由于应激后分解代谢与营养摄取不足,内脏蛋白质消耗所致。主要表现为内脏蛋白含量与免疫功能降低,如血清白蛋白、转铁蛋白、前白蛋白降低;细胞免疫与淋巴细胞计数等免疫指标异常,表现特点为体重、三头肌皮肤皱褶厚度(Triceps Skin-fold thickness,TSF)与上臂中点肌围(AMC)等人体测量值下降,而人体测量值正常,此型多见于创伤、烧伤、感染等严重应激的重症患者,易被临床医生所忽视。通过血清蛋白及免疫功能测定有助于此型营养不良的诊断。

二、蛋白质-能量营养不良

多由于热量摄入不足,而导致肌肉组织与储存的脂肪逐渐消耗,但内脏蛋白可维持正常。肌肉重量减少,血浆蛋白下降,在临床上较易诊断。常见于慢性消耗的肿瘤患者。

三、混合型营养不良

混合型营养不良表现为内脏蛋白质合成下降,肌肉组织及皮下脂肪消耗,免疫应答能力与伤口愈合能力受损,感染性并发症与器官功能障碍的发生率增高。此类营养不良易发生于慢性疾病及处于高代谢应激状态的患者。

第三节　营养状态评估

临床医生可以通过病人的饮食史、疾病史及其他临床表现(如食欲缺乏、腹泻等)、人体测量指标、内脏蛋白代谢指标以及其他多项综合营养评定方法等手段,判定人体营养状况,确定营养不良的类型及程度,估计营养不良所致后果的危险性,并监测营养支持的疗效。

从 20 世纪 70 年代始,营养评定方法得到较大发展,其中体质指数(body mass index,BMI)的应用较为广泛。1997 年 WHO 将 BMI>25 作为诊断肥胖的主要标准,2002 年中国肥胖问题工作组将 18.5≤BMI≤23.9 作为中国人的正常 BMI。除 BMI、皮褶厚度、上臂肌围及各种生化与实验室检查指标,如血浆蛋白、氮平衡及净氮利用率、肌酐、身高指数等传统营养评价指标之外,近 30 年来又发展出多种综合营养评定方法,如主观全面评定(Subjective Globe Assessment,SGA)、简易营养评估(Mini Nutritional Assessment,MNA)、简易营养评价精法(Short-form Mini Nutritional Assessment,MNA-SF)、营养风险指数(Nutrition Risk Index,NRI)、欧洲营养风险筛查(Nutrition Risk Screening,NRS 2002)、营养不良通用筛查工具(Malnutrition Universal Screening Tool,MUST)等。

(一) 主观全面评定(SGA)

SGA 是美国肠外肠内营养学会推荐使用的营养筛查工具,由 Detsky 等最早于 1987 年提出,以详细的病史与临床检查为基础,省略人体测量和生化检查,对近期体质量变化、饮食改变、胃肠道症状、活动力改变、应激反应、肌肉消耗、三头肌皮褶厚度、踝部水肿 8 个部分进行 A、B、C 分级,5 项属于 C 或 B 级者,可分别评定为重或中度营养不良。

（二）营养风险指数（NRI）

NRI 由 Baker、Detsky 和 Wesson 于 1982 年提出。计算公式:

NRI＝1.519×血清白蛋白值(g/L)＋0.417×(目前体质量/平常体质量)×100。

NRI 评分标准:＞100 为营养正常;97.5～100 为临界营养不良;83.5～97.5 为轻度营养不良;＜83.5 为严重营养不良。

在 NRI 的基础上,近几年又提出老年营养风险指数（Geriatric Nutritional Risk Index,GNRI）。GNRI 根据 Lorentz 公式得出理想体质量,计算公式为:

男性:H－100－[(H－150)/4];

女性:H－100－[(H－150)/2.5]。

男性:H(cm)＝[2.02×KH(cm)]－[0.04×age(y)]＋64.19;

女性:H(cm)＝[1.83×KH(cm)]－[0.24×age(y)]×84.88。

其中 H 为身高,KH 为膝盖高度（knee height）,age 为年龄,从而用理想体质量代替平时体质量。

GNRI 对于老年患者评估并发症及死亡率优于 NRI。

（三）简易营养评估（MNA）

MNA 最早由 Guigoz 于 1996 年提出。此法共有 4 部分 18 项组成:① 人体测量指标:BMI、上臂围、腓肠肌围、近 3 个月体质量下降 4 项;② 整体评估:包括医疗及疾病情况、用药情况、生活类型、活动能力、神经精神疾病 6 项;③ 饮食评估:包括食欲、餐次、食物类型、液体摄入量、自主进食情况等;④ 主观评估:包括自我评估与他人评估。18 项指标总分为 30 分。Guigoz 经研究后将营养状况按所得分值分为 3 类:营养正常,MNA≥24 分;潜在营养不良,17≤MNA≤23.5;营养不良,MNA＜17。MNA 被广泛应用于老年患者营养评估。Sieber 等认为此法为评估老年患者营养不良的金标准。近几年有学者对 MNA 评分进行修改,即去掉 BMI 而将 BMI 本身的分数转给上臂肌围和小腿腓肠肌围。改良后的 MNA 比传统的 MNA 适用性更强,效率更高。

（四）简易营养评价精法（MNA-SF）

MNA-SF 是 Rubenstein 等结合 MNA 的结果分析,从 MNA18 条项目中筛选出 6 条相关性强的条目。包括:① BMI＜23;② 最近体质量下降大于 1 kg;③ 急性疾病或应激;④ 卧床与否;⑤ 痴呆或抑郁;⑥ 食欲下降或进食困难。总分为 14 分,总分≥12 分为正常或无营养风险;总分＜12 分表示存在营养风险,需进一步营养评估。MNA-SF 省去了检测上臂肌围、腓肠肌围及一些可以回答"不知道"答案的条目,从而比 MNA 具有更好的可操作性。

（五）欧洲营养风险筛查 2002（NRS 2002）

2002 年欧洲肠外肠内营养学会（The European Society for Parenteral and Enteral Nutrition,ESPEN）提出了成年住院患者营养风险筛查的方案（NRS 2002）,作为住院患者营养风险评估的首选工具,也是中华医学会肠外肠内营养学分会推荐使用的营养筛查工具。NRS 2002 首先通过 4 个问题来评估住院患者是否有营养风险、程度如何,是否需要营养支持以及预后如何。若以上任一问题回答"是",则直接进入第二步营养监测,进行营养状态评估。若所有的问题回答"否",应每周重复调查一次。具体内容见表 5-13-1。

表 5-13-1 初步评定

序号	问题(是/否)
1	BMI<20.5?
2	患者在过去 3 个月有体重下降吗?
3	患者在过去的 1 周内有摄食减少吗?
4	患者有严重疾病吗(如在 ICU 接受治疗)?

第一步:营养筛查结果

1. 是:如果以上任一问题回答"是",则直接进入第二步。

2. 否:如果所有的问题回答"否",应每周重复调查 1 次。比如患者计划接受腹部大手术治疗,可以进行预防性的营养支持计划,能够减少营养风险发生。

第二步:最终筛查项目

1. 疾病严重程度。

2. 营养状况受损评分。

3. 年龄评分。

第三步:评分方法及判断

1. 三项评分相加:疾病严重程度+营养状态受损评分+年龄评分(年龄为 70 岁以上的加 1 分)。

2. 结论:总分值≥3 分:患者处于营养风险,需要营养支持,结合临床,制定营养治疗计划。总分值<3 分:每周复查营养风险筛查。

注:NRS 评分由三个部分构成:疾病严重程度、营养状态受损评分、年龄评分相关之和,总评分为 0~7 分。

疾病严重程度评分:若患者患有多种疾病,则参照表评分取最大值。例如肝硬化患者因严重感染入住重症监护室,则该患者应该判为 3 分,而不是 1 分。对于表中没有明确列出诊断的疾病参考以下标准,依照调查者的理解进行评分。

1 分:慢性疾病患者因出现并发症而住院治疗。病人虚弱但无需卧床,蛋白质需要量略有增加,可以通过口服补充来弥补。

2 分:患者需要卧床,如腹部大手术后,蛋白质需要量相应增加,但大多数人仍可以通过肠外或肠内营养支持得到恢复。

3 分:患者在监护病房中靠机械通气支持。蛋白质需要量增加而且不能被肠外或肠内营养支持所弥补,但是通过肠外或肠内营养支持可使蛋白质分解和氮丢失明显减少。

营养状态受损评分:

0 分:正常营养状态。

1 分(轻度):3 个月内体重丢失>5%,或食物摄入量比正常需要量减少 25%~50%。

2 分(中度):一般情况差,或 2 个月内体重丢失>5%,或食物摄入量比正常需要量减少 50%~75%。

3 分(重度):BMI<18.5 且一般情况差,或 1 个月内体重丢失>5%,或食物摄入量比正常需要量减少 75% 以上。

（六）静态指标

1. 人体测量指标

（1）三头肌皮肤折褶厚度（Triceps Skinfold，TSF）：反映机体脂肪存储量。测量方法：上臂自然下垂，取左肩峰至尺骨鹰嘴中点上方 1～2 cm 处，用皮褶计或卡尺测量皮肤折褶根部厚度，以 mm 为单位，连测 3 次，取其均值。正常值或理想值：成年男性为 12.3 mm，女性为 16.5 mm。若测量值<5 mm，提示未测出脂肪，若>120% 理想值，则为肥胖。

（2）上臂周径（Mid-arm Circumference，MAC）与臂肌围（Mid-arm muscle Circumference，MAMC）：反映骨骼肌量。测量方法：测量部位与三头肌皮褶厚度相同。用卷尺或软尺测量上臂周径，读数以 cm 表示，然后根据公式计算出臂肌围 MAMC。

$$MAMC(cm)=MAC(cm)-TSF(mm)\times 0.314$$

MAMC 正常值或理想值：成年男性为 24.8 cm，女性为 21.0 cm。

TSF 和 MAMC 与营养不良分级之间的关系见表 5-13-2。

表 5-13-2　人体测量指标（TSF 和 MAMC）与营养不良分级

营养不良分级	正常	轻度	中度	重度
预计值（%）	>90	80～90	60～80	<60

（3）肌酐/身高指数（Creatinine Height Index，CHI）：

$$CHI=\frac{受试者\ 24\ h\ 尿肌酐排出量（mg）}{相同身高正常人\ 24\ h\ 尿肌酐排出量（mg）}$$

CHI 正常值为 1.09，营养不良时为 0.5。

2. 内脏蛋白质水平　测量血清白蛋白、转铁蛋白、视黄醇结合蛋白（Retinol-binding Protein，RBP）、甲状腺素结合前白蛋白（Thyroxine-binding Prealbumin，TBPA）等的浓度以及迟发性皮肤超敏反应（Delayed Hypersensitive Skin test，DHT）、总淋巴细胞计数（Total Lymphocyte Count，TLC）等细胞免疫功能可反映内脏蛋白质消耗的程度。

（1）血清蛋白质：由于血清中各种蛋白质半衰期长短不一（表 5-13-3），其作为营养状态评价指标的敏感性与特异性也不相同。白蛋白半衰期较长，仅在有明显的蛋白质摄入不足或营养不良持续时间较长后才有显著下降，但对慢性蛋白质能量营养不良的评价仍有帮助。转铁蛋白代谢比较复杂，影响因素较多，用作评定创伤病人营养状态的价值不大。RBP 和 TBPA 是半衰期较短的蛋白质，对营养不良判定的敏感性较好，尤其是 TBPA。纤维连接蛋白半衰期也较短，在饥饿、严重创伤及肿瘤患者中均有下降，对于短期应用完全胃肠外营养（Total Parenteral Nutrition，TPN）的病人，可作为营养状态的评价指标。在临床实践中常结合血清白蛋白与甲状腺素结合前白蛋白这样一对半衰期一长一短的指标综合评价创伤患者的营养状态。

表 5-13-3　血清蛋白质及其半衰期

	白蛋白	转铁蛋白	甲状腺素结合前白蛋白	纤维连接蛋白	视黄醇结合蛋白
半衰期	21 d	8 d	48 h	20 h	12 h

（2）免疫功能测定：营养不良患者常伴有免疫功能降低。免疫功能的测定可以反映患者的营养状态。常用的指标包括迟发性皮肤超敏反应、总淋巴细胞计数、血清补体水平等。

（七）动态指标

1. **体重** 反映患者总体营养状况。但影响因素太多，对于营养状态的评价临床价值不大。危重病人可使用称重床进行动态观察。

2. **氮平衡** 是营养治疗期间判定营养支持效果与组织蛋白质代谢状况的一项重要指标。

$$氮平衡(g/d) = 氮摄入量(g) - 尿中尿素氮(g/d) - 3.5 \times (粪、汗及其他形式的氮)$$

3. **3-甲基组氨酸排泄率** 该指标受饮食变动的影响较大，是蛋白分解代谢的一个可靠指标。

第四节　能量需要的测算

一、能量代谢的基本概念

1. **基础能量消耗**（Basal Energy Expenditure，BEE） 是指人体在清醒而极度安静的状态下，不受肌肉活动、环境温度、食物及精神紧张等因素影响时的能量代谢率。

2. **静息能量消耗**（Resting Energy Expenditure，REE） 是指人体餐后 2 h 以上，在合适的温度下，安静平卧 30 min 后所测得的人体能量消耗。

3. **总能量消耗**（Total Energy Expenditure，TEE） 是指全天的能量消耗，包括基础能量消耗、肌肉收缩和维持体温所消耗的能量以及食物的特殊动力效应。

二、能量需要的测算

临床上要根据患者实际的能量消耗来决定热量的补充，补充不足或过量都会给患者疾病的康复带来不良的后果。目前临床上经常使用的有以下几种方法：

1. **间接测热法**（代谢车，代谢测定仪）测定 REE 是测定创伤病人能量需要的金标准。通过从吸入气和呼出气采样测定氧浓度和二氧化碳浓度计算氧耗和二氧化碳生成量并根据 Weir 公式计算 REE（Measured Rest Energy Expenditure，MREE）：

$$REE(kJ/h) = [3.9 \times VO_2 + 1.1 \times VCO_2] \times 1.44$$

在吸气端和呼气端采样测定氧耗时的测量误差会影响能量消耗测量的准确性，尤其对于需较高吸入氧浓度和高水平的 PEEP 机械通气的危重病人，如呼吸机管路漏气则代谢测定仪测定数值的准确性就会大打折扣，而且测量时需要较长的稳定时间（>1 h），这期间不能翻身，不能吸痰，不能进行物理治疗，所以应将测量值（MREE）×1.2 或 1.3 来反映实际能量消耗。除了上述因素外，代谢测定仪造价较高，所以临床上一般不作为常规使用，但可利用它对身型特殊如肥胖、截肢等病人的营养支持提供指导，以防止过度营养。

2. 根据公式计算

(1) Harris-Benedict formula(HB)公式

$$男性：BEE=66+13.8W+5H-6.8A$$

$$女性：BEE=665+9.6W+1.8H-4.7A$$

$$* W=体重(kg)，H=身高(cm)，A=年龄(岁)$$

HB公式是目前能量消耗计算使用最广泛的公式。据 HB 公式预测值进行营养支持，约50%的患者处于过度营养或营养不足的状态。根据此公式计算的 BEE 来预测病人的每日总能量消耗：TEE＝BEE×活动系数×应激系数(其中活动系数为 1.2～1.3)。另外，体温每升高 1 ℃，能量消耗增加 10%～13%，这个因素在估算总能量消耗时也必须考虑在内。各种应激系数数值见表 5-13-4。

表 5-13-4 预测病人能量消耗的应激系数

应激因素	系数	应激因素	系数
择期手术后	1.00～1.05	严重颅脑外伤	1.30～1.50
腹膜炎	1.05～1.25	多处伤与感染烧伤	1.50～1.75
长骨骨折	1.15～1.30	烧伤 10%～40%	1.25～1.85
多发伤	1.30～1.55	烧伤 50%～75%	2.00～2.10

(2) Curreri 公式

$$MEE(kcal/d)=25(kcal)×体重(kg)+40(kcal)×烧伤面积(\%)$$

虽然 Curreri 公式常常过高估计实际能量消耗，但仍是目前计算病人能量消耗使用最多的方法。

3. 根据体重计算 一般采用 25～30 kcal/(kg·d)，以此作为基础，再乘以相应的矫正系数，计算得出 TEE。

采用上述方法获得的能量消耗数值总是与病人实际情况有所差距，所以要根据病人的种族、病情、病程、机械通气、镇静肌松药物使用情况以及监测结果进行不断调整，才能获得最佳的临床结果。

当病人出现尿量增多、成功撤离呼吸机、停用抗菌药物、恢复食欲等现象表明临床情况改善时，相对其高代谢期宜适当降低热量供给。

三、各种营养物质的需要量

机体要维持正常的代谢就必须摄入足量而全面的营养物质，包括蛋白质、碳水化合物、脂肪、矿物质、维生素、特殊营养物质(膳食纤维、谷氨酰胺、精氨酸、ω-3 脂肪酸、核苷酸等)以及充足的水分。经过充分氧化代谢后，1 g 蛋白质可产生约 4 kcal 的热量，1 g 葡萄糖可产生约 3.4 kcal 的热量，1 g 脂肪可产生约 9.1 kcal 的热量。含氨基酸溶液和脂肪乳剂由于溶液中含有可产生热量的添加剂，所提供的实际热量要略大于根据其浓度和容积计算出的数值。

1. 热氮比与蛋白质 热氮比是非蛋白(碳水化合物和脂肪)热量(kcal)与摄入氮量(g)的比值。1 g 氮约相当于 6.25 g 蛋白质。它反映了蛋白质提供热量占总热量的比例。

一般正常人饮食中热氮比为(130~160):1,摄入蛋白质 1~1.5 g/(kg·d)。对于病情平稳或因不能喂养(如小肠梗阻、长时间肠麻痹、多发性小肠瘘等)而导致营养不良的非感染病人,热氮比为(130~160):1 并提供 1~1.5 g/(kg·d)的蛋白质是比较适宜的;对于应激或感染病人,热氮比宜调整为(80~120):1,并提供 1.5~2.0 g/(kg·d)的蛋白质;烧伤病人可给予类似的热氮比并提供 35~40 kcal/(kg·d)的热量和 2~2.5 g/(kg·d)的蛋白质。一旦病情稳定,应激或感染已有效控制,热氮比应改为(120~150):1。由于增加谷氨酰胺、精氨酸、支链氨基酸的剂量,免疫增强配方热氮比较低,为(55~60):1,提供的总热量较少而氮较多,对于严重损伤病人有一定的好处。

2. 糖脂比与碳水化合物、脂肪　正常成年人每天约摄入 300 g 碳水化合物,饮食中碳水化合物提供热量占总热量的 40%~75%。机体利用葡萄糖的极限剂量为 5 mg/(kg·min)。给机体提供 1.0~1.5 g/(kg·d)的脂类物质或脂肪乳剂即能满足病人的代谢需要,一般脂肪提供热量占总热量的 30%~50%。成人静脉应用脂肪乳剂的最大剂量为 2.5 g/(kg·d)。创伤病人由于糖耐量降低,单纯以碳水化合物为主要能量来源易引起糖代谢紊乱,必须同时供给脂类物质。创伤病人的糖脂比宜维持在(7:3)~(7:7)。

3. 维生素　接受 TPN 的创伤病人应当每天静脉补充复合维生素。大多数静脉维生素制剂含有 12~13 种已知维生素(维生素 K 除外),可以单独补充维生素 K 每天 0.5~1 mg,或每周 5~10 mg。但要注意维生素 K 与其他药物如华法林的相互作用。对于酗酒的创伤病人在 TPN 中应补充维生素 B_{12} 5~30 mg/d。具体内容见表 5-13-5。

4. 电解质与微量元素　大多数接受 TPN 的创伤病人应每天补充含锌、铜、锰、铬、硒等微量元素制剂。伴有大量小肠液或大肠液丢失病人除微量元素复合制剂中的 3~5 mg/d 外,另需额外补充锌 5~10 mg/d。具体内容见表 5-13-5。

表 5-13-5　危重病人各种维生素、电解质与微量元素需要量

		每日需要量
水溶性维生素(mg/d)	维生素 B_1	25
	维生素 B_2	25
	维生素 pp	200
	泛酸	50
	维生素 B_6	50
	叶酸	2.5
	维生素 B_{12}	5
	维生素 C	1 000
脂溶性维生素(mg/d)	维生素 A	5
	维生素 D	0.4
	维生素 E	0.1
	维生素 K	10

（续表 5 - 13 - 5）

	每日需要量	
电解质[mg/(kg·d)]	钠	69～82
	钾	117～156
	钙	8.0
	镁	7.3～8.7
	氯	106～147
	磷	19～31
微量元素(mg/d)	锌	10～20
	铜	0.5～2
	铬	0.02
	硒	0.07～0.15
	锰	2.0～2.5
	铁	25

5. 特殊营养物质与免疫增强配方　添加膳食纤维、谷氨酰胺、精氨酸、亚麻酸（ω-3 脂肪酸）、核苷酸等特殊营养物质，可以增强机体免疫能力，减少损伤后的感染并发症，促进伤口愈合，改善临床预后。富含这些特殊营养物质的饮食配方称为免疫增强配方。

膳食纤维在结肠内经细菌发酵后生成短链脂肪酸，而后者是结肠细胞的重要能源，并能促进黏膜的增生与水及电解质的吸收，膳食纤维还可减少便秘和腹泻以及血糖的剧烈波动，维持胃肠道功能与结构的完整，减少肠道菌群移位。故在肠内营养液中宜添加膳食纤维 20～40 g/d。

谷氨酰胺是机体在应激状态下的条件必需氨基酸，是血浆中浓度最高的氨基酸。谷氨酰胺是体内以快速增殖为特征的细胞如肠黏膜细胞、淋巴细胞等免疫细胞的主要能源，对黏膜细胞完整性以及预防肠源性感染有重要意义。术后静脉补充谷氨酰胺能维持和提高血浆谷氨酰胺浓度，维护肠屏障功能，改善免疫功能，有利于病人术后的快速康复。在肠外营养液中添加谷氨酰胺可以部分地保留肠道相关淋巴组织（Gut-associated Lymphoid Tissue，GALT）和上呼吸道对 IgA 介导的感染的免疫性。创伤后谷氨酰胺的一般用量为 0.5～1.0 g/(kg·d)。

精氨酸在饥饿、创伤、应激状态下为条件必需氨基酸，它可以促进生长发育，改善氮平衡，促进伤口愈合以及提高细胞免疫能力。精氨酸的补充量可达 500 mg/(kg·d)，成年人长期应用不超过 20 g/d。

亚麻酸的衍生物在体内竞争性抑制亚油酸衍生物——花生四烯酸，从而降低血清甘油三酯，减少前列腺素的炎症反应、血栓形成与免疫抑制效应。

核苷酸是 DNA、RNA 的前体物质，对机体应激时免疫反应的维持有作用。

通过某些药物、生物制剂等手段改变机体对疾病的反应，抑制机体分解激素的作用，达到降低净蛋白分解率，保存蛋白质的目的，即所谓的代谢调理。临床上经常在肠内与肠外营养过程中结合使用生长激素，取得较好的效果。生长激素不仅可以促进合成代谢，同时也可促进肠黏膜细胞的增殖，改善肠道屏障功能，并参与免疫调控。

病人因禁食、应用制酸剂以及广谱抗菌药物的使用等因素，破坏了肠道内微生态平衡,由此可引起肠道菌群失调,继而可能诱发细菌易位及肠源性感染。因此,在营养支持过程中,应经肠道补充一些益生菌,如乳酸杆菌、双歧杆菌等,有助于恢复肠道的微生态平衡。

第五节　营养支持的时机与途径选择

一、营养支持时机

在经过早期的有效复苏(特别是容量复苏),生命体征和内稳态失衡得到一定的控制后,为了维持细胞的代谢与器官的功能,防止进一步的营养损耗,应及早进行营养支持。有关重症患者营养支持时机的掌握仍然不尽相同,目前多数认为在有效的复苏与初期治疗 24～48 h 后,可考虑营养的供给,并视为早期营养支持。相反,延迟的营养补充可导致较长时间持续的营养与能量负平衡,后者与增加患者感染性并发症的发生率及延长住 ICU 时间明显相关,并且增加了后期纠正营养不良的难度。

应用营养支持前需对患者的代谢状态、脏器功能进行评估,了解这次病前有关营养状态的病史,如有无肝病、心力衰竭、肾衰竭、肿瘤及糖尿病、高脂血症等。

二、营养支持途径及其选择原则

临床上采用的营养支持途径包括肠内营养(Enteral Nutrition,EN)与肠外营养(Parenteral Nutrition,PN)或狭义为静脉营养。

随着临床营养支持的发展,营养支持方式已由胃肠外营养为主要的营养支持方式,转变为通过鼻胃/鼻空肠导管或胃/肠造口等途径为主的肠内营养支持。这种转变是基于我们对营养支持认识的深入以及营养供给技术的改进。肠道作为机体代谢活跃器官,在重症疾病状态下,由于肠缺血再灌注损伤以及黏膜上皮细胞营养物质的迅速消耗与缺乏,使肠黏膜结构与功能严重受损,甚至导致更严重的肠功能衰竭,并进一步引起肠源性感染(全身性感染)及远隔器官的功能损害。所以,肠道被视为机体的一道重要防线和"中心器官",而肠道结构与功能的维护在重症患者的整体治疗中则具有更为重要的意义。肠黏膜充足的血液灌注及营养物质的肠道供给是维护肠屏障功能的两个重要因素,而 EN 在保护肠黏膜的完整性、防治肠道细菌易位、降低肠源性感染和支持肠道免疫系统方面具有独特作用。在充分的组织灌注前提下,直接向胃肠道提供营养物质,是保证黏膜营养及其正常结构与功能的重要措施,营养底物在消化吸收后经门静脉输入到肝,比 PN 更符合生理,利于肝蛋白质的合成和代谢调节。此外,营养素经过胃肠道,对于消化道的分泌功能与胃肠动力有不可替代的重要意义,接受 EN 患者感染的风险明显低于接受 PN 者。

三、能量消耗与供给

充足、适当的能量补充可以减少蛋白质-能量的负平衡及缩短其持续的时间,降低 LBM 的消耗。鉴于对应激后代谢改变认识的深入及通过能量消耗实际测定的研究结果,改变了早期在重症患者的能量供给上的传统观念,修正了在"高代谢期间提供较高的能量"的能量供给策略,从"需求与承受"两方面考虑,使重症患者的能量与营养的供给更为合理。

恰当的能量供给是实现重症患者有效营养支持的保障,因为不论是营养不足还是过度喂养均会对重症患者的病情及预后造成不利的影响。了解重症患者能量消耗的更重要的意义在于确定能量供给的上限,以免造成过度喂养及加重对机体代谢及器官功能的不良影响,而并非以此作为能量供给目标。

如果有条件且不影响测量的准确性因素时,可应用间接能量测定(间接测热法,Indirect Calorimetry,IC)确定能量需求。当没有 IC 时,可使用预测公式或基于体重的简化公式 25～30 kcal/(kg・d)确定能量需求。保证充分的或大剂量的蛋白质供给,蛋白质需求预计为 1.2～2.0 g/(kg・d)(实际体重),烧伤或多发伤患者对蛋白质的需求量可能更高。急性肾衰(ARF)或急性肾损伤(AKI)的 ICU 患者使用标准肠内营养配方,并摄入 ICU 推荐的标准剂量蛋白质 1.2～2.0 g/(kg・d)(实际体重)与能量 25～30 kcal/(kg・d)。接受血液透析或 CRRT 的患者增加蛋白质补充,最大剂量可达 2.5 g/(kg・d)。开放腹腔患者按照 15～30 g/L 渗液丢失量额外增加蛋白质补充,能量需求与其他 ICU 患者相同,烧伤患者蛋白质补充量为 1.5～2.0 g/(kg・d),脓毒症患者蛋白质供给量为 1.2～2.0 g/(kg・d)。对于急性呼吸窘迫综合征(ARDS)/急性肺损伤(ALI)患者以及预期机械通气时间≥72 h 的患者,可给予滋养型或充分的肠内营养,这两种营养补充策略对患者住院第一周预后的影响并无差异。在全身性感染早期给予滋养型喂养策略(定义为 10～20 kcal/h 或不超过 500 kcal/d),如果耐受良好,则 24～48 h 后开始增加喂养量,第一周内达到 80% 目标量,蛋白质供给量为 1.2～2.0 g/(kg・d)。

一般对于中到重度创伤病人(损伤严重度评分 ISS 25～30)应提供 25～30 kcal/(kg・d)或 120%～140%BEE(根据 HB 公式计算)的热量;癫痫或肌肉强直患者应适当增加热量供给;由间断改为持续肠内喂养可将 24 h 能量消耗降低 4%～8%;烦躁不安是所有活动中对能量消耗影响最大的因素,约占总能量消耗的 10.7%;常规的护理操作,如床边擦洗、换药或调整体位,已证明能量消耗增加 20%～36%;镇静剂、镇痛剂以及神经肌肉松弛剂可以明显减少能量消耗;脊髓损伤病人能量消耗大多低于正常,损伤部位越高,能量消耗越低。在脊髓损伤的前两周内,可为四肢瘫痪病人提供 20～22 kcal/(kg・d)或 55%～90%BEE(根据 HB 公式计算)的热量,为下肢瘫痪病人提供 22～24 kcal/(kg・d)或 80%～90%BEE 的热量。

用实际能量消耗测定指导能量的供给,能够使之更接近不同状态及个体的不同需要,但目前尚不能达到临床上的普遍应用。因此,更多情况下是根据体重和(或)预算公式来确定患者的能量补充量。为使其更为合理,临床中需要动态评价病情与营养治疗的反应,不断调整,避免过度喂养。

第六节　肠内营养

鉴于 EN 独特的作用,EN 是各类重症患者优先考虑选择的营养支持途径。临床研究表明,实现早期 EN(24～48 h 内开始喂养)比延迟的 EN 能够使各类患者更大地获益,且病死率有下降的趋势。有下列情况者,不宜进行肠内营养:① 休克状态未纠正,腹腔内脏血液灌流明显减少;② 小肠长度过短;③ 麻痹性或机械性肠梗阻;④ 胆道梗阻;⑤ 顽固性呕吐、严重腹泻急性期;⑥ 严重低蛋白血症;⑦ 严重应激状态;⑧ 严重的上消化道出血等。

一、肠内营养途径的选择与建立方法

可以根据不同部位消化道功能状态、反流误吸的风险、建立途径的难易程度、预期肠内营养支持时间以及肠内营养膳食的种类选择经口、胃、十二指肠、空肠等不同部位进行肠内营养。但无论选择哪个途径,都应确保患者能够耐受和避免误吸。

清醒病人如损伤较轻,胃肠功能未受明显影响,可选择经口饮食,这种方法方便、经济和安全;中到重度损伤如颅脑损伤患者常常伴有胃排空延迟和食管括约肌功能异常,易发生反流误吸。因此,对于此类患者应选择经十二指肠或空肠进行肠内营养,或等胃排空能力基本恢复后再进行胃内喂养。经胃、十二指肠输注营养物质可刺激过多的胰十二指肠和胃分泌消化液,而经屈氏韧带远端给予营养物质一般不会增加上消化道的分泌,与前者相比更为安全有效。胰腺炎病人宜尽量应用屈氏韧带远端空肠内喂养。

除经口饮食外,喂养途径有许多种,如鼻胃管、鼻肠管(鼻十二指肠管、鼻空肠管)、胃造口、空肠造口等。

鼻胃管置入最简单。由于胃容量较大,对营养液的渗透浓度不敏感,适用于各种类型的营养液,但有反流误吸的风险。在进行肠内营养之前,应确定喂养管的位置正确。对于鼻胃管或胃造口喂养的患者还应检查其胃潴留量,如胃潴留量大于 200 ml,应延缓或减慢胃内喂养速率;喂养时应将患者保持坐位或床头抬高 $30°\sim40°$,以避免反流误吸。

1976 年,Dobbie 等报道采用管端加重的喂养管经鼻、胃蠕动入十二指肠或空肠进行喂养。鼻肠管置入较复杂,为了使鼻肠管能够顺利地进入十二指肠,一般导管前端内有金属小球,嘱患者右侧卧位或下床活动,$24\sim48$ h 后即可借其重量随胃蠕动而进入十二指肠,通过测定胃液 pH 和 X 线透视或摄片确定导管前端位置。有些鼻肠管既可进行胃减压又可进行经十二指肠或空肠的肠内营养。由于导管前端位于幽门甚至屈氏韧带远端,所以反流误吸的风险较小。但其管径一般较细,输注匀浆饮食、混合奶或经导管注入碾碎的药片时易堵塞导管。

对于预期肠内营养时间较长的患者,可考虑胃或空肠造口。胃或空肠造口既可在腹部手术中直接造口置管,也可内窥镜下经皮置管。1980 年 Ponsky 等建立经皮内窥镜胃造口术,1987 年 Shike 建立经皮内窥镜空肠造口术。术中空肠造口时,一般在腹部手术结束后,选屈氏韧带远端 $10\sim15$ cm 处,或在最后一个吻合口的远端为穿刺点,用套管针进行穿刺,在黏膜下沿肠壁走 $4\sim6$ cm,将喂养导管从套管针中穿入小肠腔,然后将套管针退出肠壁,并对喂养管加以妥善固定。

二、肠内营养配方

根据其组成分为要素饮食、非要素饮食、组件饮食和特殊应用饮食等四种配方。

（一）要素饮食

也称为化学组成明确膳。它源于 1957 年 Greenstein 等为开发宇航员的经肠营养所研制的膳食,是一种以游离氨基酸或蛋白质水解物、短肽为氮源,以不需消化或极易消化的糖类、脂肪为能源,配以维生素及微量元素而组成的完全膳食。它的特点是:营养全面、无须消化即可直接或接近直接吸收，成分明确、不含残渣或残渣极少、不含乳糖等，但适口性差。人们曾认为蛋白质必须分解成为氨基酸形式才易于吸收。现已知小肠除具有游离氨基酸运输体系外，其黏膜细胞的刷状缘上还存在二肽和三肽的转运系统，而且短肽的吸收要比氨基酸更迅速。

（二）非要素饮食

以整蛋白或蛋白质游离物为氮源，渗透压接近等渗，口感较好。它又包括匀浆饮食和混合奶等自制产品以及预包装的含或不含膳食纤维的商品制剂。

1. 匀浆饮食　将天然食物捣碎并搅拌后制成，其成分需经肠道消化后才能被人体吸收和利用，且残渣量较大，适用于肠道功能正常的病人，且需经较粗的鼻胃管喂养。表 5 - 13 - 6 为一种匀浆饮食的配方。

表 5 - 13 - 6　1 000 ml 匀浆饮食配方

食物	数量（g）
牛奶	400
瘦肉	50
煮鸡蛋	50
猪肝	50
胡萝卜	100
烂饭	50（以生米计）
植物油	15
蔗糖	60
食盐	2
水	300

2. 混合奶　是一种以牛奶、豆浆、鸡蛋、白糖等混合而成的液体饮食。混合奶价廉、易配、口味好，适用于基层医院或经济比较困难的患者进行肠内营养。表 5 - 13 - 7 即为一种混合奶配方。

表 5 - 13 - 7　混合奶配方

食物	量	蛋白质（g）	脂肪（g）	糖（g）	热量（kJ）
牛奶	1 000 ml	33	40	50	2 897
豆浆	1 000 ml	44	18	20	1 750
鸡蛋	160 g	24	18	0	1 080
白糖	150 g	0	0	150	2 512
奶糖	50 g	2.7	0.24	43	775
植物油	15 g	0	15	0	565

3. 预包装商品制剂　包括粉状与液状、含或不含膳食纤维的商品制剂。现多采用液

状含膳食纤维的制剂,具有使用方便、减少营养液的污染机会、减少护理量、营养全面等优点,但价格相对较高。

(三)组件饮食

是仅以某种或某类营养素为主的经肠营养饮食。组件饮食主要包括蛋白质组件、脂肪组件、糖类组件、维生素组件和矿物质组件等,配制灵活,能够适用于各类患者使用,目前临床应用较少。

(四)特殊应用饮食配方

包括适用于各种年龄段、各种特殊疾病的配方,如适用于婴幼儿、孕妇、老年人、肝功能不全、肾功能不全、呼吸功能不全、创伤、糖尿病、肿瘤、先天性氨基酸代谢缺陷等的饮食配方。

三、输注方法

(一)一次性投给

将肠内营养液用大容量注射器通过鼻胃管缓慢注入胃内,每次 200 ml 左右,每天 6~8 次。这种方法适用于胃肠蠕动、消化基本正常的患者,但易引起腹泻、腹痛、恶心呕吐,多数患者难以耐受。这种方法不适用于鼻肠管或空肠造口喂养。

(二)间歇重力输注

将营养液置于容器中,通过输液装置与喂养管连接,缓慢输注,每次 200~250 ml,30 ml/min,每天 4~6 次。多数患者可以耐受。这种方式适用于鼻胃管、鼻肠管、胃或空肠造口输注要素饮食、非要素饮食等。其优点是较连续输注有更多的活动时间,且节律类似于正常饮食。

(三)连续输注

一般采用恒速输液泵将营养液 12~24 h 持续恒速输入喂养管。目前大多数推荐这种方法,尤其适用于危重病患者及经十二指肠或空肠近侧造口喂养患者。输注速率和浓度不可同时增加。如胃内连续输注一般采用浓度不变而逐渐增加输注速率,经 3~7 d 达到预期输注速率及容积。如小肠内连续输注,宜采用等渗要素饮食,输注速率宜逐渐增加,达到预期输注速率(100~125 ml/h)后,再逐渐增加浓度,一般需 7~10 d 达到预期输注的速率与容积。

四、肠内营养的并发症

与肠外营养相比,肠内营养的并发症相对较少,一般包括机械并发症、误吸与感染、消化道症状以及代谢并发症等。

(一)机械并发症

主要是与喂养管有关,如喂养管堵塞、移位以及喂养管对邻近组织的损害等。喂养管堵塞主要是由于营养液黏稠度较高或未调匀、经较细导管输注匀浆饮食或混合奶、经导管注入的药物未充分碾碎或与营养液成分发生化学反应而凝结成块、喂养前后未充分冲洗导管等原因而造成的。经鼻或口置入近端小肠导管一般需定期 X 线检查导管的位置,在常规护理、转运、行走时要十分注意,防止导管移位。喂养管对其周围组织产生压迫致其缺血坏死或暴力直接作用致消化道穿孔是肠内营养的较严重的并发症。另外长时间留置较粗的导管有可能堵塞鼻旁窦或上颌窦开口，从而导致其分泌物排出不畅引发炎症。对此可选用管径较细、质地柔软、理化性质稳定的导管进行喂养。

（二）误吸与感染

误吸现象常见于体质虚弱、昏迷、胃排空障碍病人，有食管反流者更易发生。这些患者在咳嗽或呕吐时易发生误吸及吸入性肺炎。误吸对肺部的损害作用主要取决于反流液的 pH，一般 pH＜2.5 或 3 时对肺的损害较明显，而较高的 pH 则损害相对较轻；如误吸量较大也会对肺部造成较严重的损害。主要预防措施包括喂养前检查胃潴留量，喂养时抬高床头 30°～40°，确保气管导管或气管切开导管套囊充气量足够，严格控制营养液的输注速度等。一旦发生较严重的误吸现象，则应采取下列措施：暂停或调整肠内营养，及时进行肺灌洗，应用抗菌药物，充分的肺部物理治疗（翻身、拍背、协助排痰或及时清理气道内分泌物或异物）以及必要时进行机械通气等。

（三）消化道症状

主要包括腹泻、便秘、腹胀与恶心呕吐、倾倒综合征等。

1. 腹泻为肠内营养最常见的并发症　腹泻的原因主要有：① 肠道对营养液的理化特性不耐受（如渗透浓度过高、脂肪及乳糖成分、温度较低等）；② 输注速度过快；③ 营养液的微生物污染；④ 低蛋白血症；⑤ 长期大量应用广谱抗菌药物致肠道菌群失调等。喂养过程中可针对上述原因采取相应措施防治该类并发症。

2. 便秘　在卧床危重患者中间也是比较常见的，可能的原因主要包括脱水、膳食纤维摄入不足、运动不足等，所以应保证膳食纤维的摄入量，即使卧床患者也应保持适量的床上运动，必要时可考虑使用胃肠动力药促进胃肠蠕动。

3. 腹胀与恶心呕吐　主要是由于输注速度过快、胃排空障碍、营养液渗透浓度过高、温度偏低、脂肪含量较高、患者不耐受乳糖等，也有的患者经口摄入肠内营养液因不习惯其口味而产生恶心的感觉。可采用相应的措施来防治上述并发症。

（四）代谢并发症

包括电解质紊乱、糖代谢紊乱以及体内营养素如必需脂肪酸的缺乏等。市售液状肠内营养制剂钠、钾含量往往非常低，如不额外补充，就有可能造成低钠、低钾。患者有时也会因脱水或基础疾病（如颅脑外伤、颅脑手术后）而造成高钠、高氯。糖代谢紊乱在肠内营养中是常见的并发症。高血糖主要发生于老年、胰腺疾病或存在严重应激情况的患者。对于高血糖可适当降低碳水化合物的比例，必要时可应用口服降糖药物或使用外源性胰岛素来控制血糖。长时间输注含高浓度碳水化合物的营养液，突然停止而其他形式的糖补充不充分时易发生低血糖，逐渐减慢输注速度至完全停止或停用后以其他形式补充适量的糖，可以有效地预防低血糖的发生。

第七节　肠外营养

肠外营养即从肠道以外的途径给予营养物质，主要是经静脉给予，又称静脉营养，如患者所需的营养物质全部经静脉给予，又称完全胃肠外营养（Total Parenteral Nutrition，

TPN)。不能耐受 EN 和 EN 选择禁忌的重症患者,应选择 TPN,主要指合并胃肠功能障碍的重症患者,其他还包括存在有尚未处理的腹部问题(如出血、腹腔感染)的外科患者和由于手术或解剖原因禁止肠道喂养的患者。

胃肠道可以使用,但仅能承担部分的营养物质补充,可添加部分肠外营养(Partial Parenteral Nutrition,PPN)相结合的联合营养支持方式,目的在于肠功能支持,一旦患者胃肠道可以安全使用时,则逐渐减少至停止 PN,联合肠道营养或经口摄食。

存在以下情况时,不宜给予 PN:在早期复苏阶段、血流动力学尚未稳定或存在有组织低灌注;严重高血糖尚未控制;严重水电解质与酸碱失衡;严重肝功能衰竭、肝性脑病;急性肾功能衰竭存在氮质血症时,均不宜予 PN。

总之 PN 选择原则是:只要胃肠道解剖与功能允许,并能安全使用,应积极采用 EN;任何原因导致胃肠道不能使用或应用不足,应考虑肠外营养,或联合应用 EN。

随着对 PN 了解的深入及其应用技术的不断完善,使 PN 成为 ICU 患者安全有效的营养支持方式。对 EN 禁忌的重症患者,如不有效给予 PN,将使死亡的风险增加 3 倍。对这类患者,早期开始 PN(入 ICU 或创伤后 24～48 h)将有助于降低感染性并发症的发生率。PN 是合并有肠功能障碍患者治疗的重要组成部分。

一、肠外营养液的成分

(一)氨基酸

现多采用 L-结晶氨基酸,按照一定的模式(如人乳配方、全蛋配方等)配制。临床上可供选择的有 3%、5%、8.4%、11.4%等各种浓度的复方氨基酸溶液。根据其分子结构和机体合成情况,可将氨基酸分为芳香族与支链氨基酸、必需与半必需和非必需氨基酸。支链氨基酸(亮氨酸、异亮氨酸、缬氨酸)在生理上是互相拮抗的,它们之间一定要维持正常的配比,否则会得到相反的效应,但这三种支链氨基酸在代谢上又有共性,即它们不能被肝脏分解代谢,只能在肝外肌肉等组织中代谢分解。复方氨基酸制剂中必需与非必需氨基酸比例大多为(1∶1)～(1∶3)。必需氨基酸如精氨酸在人体内合成能力较低。非必需氨基酸中甘氨酸和酪氨酸为早产儿所必需。创伤患者除单纯营养不良外尚存在创伤、应激、感染等情况,肌肉分解代谢旺盛,临床上对于外科手术创伤患者常补充富含支链氨基酸溶液(高达 45%)。理论上给应激患者输入高支链氨基酸的复方氨基酸溶液有下列优点:① 补充外源性支链氨基酸,可减少肌肉的分解;② 促进肝脏与器官白蛋白的合成,有利于机体从创伤与感染中恢复;③ 支链氨基酸能在周围组织中代谢供能,起节氮作用。但临床研究结果不一。

有些患者由于无法从肠道补充谷氨酰胺,必须从肠外营养液中补充,但谷氨酰胺化学性质不稳定,通常需以短肽的形式提供,目前常用的有 L-丙氨酰-L-谷氨酰胺和甘氨酰-L-谷氨酰胺。

不同疾病、不同年龄对各种氨基酸的需求也不同。肝功能不全患者宜适当提高支链氨基酸的比例,肾病患者则应增加必需氨基酸的补充,婴幼儿所需氨基酸量较大(相对其体重来讲),必需氨基酸比例高(>40%),各种氨基酸谱要齐全,其中组氨酸、酪氨酸和胱氨酸更不能缺少。

(二)脂肪乳剂

脂肪乳剂是以精制大豆油或红花油为甘油三酯来源,以卵磷脂为乳化剂,加少量甘油调节渗透压而制成的静脉营养制剂。与葡萄糖和氨基酸相比,单位质量的脂肪可提供2倍以上的热量。临床上可供选择的有10%、20%以及30%的脂肪乳剂。脂肪乳剂的渗透浓度与血浆相同或略高,可经外周静脉输入。机体利用脂肪的能力有限,成年人一般以 $1.0 \sim 1.5\,g/(kg \cdot d)$ 为宜。在有氮源供给时,双能量(碳水化合物与脂肪)供给可起到节氮的作用,有利于维持氮平衡。

目前临床经常使用的脂肪乳剂是碳链为18以上碳原子的长链甘油三酯(LCT),需肉毒碱辅助进入线粒体氧化供能,但应激情况下,机体肉毒碱产生量减少,影响脂肪乳剂的利用。碳链为6~12个碳原子的中链甘油三酯(MCT)脂肪乳剂可不需肉毒碱而进入线粒体氧化供能,但它不含必需脂肪酸。因此,常将二者以1:1物理混合的形式输入。另一种混合方式是将 MCT 与 LCT 在高温和催化剂的作用下共同消解再酯化,产生结构型甘油三酯,它比物理混合的 MCT/LCT 具有更小的毒性、更有效的节氮效应以及不影响机体网状内皮系统功能等优点。

另外,临床上使用的脂肪乳剂类型还包括:鱼油脂肪乳剂、橄榄油脂肪乳剂以及含大豆油、中链甘油三酯(MCT)、橄榄油、鱼油和维生素 E 的脂肪乳剂(SMOF)。

鱼油脂肪乳主要成分为 ω-3 多不饱和脂肪酸。增加 ω-3 脂肪酸能增加细胞膜磷脂 ω-3 脂肪酸成分,从而减少炎性物质产生,增加非炎性物质,以竞争花生四烯酸至二十烷类物质的合成途径。因此,鱼油脂肪乳的应用具有抗炎和改善免疫的作用。这对机体既有有利的一面,又有不利的一面,不利方面为可能会降低机体对病原微生物的抵抗能力。有研究资料表明,对于严重创伤病人,ω-3 多不饱和脂肪酸治疗组在 ICU 时间、住院时间上均明显低于对照组,说明 ω-3 鱼油脂肪乳剂对严重创伤病人疗效确切,毒副作用轻微,临床值得应用。其机制可能与其富含的 ω-3 多不饱和脂肪酸降低病人早期过度的炎症反应有关。

橄榄油脂肪乳剂由80%橄榄油和20%大豆油组成,橄榄油主要成分是油酸,属于 ω-9 单不饱和脂肪酸。这种脂肪乳剂的特点是单不饱和脂肪酸含量高,饱和脂肪酸含量低,在保证充足必需脂肪酸的基础上降低了脂质过氧化的风险;且含有丰富的维生素 E,具有良好的抗氧化功能。另有研究显示,橄榄油中含有一种物质,具有与布洛芬类似的抗炎作用,能减少炎性介质的产生,减少对 T 细胞和 NK 细胞的抑制,促进 T 细胞功能。

SMOF 为新型脂肪乳剂,由大豆油、中链甘油三酯、橄榄油、鱼油和维生素 E 等组成,SMOF 包含25%橄榄油,主要是油酸,减少了 ω-6 脂肪酸的含量。有临床研究表明,SMOF 可缩短病人住院时间,改善预后。SMOF 可明显降低腹部中等手术病人术后的炎性介质和细胞因子,这与其成分有关。

(三)碳水化合物

碳水化合物是提供热量的主要物质。临床上主要使用葡萄糖,还可以考虑使用果糖、山梨醇、木糖醇等替代葡萄糖。葡萄糖的代谢依赖于胰岛素,对于糖尿病患者或严重应激状态产生胰岛素抵抗的患者必须补充外源性胰岛素。机体利用葡萄糖的最大极限为 $5\,mg/(kg \cdot min)$。

果糖与山梨醇在代谢过程中产生乳酸及尿酸,易导致阴离子间隙增高型代谢性酸中毒及高尿酸血症,木糖醇可加重酸中毒和尿毒症,使其临床应用受到一定限制。

(四)维生素

包括水溶性和脂溶性维生素。创伤后可按日常的维生素需要量补充,但维生素 C 与

B_1、B_2 等在创伤后需要量增加,应适当增加补充量。水溶性维生素为粉状制剂,溶解后易遇光发生反应,故宜使用脂溶性维生素或用脂肪乳剂溶解,或适当增加补充量。

(五)电解质与微量元素

电解质的补充应根据日常生理需要量、肾功能状态、创伤后的代谢特点以及不同代谢时期调整补充剂量。当机体处于合成代谢阶段时,应适当多补充钾、镁、磷等电解质成分。长期静脉营养支持应注意磷的补充,现已有静脉用磷制剂生产。肠外营养液中补充微量元素时应考虑不同疾病、年龄以及不同代谢时期对微量元素的需求特点。如肝硬化或肾病时,尿锌排出增多;老年糖尿病患者血铬水平降低;肠道炎症与吸收不良患者铜和铁缺乏;合成代谢期各种微量元素向细胞内转移,需要量增加等。

(六)特殊营养要素

包括膳食纤维、谷氨酰胺、精氨酸、ω-3 脂肪酸、核苷酸等特殊营养物质。

二、肠外营养支持途径

肠外营养液的输注途径有中心静脉与周围静脉。中心静脉管径粗,血流量大,输入的物质很快被稀释,可以耐受较高的渗透浓度与较大范围的 pH,保证足够热量的供给,可较长时间地保留静脉导管,避免反复静脉穿刺给患者造成的痛苦,因此目前常推荐使用中心静脉输注肠外营养液,尤其是对于需较长时间肠外营养支持的患者。中心静脉通常选用颈内静脉、锁骨下静脉和股静脉。但颈内静脉置管常会影响病人头颈部的活动;锁骨下静脉置管对病人活动限制较少,为临床所常用;股静脉置管因接近会阴部,易污染,临床应用较少。

如需短时间肠外营养支持(如围术期)的患者,可考虑使用周围静脉输注营养液。但静脉炎的发生是周围静脉营养应用的主要限制因素。外周静脉管径较细,血流量小,不能耐受较高的渗透浓度或 pH 明显异常的溶液,因此许多高渗营养液无法经周围静脉输注。周围静脉营养须及时或每 24 h 更换输注部位。

三、肠外营养液的配制与输注

现多主张以全营养混合液(Total Nutrient Admixture,TNA)或全合一的形式配制静脉营养液,即将各种营养物质按一定的顺序全部加入一个容器中(俗称三升袋)经静脉输注。这种方式可以减少营养液的微生物污染机会以及气栓的发生率,提高各种营养物质的利用效率,避免大量输注葡萄糖产生的代谢紊乱。

配制 TNA 的所有操作要严格遵守无菌技术操作规程,所有操作应在层流工作台内完成。基本程序如下:① 配制前将所用物品准备齐全,消毒层流台表面和输液瓶,洗手后戴无菌手套;② 将微量元素、电解质和胰岛素等加入氨基酸溶液中;③ 将磷制剂加入另一瓶氨基酸溶液中;④ 用脂溶性维生素溶解水溶性维生素并加入脂肪乳剂中;⑤ 将高渗葡萄糖溶液、氨基酸溶液、脂肪乳剂按顺序加入"三升袋"中,并不断轻晃混匀,混合应不间断地一次完成。

配制时还应注意:① TNA 液体总量应>1 500 ml;② 溶液中葡萄糖的最终浓度应<25%;③ 钠、钾离子的总量应<150 mmol/L,钙与镁离子应<4 mmol/L;④ TNA 的 pH 应>5.0;⑤ 应含有足量的氨基酸;⑥ 不应加入其他药物;⑦ 配制后应保存在 4 ℃～

25 ℃环境中,并要求在 24～48 h 内输注完。

TNA 的输注方法有持续输注和循环输注两种。前者较为常用。持续输注即在 24 h 内将营养液匀速输入,常应用输液泵以保证均匀的输液速度。持续输注时机体胰岛素分泌较为稳定,血糖波动小,但长时间应用容易发生脂肪肝及肝酶与胆红素水平的异常。

循环输入法即每天有一定时间(可从 4 h 逐渐延长到 12 h)内无营养液输注,开始及停止输注均有逐渐增快或减慢的过程,一般适用于已稳定地接受持续输注 TNA 并需长期进行肠外营养支持的患者。它更接近人体生理上的要求,可以减少肝胆系统的并发症,改善患者的生活质量。

四、肠外营养的并发症

肠外营养的并发症主要包括与静脉导管相关的并发症、感染、代谢并发症和其他并发症。

(一) 静脉导管相关的并发症

主要包括中心静脉穿刺置管过程的并发症及留置导管期间的并发症。前者包括血气胸、心脏大血管损伤、空气栓塞、心律失常等。后者主要包括血栓形成与栓塞、导管移位等。

(二) 感染并发症

包括局部感染(即穿刺点皮肤的感染)以及全身感染。肠外营养支持患者如出现无明显诱因的寒战、高热,拔除导管后症状缓解或消除,导管前端与周围静脉血细菌培养结果一致,即可确定为该并发症。其微生物来源可能为营养液及配制过程中的污染、输液管道、沿导管窦道裂隙感染、患者原有菌血症或感染性疾病等。微生物种类可包括革兰氏阴性杆菌、革兰氏阳性球菌和真菌等。肠外营养支持患者出现发热应与切口感染、肺炎、尿路感染、腹腔内感染、营养液的热原反应及过敏性反应相鉴别。

如发生感染并发症,应采取以下措施:① 停止输注营养液,并拔除静脉导管;② 将导管前端、营养液及周围静脉血同时送细菌、霉菌培养;③ 可酌情使用糖皮质激素及物理降温措施,如体温不降,也可根据细菌培养及药敏结果选用抗菌药物;④ 24～48 h 后可更换部位重新建立中心静脉通道进行营养支持或经周围静脉输注营养液。

(三) 代谢并发症

1. 糖代谢紊乱

(1) 高糖血症:常见原因为快速输入高浓度葡萄糖溶液,原有糖尿病或胰腺疾病,严重应激时胰岛素抵抗现象,存在其他导致血糖增高的因素(如使用儿茶酚胺、糖皮质激素等)。防治措施包括:营养支持前应检查患者是否有糖尿病或胰腺疾病史,降低营养液中葡萄糖的浓度,肠外营养液输注速度宜逐渐增加,加强血糖监测,酌情补充外源性胰岛素等。

(2) 低糖血症:在整个营养液输注过程中体内胰岛素维持在一个较高的水平,停止输注后短时间内其水平并不会迅速下降,在无其他糖源补充的情况下,较易产生低血糖现象。主要表现为头晕、心悸、血压下降、皮肤湿冷、口唇四肢麻木,严重者可出现抽搐、昏迷等中枢神经系统症状。因此在撤除营养液时应逐渐减量,必要时可在营养液停止后输入等渗葡萄糖溶液,同时应加强血糖监测。

（3）必需脂肪酸缺乏症：常见于未补充脂肪乳剂或完全以中链甘油三酯替代长链甘油三酯脂肪乳剂。

（4）高脂血症：常见原因是机体脂肪廓清能力下降，此外还与营养液的输注方式以及脂肪乳剂的结构有关。定期监测机体脂肪清除率，调整脂肪乳剂的输注量，改持续输注为循环输注，使用中长链脂肪乳剂等措施可减少或避免高脂血症的发生；另外在输注脂肪乳剂的同时应用适量的肝素或胰岛素，也可增加脂肪的清除率。应注意：在脂肪乳剂或全营养混合液输注完毕 2～4 h 后再抽血送化验检查，以免由于脂血症影响检测结果。

（5）电解质紊乱：肠外营养支持期间易发生低钾、低磷、低镁等电解质缺乏现象。电解质紊乱、微量元素与维生素缺乏等并发症主要是由于营养液配方不适合该患者或不能满足特定疾病及不同代谢阶段的需要。因此，在制定营养支持方案前应了解患者的营养状态及疾病的代谢特点，加强监测，及时调整。

（四）其他并发症

主要有肝功能异常（包括淤胆）和肠道屏障作用减弱。

长时间肠外营养支持患者肝酶及胆红素均会发生不同程度的异常。常见的有碱性磷酸酶、谷草转氨酶、谷丙转氨酶、乳酸脱氢酶等都可有不同程度升高，总胆红素和直接胆红素也会升高，患者往往有黄疸表现。防治措施包括：减少非蛋白热量的供给，控制腹腔感染，促进胆囊排空及维持胃肠正常功能状态，补充谷氨酰胺，改持续输注为循环输注等，但只有尽早实施肠内营养才能彻底解决问题。

长期禁食，胃肠道缺少必要的胃肠激素的分泌，胃肠道正常的蠕动功能被削弱，肠黏膜细胞缺乏谷氨酰胺、短链脂肪酸等营养物质的供给等，这些因素造成肠道的物理屏障、生物屏障、免疫屏障、离子屏障等功能障碍。防治措施包括：尽早实施肠内营养、静脉补充谷氨酰胺等。

第八节　特殊重症疾病营养支持的要点

一、重症胰腺炎的营养支持

1. **重症急性胰腺炎（SAP）的营养代谢改变点**　SAP 早期出现以高分解代谢为突出表现的代谢紊乱，严重持续的应激反应使患者的营养代谢状态受到极大影响，能量消耗明显增加，迅速出现严重的负氮平衡和低白蛋白血症，尿氮排出可达 20～40 g/d，其程度与胰腺炎症及全身炎症反应程度相关。由于应激反应严重及胰腺的坏死，糖代谢紊乱更加突出，患者往往出现严重的高血糖。高脂血症也是重症急性胰腺炎早期常见的现象，机体脂肪分解增加成为重要的能量来源。这些改变增加了营养支持的难度及可能的风险。此外，患者早期常合并低钙、低镁、低钾等电解质紊乱。

由于腹腔及腹膜后的炎性渗出与感染，重症胰腺炎患者常合并腹腔间隔室综合征、腹腔及腹膜后感染，因此可导致长时间、严重的胃肠功能障碍，并直接影响肠内营养的实施。

2. **营养支持策略**　早期使"胰腺休息"，减少胰腺分泌是 SAP 患者早期治疗的原则，但禁食及应激代谢又使患者的营养状态受到严重干扰,迅速导致营养不良及肠功能障碍,因此早期给予适当的营养支持是非常重要的。尽管 PN 不会刺激胰腺分泌,但高血糖及感染性并发症发生率增高;EN 往往因为胰腺病变、高腹压及腹腔渗出和感染而受到限制,这些因素增加了营养供给方式及时机选择的困难。SAP 患者早期应用 EN 的主要顾虑是营养底物对胰腺外分泌的刺激作用,有研究结果表明,营养素对胰腺外分泌的刺激作用主要取决于摄食部位,经胃或十二指肠的营养有较大的胰腺外分泌反应,而早期经空肠营养对胰腺外分泌的刺激并不明显,"让肠道休息"以减少营养素对胰腺刺激的观念应该纠正。EN 仍应作为 SAP 患者首先考虑的营养支持方式。现已证实经空肠喂养是安全有效的营养供给途径,但要求空肠营养管顶端位置达到屈氏韧带以下 30～60 cm。肠内营养液早期选择氨基酸或短肽为氮源、低甘油三酯的预消化制剂较为合适。

　　合并腹腔间隔室高压、严重肠麻痹、腹腔严重感染及肠瘘等腹部并发症时,EN 往往不能实施和不耐受,此时充分的 PN 是必要的营养供给途径,不应延迟,或部分替代 PN 的不足。当重症急性胰腺炎患者不能给予 EN 时,在胰腺炎发病一周后应考虑使用 PN。对于中重度急性胰腺炎,应采取措施提高肠内营养耐受性:把整蛋白制剂换为含短肽和 MCT 的制剂,或者几乎无脂肪的制剂。接受早期 EN 的重症急性胰腺炎患者可考虑使用益生菌。

　　对于急性胰腺炎患者的初始营养评估应考虑疾病的严重程度,以指导营养治疗策略。由于病情严重程度可能迅速改变,对于喂养耐受性以及是否需要特殊营养治疗进行反复评估。轻症急性胰腺炎患者不使用特殊营养治疗,如果能够耐受,应过渡到经口进食。如果发生意外并发症或 7 d 内不能过渡到经口进食,则考虑进行特殊营养治疗。中度至重度急性胰腺炎患者留置经鼻或经口肠内营养管,一旦液体复苏完成后(入 ICU 24～48 h 内)即开始滋养型喂养,并逐步过渡到目标营养。

　　应激性高血糖和高脂血症常常限制葡萄糖与脂肪的补充。尽管静脉输注葡萄糖不刺激胰腺外分泌,但 SAP 患者葡萄糖氧化率降低,输注葡萄糖最大的危险是高血糖,同时输注胰岛素控制血糖水平(≤8.33 mmol/L)常常是需要的。SAP 患者输注脂肪乳剂并非禁忌,但应严格监测血脂水平,初期合并高脂血症的患者,如血清甘油三酯>4.4 mmol/L,应慎用脂肪。血脂降低后应给予双能源补充,不含脂肪乳剂的 PN 不应超过 2 周,否则可能造成必需脂肪酸的缺乏。大多数 SAP 患者对葡萄糖及脂肪乳剂的耐受良好。

　　伴全身炎症反应的患者,循环中 Gln 的浓度可降低正常值 55%,若不予补充,肠黏膜屏障完整性及免疫功能将受到影响。SAP 是全身炎症反应极其严重的疾病,需要补充 Gln。此外,早期应用药理剂量的 ω-3 PUFA 有助于控制炎症反应,稳定内环境。

二、急性呼吸衰竭患者营养支持

　　1. ARDS 往往存在着明显全身炎症反应,并伴随着体内各种应激激素及多种细胞因子和炎症介质的释放。其早期代谢改变特点为严重的高分解代谢,能量消耗增加,加之多数患者需要机械通气治疗,静息能量消耗可达预计值的 1.5～2 倍。脂肪动员加速,LBM 分解,各种结构与功能蛋白被迅速消耗,血清白蛋白下降,谷氨酰胺明显减少,血中氨基酸比例失调,迅速出现营养不良,影响患者的预后。ARDS 患者一年生存率调查研究显示,伴有消耗性肌肉萎缩、衰弱的 ARDS 患者离开 ICU 一年持续存在呼吸功能下降,因此及时有效的营养支持非常重要,并有助于缩短机械通气时间。

2. 急性呼吸衰竭患者应尽早给予营养支持,首选 EN,并采取充分的措施避免反流和误吸的发生,必要时添加促进胃肠蠕动的药物。此外,呼吸衰竭患者应避免过度喂养,特别是过多的碳水化合物的补充,将增加 CO_2 的产生,加重呼吸负荷。当能量供给量超过需要的 2 倍,将导致患者脱机困难。对于急性呼吸窘迫综合征(ARDS)/急性肺损伤(ALI)患者以及预期机械通气时间 ≥ 72 h 的患者,给予滋养型或充分的肠内营养,这两种营养补充策略对患者住院第一周预后的影响并无差异。某些高脂/低碳水化合物特殊配方系根据呼吸商与减少 CO_2 产生而设计,不要将这种配方用于合并急性呼吸衰竭的 ICU 患者。急性呼吸衰竭患者考虑使用限制液体入量的高能量密度 EN 配方(尤其在液体负荷过多时),密切监测血磷浓度,必要时应适当给予补充。

三、其他重症患者营养支持

1. 急性肾损伤(AKI)时由于肾对内稳态功能调节能力的下降或丧失,导致重症患者代谢异常与营养不良的加重,蛋白质能量营养不良在 AKI 患者中是较为常见的营养不良类型。营养治疗也由于肾自身功能的改变和肾替代治疗的实施显得更加复杂和困难。患急性肾衰(ARF)或急性肾损伤(AKI)的 ICU 患者使用标准肠内营养配方,并摄入 ICU推荐的标准剂量蛋白质 1.2～2.0 g/(kg·d)(实际体重)与能量 25～30 kcal/(kg·d)。如果发生电解质明显异常,应考虑应用肾衰的特殊配方制剂(恰当的电解质和蛋白比例)。接受血液透析或 CRRT 的患者增加蛋白质补充,最大剂量可达 2.5 g/(kg·d)。肾功能不全的患者不应为避免或延迟透析治疗而限制蛋白质摄入量。

2. 由于肝硬化及肝衰患者存在腹水、血管内容量不足、水肿、门静脉高压及低蛋白血症等并发症,使用能量及蛋白需要量的预测公式时,应采用干重或平时体重而非实际体重。与其他危重病患者相同,肝衰患者不应限制蛋白质摄入。罹患急性和(或)慢性肝病的 ICU 患者优先选择肠内营养治疗方式。罹患急性和慢性肝病的 ICU 患者选用标准配方肠内营养制剂。对于已经接受肠腔内作用抗生素及乳果糖一线治疗的肝性脑病患者,没有证据表明支链氨基酸(BCAA)型肠内营养配方能够改善昏迷的严重程度。

3. 创伤患者,一旦血流动力学稳定,应尽早(创伤后 24～48 h)开始高蛋白配方肠内营养。严重创伤患者给予富含精氨酸与鱼油的免疫调节配方肠内营养。对于腹部开放性损伤患者,如无肠道损伤需予早期 EN,因其每升渗出液中损失 15～30 g 蛋白,需相应给予补充。烧伤患者如果胃肠功能良好,同时自主进食不足以满足估计的能量需求时,需要提供肠内营养,当肠内营养不可行或者无法耐受时,需要启动肠外营养。

4. 脓毒症患者,一旦复苏完成且血流动力学稳定,应当在诊断严重全身性感染或感染性休克后 24～48 h 给予 EN 治疗。在全身性感染或感染性休克的急性期,无论营养风险程度如何,不给予完全 PN,或在早期 EN 的同时添加补充性 PN。提供滋养喂养(定义为 10～20 kcal/h 或高达 500 kcal/d)始于脓毒症早期,若耐受,则在 24～48 h 达到 >80%第一周的目标量,补充蛋白质 1.2～2 g/(kg·d)。

5. 大手术后患者,术后需常规行营养风险评估,如果 EN 可行,术后 24 h 应使用EN,并给予含精氨酸和鱼油的免疫调节配方肠内营养制剂。对于大多数困难术后患者,如顽固性肠梗阻、肠吻合、开放性腹部损伤和需要升压药维持血流动力学的患者,给予EN,每个患者应根据安全性和临床判断行个体化处理。对于上消化道大手术且不能接受 EN 的患者,可使用 PN(仅当预计 PN 治疗≥7 d 时),除非患者存在高营养风险,PN 不应在术后立即开始,而应延迟至 5～7 d 后开始。在启动术后进食时,可进食能耐受的固体食物,不必以流质作为术后第一餐。

6. 肥胖患者不能经口摄食时,在收入 ICU 24～48 h 内即开始早期 EN。对 ICU 肥胖患者进行营养评估时,除所有 ICU 患者的常规指标外,要重视代谢综合征的生物标志物,评价并发症,并确定炎症反应状态。ICU 肥胖患者的营养评估应注重中心型肥胖、代谢综合征、少肌症的表现,以及 BMI > 40、SIRS 或与肥胖相关的心血管疾病与死亡高风险的其他并发症。对 ICU 肥胖患者给予高蛋白-低热卡喂养,以保存瘦体组织,动员储备的脂肪,最大限度降低过度喂养导致的代谢并发症。对于不同程度的肥胖患者,EN 处方能量供给目标不应超过间接能量消耗测定(IC)的 65%～70%。不能进行 IC 测定时,使用基于体重的营养估算公式:BMI 30～50 者,11～14 kcal/(kg·d)(实际体重);BMI > 50 者,22～25 kcal/(kg·d)(理想体重)。蛋白质供给量:BMI 30～40 者,2.0 kcal/(kg·d)(理想体重);BMI ≥40 者,2.5 kcal/(kg·d)(理想体重)。如有可能,成年 ICU 肥胖患者应选用低能量密度、低非蛋白质热氮比(NPC∶N)配方的肠内营养制剂。虽然免疫调节型配方可能有益于调控肥胖患者过强的免疫反应,但目前尚缺乏预后数据。肥胖的危重病患者接受早期 EN 时,加强监测,评估高血糖、高脂血症、高碳酸血症、液体负荷过多以及肝脏脂肪堆积等是否恶化。对于曾接受减肥手术治疗的 ICU 肥胖患者,开始静脉输注含葡萄糖液体或营养治疗前,应补充维生素 B_1(硫胺素)。此外,应考虑评价与治疗微量营养素缺乏[包括钙、维生素 B_1、维生素 B_{12}、脂溶性维生素(A、D、E、K)与叶酸,以及微量元素铁、硒、锌、铜]缺乏。

7. 慢性危重病患者(定义为那些因持续存在器官功能不全需要住 ICU > 21 d 的患者),给予积极高蛋白质 EN 治疗,如有可能,应制订抗阻力功能锻炼计划。

第九节　监　测

临床肠外与肠内营养支持期间的监测指标包括一些常规监测项目、患者营养状态评价指标以及一些特殊的监测项目,见表 5-13-8。

表 5-13-8　营养支持的监测指标

	指标	测定周期
常规监测项目	24 h 出入量	1 次/d
	血/尿渗透压	1～2 次/周
	血气分析	2 次/周
	血糖	2～3 次/周
	尿糖	2 次/d

(续表 5 - 13 - 8)

	指标	测定周期
	血/尿电解质	2 次/周
	肝功能	1~2 次/周
	血脂	1 次/(1~2)周
	胆囊 B 超	1 次/周
	血液常规	1~2 次/周
营养状态评价指标	体重	1 次/(1~2)d(初期) 1~2 次/周(稳定期)
	三头肌皮褶厚度	1 次/周
	臂肌围	1 次/周
	迟发型皮肤过敏试验	1 次/2 周
	总淋巴细胞计数	1 次/周
	肌酐/身高指数	1 次/2 周
	氮平衡	1 次/d
	血清蛋白测定	1 次/周
特殊监测项目	血氨基酸谱测定	1 次/周或不定期测定

注:血清维生素与微量元素测定不列为必需监测项目,只在怀疑有缺乏症时测定。

(李　丽)

第六篇 重症感染

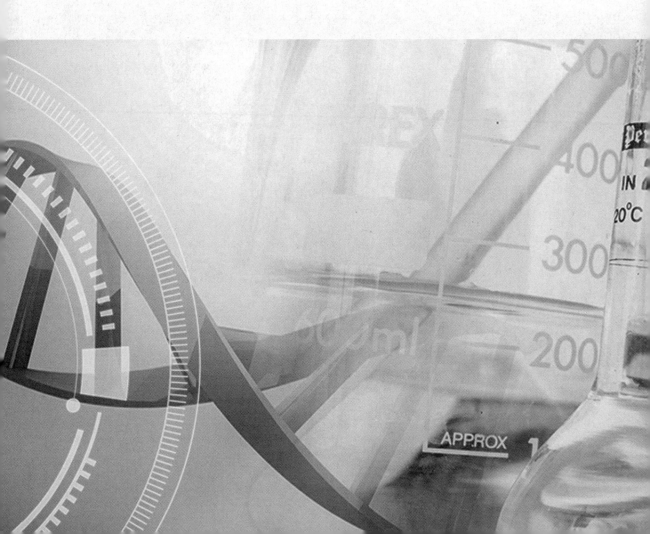

第十四章 重症肺炎

肺炎是一种常见的感染性疾病,根据发生的环境不同而分为社区获得性肺炎(Community-Acquired Pneumonia, CAP)和医院获得性肺炎(Hospital Acquired Pneumonia,HAP)。CAP 是指在医院外罹患的感染性肺实质炎症,包括具有明确潜伏期的病原体感染而在入院后平均潜伏期内发病的肺炎。而 HAP 指患者住院期间没有接受有创机械通气,未处于病原感染的潜伏期,且入院≥48 h 后在医院内新发生的肺实质炎症。重症肺炎是近来提出的一个概念,是为了区别于普通肺炎。它的提出强调了患者病情的严重性以及积极治疗的迫切性。迄今为止,重症肺炎仍没有一个明确的定义,目前多数学者将其定义为:因病情严重而需要进入重症监护病房治疗的肺炎,所谓病情严重是指肺部炎症进展快、出现需要机械通气的呼吸衰竭,或发生脓毒性休克需要血管活性药物支持循环,或引发其他重要器官功能的障碍。重症肺炎可分为重症社区获得性肺炎(Severe Community Acquired Pneumonia, SCAP)和重症医院获得性肺炎(Severe Hospital Acquired Pneumonia,SHAP)。

第一节 重症社区获得性肺炎

一、流行病学

(一)发病率与严重度

据 2011 年世界卫生组织(WHO)的统计数据显示,下呼吸道感染是全球第 3 大死亡原因,而在低收入国家,已成为首位死亡原因。肺炎在中等收入国家发病尤为普遍,在英国,CAP 是急诊入院最常见的原因,有 5.9%CAP 患者需要住 ICU 治疗,是作为感染性疾病死亡的首位原因。我国缺少准确的统计,有文献报道我国每年的患病人数约为250 万,而年均因肺炎而死亡者约 12.5 万人。虽然如此,但若按人口比例与美国比较,这一统计数字还是被明显低估的。根据国外近年来的统计,重症肺炎的发生率占 CAP 的18%～36%,占住院肺炎患者的 12.7%～22%。

虽然经过多年的努力,在 SCAP 的诊断及治疗方面已取得较大的进步,但其死亡率仍超过 30%～60%。入住 ICU 的 SCAP 的死亡率维持在 30%～40%。

（二）危险因素

SCAP 的发生与患者存在的基础病等危险因素有较密切关系（表 6-14-1），最常见的基础病是慢性阻塞性肺疾病（COPD），几乎一半的 SCAP 患者合并 COPD，是最主要的危险因素；随后的是慢性心脏疾病、糖尿病、酗酒等。高龄、长期护理机构居住等也是 SCAP 的危险因素之一，并且死亡率较高。除此之外，约有 1/3 的 SCAP 患者在发病前身体是健康的。

表 6-14-1　重症社区获得性肺炎的危险因素

常见因素	其他因素
COPD（严重哮喘、支气管扩张症等）	不充分的急诊或院内抗感染治疗
慢性心脏疾病（充血性心力衰竭、缺血性心肌病、心瓣膜病等）	免疫抑制（肿瘤、HIV、皮质激素治疗、严重营养不良等）
肾衰竭	慢性误吸
神经系统疾病	肝脏疾病
酗酒	菌血症发生
糖尿病	无脾
高龄	吸烟

（三）病原学

SCAP 的病原体在过去十年来已得到广泛的研究，它的致病菌与普通 CAP 者类似，但发生率稍有不同。许多病原体的感染均可发展至重症肺炎（表 6-14-2）。

细菌为最常见的病原体，其中肺炎链球菌约占重症肺炎者的 1/3，其中包括耐药肺炎链球菌（Drug-Resistant S. Pneumoniae，DRSP）；随后的是军团菌属和革兰氏阴性肠杆菌、金黄色葡萄球菌等。铜绿假单胞菌也是引起 SCAP 的常见病原菌之一，但它的发病常伴有某些易感因素，例如长期应用广谱抗生素、支气管扩张症、严重营养不良、HIV、免疫抑制状态等。最常见的致死性病原体是肺炎链球菌、铜绿假单胞菌和嗜肺军团菌，其中肺炎链球菌肺炎占死亡肺炎的 2/3。

表 6-14-2　引起重症社区获得性肺炎的病原菌

常见	少见
肺炎链球菌（包括 DRSP）	肺炎衣原体
呼吸道病毒	Coxiella burnetii（伯纳特氏立克次氏体）
流感嗜血杆菌	卡氏肺孢子菌
金黄色葡萄球菌	真菌
革兰氏阴性肠杆菌（特别是克雷伯杆菌）	化脓性链球菌
肺炎支原体	结核分枝杆菌
铜绿假单胞菌	
军团菌属	

非典型病原体也是 SCAP 的较常见病原体之一。研究发现它常与细菌引起混合感染，混合感染的发生率为 5%～40%，临床上易被忽略。除了军团菌属外，还有肺炎衣原体、肺炎支原体以及呼吸道病毒等。随着病毒检出技术的发展，发现肺部的病毒感染多见，如甲型乙型流感病毒、鼻病毒、呼吸合胞病毒等。近年来出现的甲型 H1N1 流感病毒性肺炎、高致病性人禽流感病毒（如 H5N1 等）肺炎、新型冠状病毒肺炎等，严重者常表现为急性呼吸窘迫综合征（ARDS）。对于存在免疫抑制患者（HIV、器官移植、肿瘤化疗），病毒感染是较常见病原体，并易继发细菌（肺炎球菌、金黄色葡萄球菌、革兰氏阴性肠杆菌、霉菌等）感染。

真菌也是引起 SCAP 的病原体之一，近年来发生率逐渐升高，但常被忽视。在器官移植、HIV 等免疫抑制患者中，发生率尤为高。在引起 SCAP 的真菌中，虽然念珠菌检出率高，但引起感染较少；而曲霉菌属感染多见，特别是器官移植患者。其他还有新型隐球菌、球孢子菌等。

根据近年的文献资料报道，虽然经过多种病原学检查方式，但仍有 40%～60% 的 SCAP 患者的致病病原体不能确定。

需要注意的是 CAP 的病原体流行病学在不同时代不同地区不同季节会有所变化。

二、发病机制

肺炎通常是因为致病病原体战胜了宿主免疫系统而发生的。在某些情况下，宿主免疫力在发病前多已受损，例如合并慢性基础病，如 COPD、充血性心力衰竭、肾衰竭、严重营养不良等；或者存在呼吸系统的解剖异常，如支气管阻塞、支气管扩张症等；也可由于既往应用抑制免疫功能的药物治疗，如糖皮质激素等。肺炎也可发生于免疫功能正常的宿主，当遭受到大量致病力极强的病原体感染时，患者的免疫功能不能抵御病原体而发病。

SCAP 的发生机制目前仍未完全清楚，多数学者认为，局部肺组织持续的炎症可产生炎症介质，如 IL-1、TNF-α、IL-6 等，当这些炎症介质进入血液循环后，会引起机体免疫系统的一系列反应。一方面使单核-巨噬细胞和血小板聚集、活化，从而导致炎症介质的持续释放。另一方面，诱发内源性抗炎介质的释放，如 PGE_2、IL-4、IL-10 等，并且抗炎症性内分泌激素的释放也随之增加，如糖皮质激素和儿茶酚胺等。其结果是全身炎症反应的失控，从而引起脓毒症、脓毒性休克，并可引起全身组织、器官的损害，出现多器官功能障碍综合征（Multiple Organ Dysfunction Syndrome，MODS）。

另外，重症感染可激活全身的凝血系统，使血管内和血管外间隙纤维蛋白原沉积，进而形成高凝状态及微循环障碍，导致多器官功能障碍。

三、临床表现

（一）全身表现

肺炎患者大多出现发热，一般为急性发热，热型可为稽留热或弛张热，伴或不伴畏寒、寒战；部分身体衰弱患者可仅表现为低热或不发热。其他的表现有全身不适感、头痛、肌肉酸痛、食欲不振、恶心、呕吐等，病情严重者可出现神志障碍或精神异常。

（二）呼吸系统表现

咳嗽、咳痰、咯血、胸痛、呼吸困难被认为是典型肺炎患者的五大症状。最常见的临床表现以咳嗽、咳痰为主,常咳黄脓痰或白黏痰,部分患者咳铁锈色痰或血痰。胸痛也是肺炎的常见表现之一,一般在深吸气或剧烈咳嗽时出现。病情严重时可有气促、呼吸困难表现,伴有唇甲发绀等缺氧体征。SCAP 者常由于双肺出现弥漫性损害,导致进行性低氧血症,出现进行性呼吸困难等 ARDS 的表现。

某些病原体感染所致肺炎的临床表现可不典型,仅表现为干咳、少痰、气促等,但重症者亦出现进行性呼吸困难及严重缺氧的 ARDS 表现。早期肺部体征表现为局部的异常体征,如局部叩诊呈浊至实音、触觉语颤增强、听诊可闻及肺泡呼吸音减弱、局部湿啰音等。随着病情发展至病变弥漫的 SCAP 时,表现为呼吸急促、窘迫,可有鼻翼扇动,而且出现发绀等明显缺氧表现,肺部体征为广泛的肺实变征,肺泡呼吸音明显减弱,而湿啰音改变多不明显。

(三)肺外表现

SCAP 患者病情进展迅速,除呼吸系统损害外,常引起身体其他脏器损害。严重肺炎时,可出现机体炎症反应异常,从而引起脓毒症、MODS 等的一系列病理生理过程。除了肺脏是最常受累的器官外,随着病情的进展,其他脏器可相继出现不同程度的功能损害。循环系统功能的损害较为常见,表现为低血压、组织低灌注表现,一般液体复苏治疗难以纠正,须应用血管活性药物才能改善。临床研究表明,肺炎患者需进入 ICU 的原因主要是需机械辅助通气和因严重休克而需循环支持治疗。循环功能的损害可影响其他器官的血流灌注,促进其功能损害的发生。

肾脏也是较常受损的器官,表现为少尿,血清非蛋白氮(BUN)、肌酐(Cr)呈进行性升高。肾功能损害的发生可导致病情进一步加重,并可影响治疗方案的实施,致使预后更差。

其他脏器可序贯地出现不同程度的损害,如消化道、肝脏、血液系统、神经系统、内分泌系统等,出现相应的功能不全表现。

(三)实验室及辅助检查的表现

1. 血常规　重症细菌性肺炎常见外周血白细胞计数和中性粒细胞分类升高,部分患者白细胞计数可呈下降。非典型病原体如支原体、衣原体、军团菌及病毒引起的肺炎,白细胞较少升高,而合并细菌感染时,可出现白细胞升高。若出现凝血功能障碍,可有血小板计数进行性下降。

2. 降钙素原(Procalcitonin,PCT)　PCT 是降钙素的前肽物,代表一种继发性介质,对感染的炎症反应具有放大效应,本身并不启动炎症反应。PCT 水平在肺炎患者中呈现多样性,主要与病原体的类型、肺炎的严重程度以及全身炎症反应的严重程度有关。细菌性肺炎患者的 PCT 水平高于病毒、不典型病原体(军团菌除外)和结核菌导致的肺炎。PCT 水平与肺炎的严重程度呈正相关。低水平 PCT(<0.1ng/ml)提示可能是肺炎较轻、预后较好或是病毒性肺炎、非典型病原体导致的肺炎,是不使用或停用抗生素的参考指标。监测 PCT 的变化趋势可以作为抗生素治疗效果的评估手段。PCT 持续升高或者不降是治疗无效的表现。在 SCAP,PCT 水平与痰细菌培养阳性率、病情的严重程度呈正相关。初始 PCT 水平高并且在治疗过程中持续升高或不降是预后不良的标志。

3. 血气分析　多数患者主要表现为严重低氧血症(Ⅰ型呼吸衰竭),氧合指数(PaO_2/FiO_2)进行性下降,甚至低于 200 mmHg,需进行机械通气辅助治疗。氧合状态是肺炎严重程度的基本评价参数,也是估计预后的重要参考。若患者存在 COPD 等基础病,血气分析可能会表现为Ⅱ型呼吸衰竭。由于严重呼吸衰竭及其他脏器(如肾脏等)功能损害,血气分析可表现为不同类型及程度的酸碱平衡失调。

4. 影像学检查

(1)胸部 X 线:X 线胸片检查是最常应用的方式,它能够早期发现肺部炎症渗出性病灶,应常规进行检查。肺炎 X 线表现可为片状、斑片状、网结节状阴影,SCAP 者肺部阴影进展迅速,甚至出现双肺大片实变阴影,部分患者在 48 h 内增加达 50% 以上。

(2)胸部 CT:有助于获得更多的临床信息,有时胸部 X 线没有明显的渗出表现,但 CT 检查可发现病灶,有助于早期诊断、治疗。CT 检查可以较准确了解肺炎的范围、肺组织实变程度,同时可早期发现肺脓肿、空洞(曲霉菌的晕轮征、新月征、空洞征等)等。影像学检查有利于肺炎与大量胸腔积液、肺水肿、肺结核等做出鉴别。

(3)肺部超声:近年来超声检查在肺部的应用逐渐引起临床医生的极大关注。肺部超声为疾病提供了多种不同的依据,尤其是无法用(床边超声检查、急症病房或全科医生操作)或不适合用胸部 X 线检查(孕妇、婴幼儿等)的情况下。在 SCAP,肺部超声能够较敏感地识别肺水肿、气胸、肺实变、胸腔积液等特殊征象,方便快捷,有助于临床医生及时准确做出评估和判断,为紧急抢救赢得一定的时间,值得在临床上推广应用。

5. 病原学检查

(1)痰气道分泌物涂片:革兰氏染色常有细菌发现,以阳性菌多见。虽易于执行、廉价,但它的敏感性和特异性均较差。虽然如此,也是值得临床上采用的措施之一,可作为常规的检查手段。

(2)痰培养:作为细菌学检查的重要手段,临床上最为常用,应尽可能在抗生素治疗前留取痰液进行检查,可提高阳性率。痰培养的阳性率较低,为 40%～50%,而且常难以区分致病菌与定植菌。

(3)血培养:血培养是疑有严重感染性疾病常采用的病原学检查手段,结果特异性高,但它的阳性率也较低,约为 25%。近年来强调必须在抗生素应用前采集血液标本。

(4)经支气管软镜防污染性毛刷(PSB)、支气管肺泡灌洗液(BALF)标本培养:这两种技术近年得到多数学者提倡,两者的敏感性和特异性均较高,PSB 者分别为 69% 和 95%;BALF 者敏感性 72%～100%、特异性 69%～100%。

(5)军团菌检查:可从几方面进行检测,包括:① 尿的军团菌抗原测定;② 痰军团菌特殊培养或直接免疫荧光检测;③ 发病初期及其后的血清军团菌抗体测定。血清直接荧光试验阳性并滴度升高、血清间接荧光试验≥1∶256 或呈 4 倍增长有临床意义。

(6)非典型病原体的血清学检查:如肺炎支原体、衣原体等,一般在发病初期及其后 2～4 周采集标本。血清支原体抗体滴度升高≥1∶32 或前后呈 4 倍升高者有临床诊断意义。

(7)真菌血清学检测:由于痰培养阳性率较低,近年来研究发现通过测定真菌的细胞壁成分半乳甘露聚(GM 试验)和代谢产物 1,3-β-D 葡聚糖(G 试验)可提高对真菌感染的诊断能力。GM 试验主要针对侵袭性曲霉菌感染的早期诊断。G 试验适用于除隐球菌和接合菌(毛霉菌)外的所有深部真菌感染的早期诊断,只能提示有无真菌侵袭性感染,并不能确定为何种真菌感染。

(8)病毒检测:病毒抗原、病毒核酸以及病毒特异性抗体的检测有助于病毒性肺炎的诊断。对于临床疑似病毒所致的重症肺炎,更应尽早留取标本做检测。

五、诊断和鉴别诊断

(一) 诊断

1. 诊断标准

我国在 CAP 的诊治指南中,提出重症肺炎的诊断标准为出现下列征象中 1 项或 1 项以上者,可诊断为重症肺炎:① 意识障碍;② 呼吸频率≥30 次/分;③ $PaO_2<60$ mmHg,氧合指数<300,需行机械通气;④ 动脉收缩压<90 mmHg;⑤ 并发脓毒性休克;⑥ 胸片显示双侧或多肺叶受累,或入院 48 h 内病变扩大≥50%;⑦ 少尿:尿量<20 ml/h,或<80 ml/4 h,或急性肾衰竭需要透析治疗。

2007 年 IDSA/ATS 提出的 SCAP 诊断标准已被广泛认可,2019 年 IDSA/ATS 新发布的 CAP 指南中沿用这个标准。它包括主要标准及次要标准(表 6-14-3)。只要符合 1 个主要标准或至少 3 个次要标准,则可诊断为 SCAP,需进入 ICU 治疗。

表 6-14-3　ATS 的重症社区获得性肺炎判断标准(2007 年 IDSA/ATS)

主要标准	次要标准[a]
需要有创机械通气治疗	呼吸频率[b]≥30 次/分
需血管活性药物治疗的脓毒性休克	PaO_2/FiO_2[b]≤250
	多叶肺浸润
	意识障碍或定向障碍
	BUN≥7 mmol/L
	血白细胞减少[c](<4×10⁹/L)
	血小板减少(<10×10⁹/L)
	低体温(肛温<36 ℃)
	低血压,需积极液体复苏

注:a. 其他的指标还包括低血糖(非糖尿病患者)、急性酗酒/酒精戒断、低钠血症、难以解释的代谢性酸中毒、血乳酸水平升高、肝硬化、无脾脏等;b. 需无创通气治疗可代替呼吸频率>30 次/分或 $PaO_2/FiO_2<250$;c. 仅为感染引起者

2. 肺炎严重度评分工具　有多个评分工具可供临床应用。

(1) CURB-65:该评分能较好地区别低死亡风险患者及明确严重患者住院或进入 ICU 的指征,已在临床推荐应用。CURB-65 有五个指标(如表 6-14-4),分别是年龄、意识障碍、血清 BUN、呼吸频率、血压(BP),每个指标为 1 分,累积为总分。研究表明,死亡风险 0~1 分为<3%,2 分为 9%,3~5 分可达 15%~40%。CURB-65 分值:0~1 分低危,门诊治疗;2 分,中危,住院治疗;3~5 分,高危,需进入 ICU 治疗。

表 6-14-4　CURB-65 评分标准

临床指标	分值
年龄≥65 岁	1
意识障碍	1
呼吸频率≥30 次/分	1
血管收缩压<90 mmHg 或 舒张压≤60 mmHg	1
血清 BUN>7 mmol/L	1

（2）其他的肺炎严重度评分系统：如临床肺部感染评分（Clinical Pulmonary Infection Score，CPIS）、肺炎严重度指数（Pneumonia Severity Index，PSI）、APACHE Ⅱ 等在评估 CAP 严重度方面也有一定价值。

（二）鉴别诊断

肺炎常需与心源性肺水肿、变态反应性肺炎等鉴别。注意查找心脏病、免疫性过敏性疾病的证据，观察对治疗的反应，将有利于鉴别。

六、治疗

（一）一般治疗

重症肺炎常需进入 ICU 治疗。在 ICU 应连续生命体征、肺部氧合、尿量等器官/系统功能监测，加强呼吸道管理，鼓励排痰、降温、吸氧、卧床休息、饮食管理等治疗。

（二）抗感染治疗

1. 抗生素治疗　抗菌治疗应遵循早期、充分、足量的原则。2000 年的欧洲临床微生物和感染会议上达成的国际性的"塔拉戈纳策略"共识，包括：① 抗生素治疗应尽早开始；② 基于局部状况和药代动力学的足够剂量及个体化用药；③ 选择具有良好肺穿透性的抗生素；④ 最初采用强力广谱抗生素经验性治疗，一旦获得可靠的细菌培养和药敏结果，及时换用有针对性的窄谱抗生素，目的是防止病情迅速恶化、减少细菌耐药、改善预后。

在初始使用抗生素前，应留取病原学标本（包括血、痰液），但不能为了病原学检查而延缓用药，需尽快应用抗生素。对于存在脓毒性休克的患者，应在 1 h 内使用抗生素。有大规模的多中心研究表明，对脓毒性休克的患者，在 6 h 内，使用抗生素的时间每延迟 1 h，其生存率将下降 7.6%。

对于 SCAP 而言，合理运用抗生素的关键是整体综合评估，重视初始经验性治疗和后续的目标性治疗这两个连续阶段，并适时实现转换。这一方面可改善临床治疗效果，另一方面避免广谱抗生素联合治疗方案滥用而致的细菌耐药。早期的经验性治疗应有针对性地全面覆盖可能的病原体，包括非典型病原体。若存在 MRSA、铜绿假单胞菌感染的危险因素（如先前有 MRSA、铜绿假单胞菌感染，过去 90 d 住院和肠道外应用抗生素）亦需应用针对这两个菌的抗生素。一般都主张联合用药，β-内酰胺类与氟喹诺酮类、β-内酰胺类与大环内酯类抗生素的联合为 SCAP 经验性治疗的标准方法，但大环内酯类药物的联合应用需要考虑细菌的耐药程度，表 6-14-5 列举了经验性用药，可结合本地临床加以参考。

若有可靠的病原学结果,按照降阶梯简化联合方案而调整抗生素,选择高敏、窄谱、低毒、价廉药物,但决定转换时机除了特异性的病原学依据外,最重要的还是患者的临床治疗反应。如果抗菌治疗效果不佳,甚至可考虑"整体更换"。抗感染失败或难治性肺炎的发生率常常被低估,常见的原因有细菌产生耐药、不适当的初始治疗方案、化脓性并发症或存在院内感染等。

2. 抗病毒治疗　近些年来,由于流感病毒等呼吸道病毒所致重症肺炎的发病率有所升高,在临床高度怀疑重症病毒性肺炎时,可考虑尽早给予抗病毒治疗。所选药物常见为奥司他韦、扎那米韦等。同时,在病毒性肺炎的病程中,多继发细菌感染,以肺炎链球菌、金黄色葡萄球菌、曲霉菌为常见,抗感染方案可考虑予以覆盖。目前抗病毒治疗的药物有限,如尚缺乏针对新型冠状病毒(COVID - 19)的特异性药物。

表 6 - 14 - 5　ATS、BTS、IDSA 推荐的 SCAP 经验性治疗

	ATS/IDSA	BTS
一线用药	β-内酰胺类(头孢噻肟、头孢曲松或氨苄西林/舒巴坦)加阿奇霉素或呼吸氟喹诺酮(青霉素过敏者,呼吸氟喹诺酮和氨曲南)	β-内酰胺类/β-内酰胺酶抑制剂(如复合阿莫西林-克拉维酸)加大环内酯类(如克拉霉素);青霉素过敏者,换用二代三代头孢菌素类(如头孢呋辛、头孢噻肟、头孢曲松),加克拉霉素
替代或修正因素	存在铜绿假单胞菌诱因者:抗铜绿β-内酰胺类(头孢吡肟、亚胺培南、美罗培南、哌拉西林他唑巴坦)加上环丙沙星或左氧氟沙星或者上述β-内酰胺类加上氨基糖苷类和阿奇霉素或加上氨基糖苷类和抗肺炎球菌氟喹诺酮类,合并MRSA感染者加用万古霉素或利奈唑胺	氟喹诺酮类(增强抗肺炎链球菌)

注:ATS 为美国胸科学会;IDSA 为美国感染性疾病学会;BTS 为英国胸科协会;抗铜绿为抗铜绿假单胞菌

3. 抗真菌治疗　临床常见的是肺部曲霉菌感染,多见于重症病毒性肺炎,尤其是免疫功能低下的患者。可根据患者临床情况选择经验性治疗、抢先治疗或针对性治疗的策略。目前应用的抗真菌药物有多烯类(如两性霉素 B)、唑类(如伏立康唑)、棘白菌素类(如卡泊芬净)等。伏立康唑为肺部曲霉菌感染的首选药物。

对于病情严重、疗效差的真菌感染患者,可考虑联合用药。抗真菌治疗的疗程应取决于临床治疗效果,根据病灶吸收情况而定,不可过早停药,以免复发。

(三)机械通气

SCAP 常引起严重的呼吸衰竭,需应用机械通气。通气方式的选择应根据患者的神志、分泌物情况、呼吸肌疲劳程度、缺氧程度等因素而定。无创通气仅适用于神志清醒病情稍轻的、合并 COPD 基础病患者或作为有创机械通气后的序贯治疗。合并严重呼吸衰竭或发展至 ARDS 的 SCAP,应建立人工气道进行有创机械通气。发生 ARDS 时,其机械通气目前推荐的是保护性肺通气策略等(参见本书第二篇)。

（四）循环支持

SCAP 出现循环衰竭或休克时需要循环支持。参见"脓毒症与脓毒性休克"。

（五）糖皮质激素应用

不推荐使用糖皮质激素，但伴有难治性脓毒性休克者可考虑应用。因为脓毒性休克时存在相对性肾上腺皮质功能不全、糖皮质激素抵抗等，而且糖皮质激素具有抗炎作用，抑制炎症介质的产生，因此理论上对顽固性休克的治疗有一定帮助。对成人脓毒性休克患者，如经充分的液体复苏和较大剂量的血管升压药治疗，血流动力学仍未稳定，可给予氢化可的松 200 mg/d 持续滴注。当不再需要血管升压药物时，建议逐渐停用氢化可的松。

（六）器官功能的支持

SCAP 病情进展，可引起多器官功能受到损害，常见有肾、消化道、肝、内分泌、血液等器官或系统的功能损害，故在临床上应密切监测机体各器官功能状况。一旦出现器官功能受损，根据程度的不同而采用相应的治疗措施。较常见的是急性肾衰竭，多数为肾前性，应尽量补充血容量维持有效的肾灌注。存在血液透析指征时，根据病情选择血液透析方式，若循环功能不稳定者可选择连续肾脏替代治疗（CRRT），既有利于改善内环境，清除有毒代谢产物，又有利于清除炎症介质，减少器官损害的发生。

（七）加强营养支持治疗

SCAP（特别是伴有 ARDS）患者的热量消耗较大，应加强营养支持，包括热量、蛋白质补充。疾病早期分解代谢亢进，目前建议补充生理需要量为主，过多的热量补充反而对预后不利，且加重心脏负荷。病情发展稳定后则需根据患者体重、代谢情况而充分补充热量及蛋白，一般补充热量 30～35 kcal/kg，蛋白质 1～1.5 g/kg，改善营养状态，有利于病情恢复及呼吸肌力增强、撤离呼吸机。

（八）其他治疗

目前对于 SCAP 及其引起的脓毒性休克，尚应注意强化血糖的控制与管理、深静脉血栓的预防、应激性溃疡的预防等方面。另外，有学者建议可应用新的疗法，如他汀类药物、前列腺激素抑制剂、免疫调节剂、单克隆抗体等，但还需更多的研究观察。单克隆抗体等在临床上的应用经验较有限，需要更多的临床研究以了解其对预后的帮助。

七、预后

目前 SCAP 的死亡率仍然相当高，达到 22%～50%，死亡原因主要是顽固性低氧血症、顽固性休克、肺炎相关性并发症以及多器官功能衰竭。

第二节　重症医院获得性肺炎

HAP 是最常见的医院获得性感染之一。HAP 根据发病时间的早晚可分为两类，入院≤4 d 发生的肺炎称为早发型，≥5 d 发生的肺炎称为迟发型，两种类型 HAP 在病原菌分布、治疗和预后上均有明显的差异。因 SHAP 病情严重，将影响患者的预后，故本节将重点叙述。

一、流行病学

(一) 发病率与严重度

HAP 属于医院获得性感染,我国大规模的医院感染横断面调查结果显示,住院患者中医院获得性感染的发生率为 3.22%～5.22%,其中医院获得性下呼吸道感染为1.76%～1.94%。美国的住院患者中医院获得性感染的发生率为 4.0%,其中肺炎占医院获得性感染的 21.8%。国内外研究结果均显示,包括 HAP/VAP 在内的下呼吸道感染居医院获得性感染构成比之首。

国外的研究结果表明,HAP 的发病率为(5～10)/1 000 例住院患者,占 ICU 内感染总数的 25.0%。发生 HAP 后平均住院时间延长 7～10 d,住院医疗费用大幅度增加;HAP 也是最终导致危重患者死亡的直接原因,由其引起的相关病死率高达 15.5%～38.2%。有报道 SHAP 的病死率高达 70.6%。

(二) 病原学

HAP 病原学与 CAP 的病原谱差异很大,细菌是 HAP 最常见的病原体,约占 90%,1/3 为混合感染。不同发病时间、基础状况、病情严重程度,甚至不同地区、医院和部门,HAP 病原谱均存在明显差异。

常见的致病菌为铜绿假单胞菌、肺炎克雷伯杆菌、不动杆菌等革兰氏阴性杆菌以及以耐甲氧西林金葡菌(MRSA)为多见的革兰氏阳性球菌;厌氧菌、免疫功能正常者真菌或病毒引起的 HAP 较少见。

一份包括北美、欧洲、拉丁美洲的抗感染监控项目(SENTRY)的数据表明 2004～2008 年 HAP 的主要致病菌分别为葡萄球菌(28%)、铜绿假单胞菌(21.8%)、肺炎克雷伯杆菌(9.8%)、大肠埃希菌(6.9%)、鲍曼不动杆菌(6.8%)、肠杆菌属(6.3%)。与此结果明显不同的是,在亚太地区的 HAP 病原菌构成中,非发酵菌(包括铜绿假单胞菌、不动杆菌、嗜麦芽窄食单孢菌)所占比重明显高于 SENTRY 的数据,分别为巴基斯坦(67%)、印度(58%)、菲律宾(55%)、马来西亚(52%)、泰国(46%)、中国台湾地区(44%)与中国大陆(34%)、韩国(31%)。而我国在 2008～2010 年包括 9 个城市的多中心、前瞻性调查研究表明 HAP 患者病原体排首位的是鲍曼不动杆菌(30%),其次是铜绿假单胞菌(22%)、金黄色葡萄球菌(13.4%)及肺炎克雷伯杆菌(9.7%)。

早发型与晚发型 HAP、有无多重耐药(MDR)菌感染危险因素 HAP 的病原菌有明显不同。早发型或无 MDR 菌感染危险因素 HAP 的常见病原体为肺炎链球菌、流感嗜血杆菌、甲氧西林敏感的金葡菌(MSSA)和对抗生素敏感的肠杆菌科细菌(如大肠埃希菌、肺炎克雷伯杆菌、变形杆菌、沙雷菌)等。晚发型或有 MDR 危险因素的 HAP 以肠杆菌科细菌多见,常见病原体为多重耐药铜绿假单胞菌、肺炎克雷伯杆菌、不动杆菌属等细菌,或合并 MRSA 及嗜肺军团菌等。MDR 菌感染的危险因素见表 6-14-6。常见MDR 菌相对特定危险因素见表 6-14-7。

SHAP 的病原菌以 MDR、泛耐药(XDR)甚至全耐药(PDR)菌感染为多见,近年来碳青霉烯耐药肠杆菌(CRE)呈现增加趋势,使抗感染治疗面临挑战。

表 6 - 14 - 6 HAP 和 VAP 中 MDR 菌感染的危险因素

证据充分的耐药危险因素	
HAP	前 90 d 内曾静脉使用过抗生素
VAP	前 90 d 内曾静脉使用过抗生素
	住院 5 d 以上发生的 VAP
	病情危重、合并脓毒性休克
	发生 VAP 前有 ARDS
	接受持续肾脏替代治疗等
可能的耐药危险因素	
HAP/VAP	有 MDR 菌感染或定植
	反复或长期住院病史
	入住 ICU
	存在结构性肺病
	重度肺功能减退
	接受糖皮质激素或免疫抑制剂治疗,或存在免疫功能障碍
	在耐药菌高发的医疗机构住院
	皮肤黏膜屏障破坏(如气管插管、留置胃管或深静脉导管等)

注:MDR:多重耐药;HAP:医院获得性肺炎;VAP:呼吸机相关性肺炎

表 6 - 14 - 7 常见 MDR 菌感染相对特定的危险因素

耐药菌类别	耐药感染相对特定危险因素
产 ESBLs 肠杆菌科	有产 ESBLs 菌感染或定植史 前 90 d 内曾经使用三代头孢菌素
MRSA	先前有 MRSA 感染 呼吸道存在 MRSA 定植 所在医疗单元内 MRSA 分离率高
铜绿假单胞菌	先前有铜绿假单胞菌感染 皮肤黏膜屏障破坏 免疫功能低下 结构性肺病 重度肺功能减退等
CRE	CRE 定植 前 90 d 内使用过碳青霉烯类药物高龄、病情危重、外科手术等

注:ESBLs:超广谱 β-内酰胺;MRSA:耐甲氧西林金黄色葡萄球菌;CRE:碳青霉烯耐药肠杆菌

二、发病机制

HAP 的发生主要是因为有数量足够的病原体通过呼吸道或血流等途径到达支气管

远端及肺泡,突破宿主的防御系统,在肺部繁殖并引起侵袭性损害。这里将重点叙述HAP的危险因素与病原体的来源。

（一）HAP 的危险因素

1. 宿主因素　高龄,误吸,基础疾病(如慢性肺部疾病、糖尿病、恶性肿瘤、心功能不全等),免疫功能受损(如免疫功能异常性疾病,长期应用糖皮质激素、细胞毒药物和免疫抑制剂等),意识障碍、精神状态失常、严重创伤或头部损伤,电解质紊乱,贫血,营养不良或低蛋白血症,长期卧床,肥胖,吸烟,酗酒等。

2. 医疗环境因素　ICU 停留时间,有创性操作、特别是呼吸道有创性操作,应用提高胃 pH 药物(H_2 受体阻断剂、质子泵抑制剂),应用镇静剂、麻醉药物,头颈部、胸部或上腹部手术,留置鼻胃管,平卧位等。

（二）病原体的来源

1. 口咽部分泌物的误吸　口咽部分泌物经呼吸道吸入是医院获得性肺炎的重要发病机制。下呼吸道防御能力取决于鼻咽、气管-支气管等呼吸道局部以及全身免疫防御功能。住院病员口咽部定植菌大量增加,多量细菌吸入气道,超过全身和局部免疫清除能力,因而发生肺炎。

2. 呼吸道细菌粘附与定植　细菌粘附可能是上呼吸道定植菌大量增殖的重要发生机制。老年、吸烟、营养不良、气管插管等造成支气管上皮损伤,局部 IgA 产生减少,巨噬细胞减少和趋化减弱,中性粒细胞弹性硬蛋白酶的作用清除表面纤维连结蛋白,促进细菌的粘附和定植。意识障碍以及插管(气管插管、胃管)患者,吞咽和咳嗽反射减弱更有利于口咽部等分泌物的吸入。

上呼吸道细菌定植以肠道革兰氏阴性杆菌为多见。肠道细菌通过逆向定植,可成为口咽部定植菌的重要来源。健康人胃液呈酸性(pH 1.0 左右),胃腔内不利于细菌生存。老年人、营养不良、酗酒者、胃黏膜缺血缺氧、应用质子泵抑制剂和 H_2 受体拮抗剂时,使胃肠 pH 过高,导致胃内细菌定植并大量繁殖,并通过胃食管反流至咽部。若患者有咽反射障碍、意识障碍,留置胃管、气管插管者更可造成咽喉部含细菌分泌物的误吸。

3. 肠道细菌易位　有研究发现肠道内细菌可通过易位而达到肺部。各种病因如炎症、休克、化疗使肠壁发生缺血性损伤,黏膜完整性受损,肠道内细菌穿过黏膜屏障到达区域淋巴结,进入门静脉系统到达肺部,导致肺炎。

4. 吸入被污染的气溶胶与直接接种　医院内特别是 ICU 病房,病原菌分布极为广泛,可形成被病原菌污染的气溶胶。医疗器械(如氧气流量表、雾化器、呼吸机的管路系统和湿化器、吸痰管、支气管软镜等)、周围环境(水、病房)和医务人员的手均可被病原菌污染,造成病原微生物在医护人员与患者之间传播。

5. 血流播散　病原体入血,如细菌可沿着留置静脉导管、泌尿道导管及其他导管等侵入血管,通过血行播散而达到肺部而致肺炎。此较为少见。

三、临床表现

医院获得性肺炎起病隐匿,临床表现初期可不典型,病情进展至 SHAP 时,肺炎症状可较明显,包括咳嗽、咳痰、呼吸困难、低氧血症等。若患者有基础病,如合并 COPD 者出现严重呼吸衰竭等。随着病情的进展,炎症反应亦进行性加重,并可累及其他器官功能,如发生脓毒性休克、急性肾衰竭等。脓毒性休克是 SHAP 患者较常出现的临床征象,因为循环功能的不稳定,致使其他器官的灌注受到影响,出现不同程度的功能损害,严重可导致 MODS。

四、诊断

目前 HAP 的诊断尚无公认的金标准,多数学者建议诊断应包括临床诊断和病原学诊断。

(一)HAP 的临床诊断

临床诊断标准:胸部 X 线或 CT 显示新出现或进展性的浸润、实变、磨玻璃影,结合下列三个临床症状中出现两个或两个以上,可建立临床诊断:① 发热,体温$>38\ ℃$;② 脓性气道分泌物;③ 外周血白细胞计数$>10×10^9/L$ 或$<4×10^9/L$。

诊断仍以临床表现、影像学检查为依据,经过训练的技术娴熟的医师操作肺超声有助于肺炎的诊断和鉴别诊断。临床诊断 2~3 d 后需重新评估,以便抗生素的调整。

(二)SHAP 的诊断

SHAP 的诊断是在 HAP 诊断的基础上,患者需要气管插管机械通气或发生脓毒性休克经积极液体复苏后仍需要血管活性药物治疗。

早先美国胸科学会(ATS)对 SHAP 的界定标准仍然可以参考。其界定标准为:

1. 入住 ICU。

2. 呼吸衰竭需行机械通气或需要 $FiO_2>35\%$ 以维持 $SaO_2>90\%$。

3. 影像学进展迅速,多叶肺炎或伴空洞的单肺浸润性病变。

4. 伴低血压和(或)终末器官功能障碍的严重脓毒血症的证据:① 休克(收缩压$<90\ mmHg$ 或舒张压$<60\ mmHg$);② 需血管升压药物维持血压超过 4 h;③ 尿量$<20\ ml/h$ 或 4 h 总尿量$<80\ ml$(除非有另一个可用的原因解释);④ 急性肾功能衰竭需要血液透析。

(三)病原学诊断

在临床诊断的基础上,若同时满足以下任一项,可作为确定致病微生物的依据。

1. 下呼吸道分泌物(采样合格的标准为中性粒细胞数>25 个/低倍镜视野,上皮细胞数<10 个/低倍镜视野,或二者比值$>2.5:1$)、经支气管镜防污染毛刷(Protected Specimen Brush,PSB)、支气管肺泡灌洗液(Bronchoalveolar Lavage Fluid,BALF)、肺组织或无菌体液培养出病原菌,且与临床表现相符。一般推荐气道分泌物细菌培养的阳性阈值为经气管导管内吸引(Endotracheal Aspiration,ETA)为 10^5 CFU/ml、PSB 者为 10^3 CFU/ml、BALF 为 10^4 CFU/ml。

2. 肺组织标本病理学、细胞病理学或直接镜检见到真菌并有组织损害的相关证据。

3. 非典型病原体或病毒的血清 IgM 抗体由阴转阳或急性期和恢复期双份血清特异性 IgG 抗体滴度呈 4 倍或 4 倍以上变化。呼吸道病毒流行期间且有流行病学接触史,呼吸道分泌物相应病毒抗原、核酸检测或病毒培养阳性。

另外,病原体相关性生物标志物的测定也可作为诊断 HAP 的工具之一。

降钙素原(PCT)与肺部感染密切相关,其水平升高常提示机体存在细菌感染,且随着病原微生物被清除,PCT 的水平下降。在疾病治疗过程中动态监测 PCT 的变化也有助于指导抗菌药物的使用及缩短其使用周期。

1,3-β-D 葡聚糖检测（G 试验）和半乳甘露聚糖检测（GM 试验）是目前协助临床诊断侵袭性真菌感染常用的生物标志物。BALF 的 GM 试验可增加肺部曲霉菌感染的诊断。

（四）鉴别诊断

HAP 的临床表现和影像学缺乏特异性，需要与住院后发生的其他发热伴肺部阴影疾病相鉴别，包括感染性和非感染性疾病。

1. 其他感染性疾病累及肺部　① 系统性感染累及肺，如导管相关性血流感染、感染性心内膜炎，可继发多个肺脓肿；② 局灶性感染累及肺，如膈下脓肿、肝脓肿。

鉴别要点是注重病史询问和体检，寻找肺外感染病灶及针对性病原学检查。

2. 易与 HAP 相混淆的常见非感染性疾病　① 急性肺血栓栓塞症伴肺梗死；② 肺不张；③ ARDS；④ 肺水肿；⑤ 其他疾病，如肿瘤、支气管扩张、药源性肺病、结缔组织病及神经源性发热等。

鉴别要点是评估基础疾病的控制情况，同时排除感染性发热的可能。

五、治疗

（一）抗感染治疗

SHAP 的抗感染治疗十分重要，对患者的预后起着决定性作用。延迟或不适当的抗生素治疗均可使 SHAP 的死亡率明显升高。

抗感染治疗的主要原则是：① 尽早进行恰当的抗生素治疗；② 了解当地细菌耐药的分布和变化，合理指导抗生素应用；③ 根据下呼吸道标本培养结果进行准确的诊断和有针对性的治疗，控制疗程以防止过度使用抗生素；④ 应用防止产生耐药性的策略，如针对纠正危险因素的防治措施。目前认为恰当的抗生素治疗应以下呼吸道分泌物、血液和胸液培养分离的细菌对最初经验性抗生素治疗是否敏感（至少 1 种）作为判断依据，但仍存在较多分歧。

一般 HAP 经验性治疗抗生素的选择应根据是否存在 MDR 的危险因素，并结合当地细菌耐药监测资料、费用、有效性等因素，治疗 2～3 d 后根据治疗反应并结合培养结果调整治疗方案。

早发性 HAP、无 MDR 菌危险因素者，抗生素选择并不困难，可选择头孢菌素或氟喹诺酮类药物等。

早发有 MDR 危险因素及晚发性 HAP 治疗上应尽早、广谱、充分恰当地选择抗生素。经验性治疗可选择抗铜绿假单胞菌的头孢菌素（头孢吡肟、头孢他啶、头孢哌酮/舒巴坦等）、半合成青霉素类（哌拉西林/他唑巴坦等）、碳青霉烯类（亚胺培南、美罗培南等）。对于病情较重者可选择联合治疗，如 β-内酰胺类与氨基糖苷类或喹诺酮类联合。普通 HAP 的疗程近年来主张在病情好转的前提下尽量缩短，建议 7～8 d，但 MDR 细菌感染者需依病情而定，适当延长。

对于 MRSA 的治疗目前可选择的药物为万古霉素、利奈唑胺。当面对具有肾衰竭高风险或者药敏结果显示 MRSA 的最低抑菌浓度（MIC）≥1 mg/L 的 MRSA 肺炎患者，利奈唑胺相比万古霉素可能是更合适的选择。

对于 SHAP 常常采用降阶梯(de-escalation)抗感染策略。在获得培养结果之前,早期给予广谱抗生素联合治疗,要求覆盖所有最可能的病原体。推荐方案为碳青霉烯类或具有抗假单孢菌活性的 β-内酰胺类联合氨基糖苷类或喹诺酮类。至于经验性治疗是否针对 MRSA 而联合应用万古霉素或利奈唑胺,一般认为有 MRSA 危险因素(表 6-14-7)、下呼吸道标本涂片发现 G⁺ 球菌、呼吸道病原体快速检测发现 MRDS,应联合万古霉素(或利奈唑胺)经验性治疗。在获得培养结果后,应根据药敏调整方案,选择较窄谱抗生素进行针对性治疗。降阶梯抗感染策略可以在早期最大限度控制感染,降低感染严重度,避免细菌耐药的恶化,以及减轻致病微生物选择的压力,避免二重感染的发生。

对于 SHAP 的抗感染治疗的疗程应依临床疗效而定,一般需较长时间。

近年来由于细菌耐药日益严重,临床治疗十分困难。正如上所述,铜绿假单胞菌、不动杆菌等的耐药十分严重,甚至出现泛耐株或全耐株。2016 年美国 IDSA 和 ATS 制定的 HAP 和 VAP 指南针对病原菌的治疗推荐如下:铜绿假单胞菌需常规检测粘菌素的耐药性,不推荐氨基糖苷类单药(肺泡浓度低,而肾毒性大);产 ESBLs 革兰氏阴性菌推荐根据体外药敏用药,不推荐经验治疗;不动杆菌(仅对粘菌素敏感)推荐多黏菌素 E(Colistin)或多黏菌素 B,不推荐联合利福平;如果能用粘菌素,不推荐替加环素。

（二）基础病的治疗

在发生 SHAP 时,患者的基础病多数情况下出现恶化,如 COPD、心功能不全、糖尿病等,故在抗感染治疗的同时,应加强对基础病的治疗,以缓解病情的进展与恶化。

（三）器官功能的支持治疗

SHAP 病情严重,需进入 ICU 治疗。针对出现的急性呼吸衰竭或循环功能不全(特别是脓毒性休克),甚至多器官功能障碍综合征,临床上应积极实施相应的支持治疗。积极做好呼吸支持和循环支持,积极处理其他并发症,维持机体内环境的稳定。支持治疗还需要注意调节患者的免疫功能,根据病情适当给予营养支持等治疗。

六、预后与预防

SHAP 的预后较差,死亡率相当高,增加死亡率的因素有菌血症,尤其是由铜绿假单胞菌、不动杆菌属细菌、肺炎克雷伯杆菌等引起的菌血症、MDR 菌、合并其他内科疾病以及不适当的抗生素治疗。

临床上可采用有效措施,降低 HAP、SHAP 的发生率。预防措施包括多个方面,如避免误吸(或微误吸)的发生、加强物理治疗避免肺不张、采用半卧位口腔护理、护理人员的教育等。医护人员在临床工作中,需特别注意的是手部卫生,按规范的方法勤洗手,可减少交叉感染。

（吕建农）

第十五章　呼吸机相关性肺炎

机械通气(MV)是重症患者,尤其是呼吸功能不全患者呼吸支持的重要措施。机械通气在给患者带来益处的同时,也会出现并发症。其中呼吸机相关性肺炎(Ventilator-Associated Pneumonia,VAP)是机械通气患者常见的感染性疾病之一。VAP 是医院获得性感染,因其发病机制、病原学及防治等明显不同于普通的医院获得性肺炎,故 2016 年美国 IDSA/ATS 将其作为一个独立的肺炎,但学术界仍有争议。我国 2018 年中华医学会呼吸病学会将其作为 HAP 的一个特殊类型。其中机械通气≤4 d 内发生的肺炎为早发型 VAP,≥5 d 者为晚发型 VAP。

一、流行病学

(一)发病率与病死率

目前 VAP 在国内外的发病率、病死率均较高。机械通气患者中 VAP 的发病率为 9.7%～48.4%,或为(1.3～28.9)/1 000 机械通气日,病死率为 21.2%～43.2%。国外大规模的研究结果显示 ICU 中 VAP 的发病率为 2.5%～40.0%,或为(1.3～20.2)/1 000 机械通气日,病死率为 13.0%～25.2%。我国一项调查结果显示,46 家医院 ICU 的 17 358 例患者,插管总天数为 91 448 d,VAP 的发病率为 8.9/1 000 机械通气日。VAP 的病死率与高龄、合并糖尿病或慢性阻塞性肺疾病、脓毒症休克及高耐药病原菌感染等相关。VAP 导致机械通气时间延长 5.4～21.8 d,ICU 滞留时间延长 6.1～20.5 d,住院时间延长 11.0～32.6 d。在美国因发生 VAP 而导致每例患者的平均住院费用增加 4 万美元。

(二)危险因素

重症患者存在多种与发生 VAP 相关的危险因素,包括与患者的基础状态、诊疗相关操作及药物治疗相关因素等。

二、病原学

VAP 病原谱依地区不同而有一定差别,且与基础疾病和先前抗生素治疗、传播途径、病原菌的来源等因素有密切关系。病原菌中以细菌最为多见,占 90%以上,其中革兰氏阴性杆菌 50%～70%,包括铜绿假单胞菌、不动杆菌属、肺炎克雷伯杆菌属、大肠埃希菌等。革兰氏阳性球菌 15%～30%，主要为金黄色葡萄球菌。

在早发的 VAP 中主要是非多重耐药菌，如肺炎链球菌、流感嗜血杆菌、MSSA 和敏感的肠道革兰氏阴性杆菌（如大肠杆菌、肺炎克雷伯杆菌、变形杆菌和粘质沙雷菌）。晚发 VAP 为多重耐药菌，如产 ESBLs 的肺炎克雷伯杆菌和鲍曼不动杆菌、耐药肠道细菌、嗜麦芽窄食单胞菌、MRSA 等。然而，部分早发有 MDR 危险因素（表 6－14－7）的 VAP，也可由 MDR 的病原菌（如铜绿假单胞菌或 MRSA）引起。目前真菌感染比例呈逐渐增加的趋势。

VAP 中常见的耐药细菌包括碳青霉烯类耐药的鲍曼不动杆菌（Carbapenem-Resistant Acinetobacterbaumannii，CRAB）、碳青霉烯类耐药的铜绿假单胞菌（Carbapenem-Resistant Pseudomonas Aeruginosa，CRPA）、产超广谱 β-内酰胺酶（Extended-Spectrumβ-Lactamases，ESBLs）的肠菌科细菌、甲氧西林耐药的金黄色葡萄球菌（Methicillin Resistant Saphylococcus Aureus，MRSA）及碳青霉烯类耐药的肠杆菌科细菌（Carbapenem Resistant Enterobacteriaceae，CRE）等。

二、发病机制

VAP 的发生机制与 HAP 稍有不同。气管插管使得原来相对无菌的下呼吸道直接暴露于外界，同时增加口腔清洁的困难，口咽部定植菌大量繁殖，含有大量定植菌的口腔分泌物在各种因素（气囊放气或压力不足、体位变动等）作用下通过气囊与气管壁之间的缝隙进入下呼吸道；气管插管的存在使得患者无法进行有效咳嗽，干扰了纤毛的清除功能，降低了气道保护能力，使得 VAP 发生风险明显增高；气管插管内外表面容易形成生物被膜，各种原因（如吸痰等）导致形成的生物被膜脱落，引起小气道阻塞，导致 VAP。此外，为缓解患者气管插管的不适，常常需使用镇痛镇静药物，使咳嗽能力受到抑制，从而增加 VAP 的发生风险。

三、诊断

VAP 的诊断主要依据临床表现、影像学改变和病原学检测。

（一）临床诊断

1. 胸部 X 线影像可见新发生的或进展性的浸润阴影。

2. 如同时满足下述至少 2 项可考虑诊断 VAP：① 体温＞38℃或＜36℃；② 外周血白细胞计数＞$10×10^9$/L 或＜$4×10^9$/L；③ 气管支气管内出现脓性分泌物。

诊断需排除肺水肿、急性呼吸窘迫综合征、肺结核、肺栓塞等疾病。

（二）病原学诊断

1. 气道分泌物的病原体培养　早期获得病原学检查结果对 VAP 的诊断和治疗具有重要意义。一般在疑诊 VAP 患者经验性使用抗菌药物前应留取标本行病原学检查。

常用的病原学标本的采取方法有 ETA、PSB 和 BAL 等。

ETA 常以定量培养分离细菌菌落计数≥10^5 CFU/ml 为阳性阈值。不同的研究报道该方法的敏感性和特异性变化较大，敏感性为 38%～100%，特异性为 14%～100%。因此该方法主要用于指导开始抗菌药物的目标治疗的药物选择及治疗过程中对病原学的动态监测。

PSB 以定量培养分离细菌菌落计数≥10^3 CFU/ml 为阳性阈值,其敏感性为 50%(38%~62%),特异性为 90%(79%~97%)。

BAL 以定量培养分离细菌菌落计数≥10^4CFU/ml 为阳性阈值,其敏感性为 65%(54%~74%),特异性为 82%(71%~91%)。

目前的研究表明,与 ETA 相比,通过 PSB 和 BAL 留取标本做定量培养是更准确的病原学诊断方法,但与上述有创检查方法相比,ETA 留取标本的操作简单,费用低廉,更易实施。

2. 气道分泌物涂片检查 分泌物涂片检查(革兰氏染色法)则是一种快速的检测方法,可在接诊的第一时间初步区分革兰氏阳性菌、革兰氏阴性菌和真菌。研究表明以≥2%的白细胞内有微生物吞噬为阳性标准,分泌物涂片具有较高的敏感性和特异性(敏感性为80%,特异性为82%)。气道分泌物涂片检查,有助于 VAP 诊断和病原微生物类型的初步判别。

(三)感染相关性生物标志物检测

C 反应蛋白(CRP)和降钙素原(PCT)是近年来临床上常用的判断感染的生物学指标。由于 CRP 水平在非感染性疾病中也常升高,因此对感染性疾病的诊断特异性较低。PCT 与肺部感染密切相关,其水平升高常提示机体存在细菌感染,且随着病原微生物被清除,PCT 的水平下降。研究表明,在疾病治疗过程中动态监测 PCT 的变化有助于指导抗菌药物的使用及缩短其使用周期,但由于其敏感性较低,并缺乏高质量的随机对照试验(RCT)研究,目前还无证据支持 PCT 有助于 VAP 的诊断。

对机械通气患者的前瞻性研究提示,人可溶性髓系细胞触发受体(soluble Triggering Receptor Expressed on Myeloid cells-1,sTREM-1)的表达水平是肺炎非常强的独立预测因素。

1,3-β-D 葡聚糖(G)和半乳甘露聚糖(GM)是目前协助临床诊断侵袭性真菌感染常用的生物标志物。一项对免疫功能抑制患者的研究发现,支气管肺泡灌洗液中的 GM 对鉴别曲霉菌引起的 VAP 有较好的敏感性和特异性,但 G 和 GM 在免疫功能正常的机械通气患者中研究甚少,尚需更多的证据支持。

(四)病情严重度评估

VAP 病情严重程度的评估对于经验性选择抗菌药物和判断预后有重要意义,但目前尚无统一的标准。常用的病情严重程度评分系统有序贯器官衰竭(Sequential Organ Failure Assessment,SOFA)评分及 APACHE Ⅱ评分等。各评分系统预测死亡的效力相当,病死率随着分值的升高而升高。SOFA 评分侧重于器官功能不全或衰竭的评估,与 VAP 的复发相关。APACHE Ⅱ>16 分是 VAP 患者死亡的独立预测因素。有学者建议可使用 SOFA 评分作为判断病情危重程度的标准之一。

四、预防

目前已证实多种预防措施可降低 VAP 的发病率,故采用适当的措施以预防 VAP 对临床非常重要。

(一)与器械相关的预防措施

1. 呼吸机清洁与消毒 呼吸机的消毒主要是指对呼吸机整个气路系统,如呼吸回路、传感器、内部回路及机器表面的消毒。清洁、消毒呼吸机时，应遵照卫生行政管理部门对医疗机构的消毒管理规定和呼吸机的说明书规范进行，所有一次性部件使用后应按照卫生部门相关规定丢弃并保证环境安全。

2. 呼吸回路的更换　呼吸回路污染是导致 VAP 的外源性因素之一。机械通气患者虽无须定期更换呼吸回路，但当管路破损或污染时应及时更换。

3. 细菌过滤器的应用　细菌过滤器常放置在吸气管路和（或）呼气管路端。放置在吸气管路端可防止呼吸机送出气体内的病原体进入患者气道，放置在呼气管路端可防止患者呼出气中所含病原体污染呼吸机，细菌过滤器使用的缺点是可增加气道阻力和无效腔。虽有 RCT 研究显示，在呼吸机的吸气管路和呼气管路端均放置细菌过滤器，并未降低 VAP 的发病率，但是需结合医疗环境的清洁度、洁净度等污染因素后确定是否使用。对疑似或确诊为肺结核的机械通气患者，应在呼气管路端放置细菌过滤器，避免污染呼吸机和周围环境。

4. 吸痰装置及更换频率　吸痰是机械通气患者最常进行的侵入性操作之一，对清除气道分泌物、维持气道通畅、改善氧合具有重要意义。常见的有开放式吸痰装置与密闭式吸痰装置。目前研究表明，采用开放式或密闭式吸痰装置均不影响 VAP 的发生。但开放式吸痰管应一次性使用，密闭式吸痰装置除非破损或污染，无须每日更换。

5. 支气管软镜无菌化管理　在 ICU 内，支气管软镜的应用常包括支气管软镜引导下气管插管、支气管软镜诊断（分泌物取样、活检）和经支气管软镜气道分泌物引流等。有研究显示，ICU 的支气管软镜操作是 VAP 发生的独立危险因素。这提醒严格支气管软镜的消毒、灭菌、维护具有重要的临床意义。

（二）与操作相关的预防措施

1. 气管插管路径与鼻窦炎防治　有创机械通气患者所建立的人工气道（包括气管插管和气管切开）的目的是进行机械通气、清理呼吸道分泌物以及保持患者气道通畅。有 RCT 研究认为，尽管经口气管插管的气道并发症较经鼻气管插管多，但经口气管插管可降低鼻窦炎的发病率。气管插管患者继发鼻窦炎是 VAP 的危险因素，且缺乏临床特征。经鼻气管插管患者出现难以解释的发热时，需行影像学检查评估是否患有鼻窦炎，并及时治疗。

2. 声门下分泌物引流　近期 11 项 RCT 研究的 Meta 分析显示，持续吸引和间断吸引声门下分泌物均可明显降低 VAP 的发病率。

3. 气管切开的时机　长期机械通气的患者常需要行气管切开术，相对于气管插管，气管切开能减少无效腔，增加患者的舒适度，利于口腔护理和气道分泌物引流，可能有助于缩短机械通气时间。但由于是有创性操作，可出现出血、皮下/纵隔气肿及气道狭窄等并发症，因此选择气管切开的时机非常重要。目前对气管切开的时机可分为早期和晚期，多项 RCT 研究界定早期气管切开为机械通气 8 d 以内，晚期气管切开为机械通气 13 d 以上。多项 RCT 研究的 Meta 分析提示，与晚期气管切开相比，早期行气管切开不降低已建立人工气道患者 VAP 的发病率，且两者对早期病死率的影响无明显差别。何时进行气管切开应综合考虑利弊后确定。

4. 抬高床头使患者保持半坐卧位　抬高床头（30°～45°）可有效预防 VAP，尤其利于行肠内营养的患者，可减少胃内容物反流导致的误吸。但抬高床头 45°不仅患者难以耐受，且增加护理难度。因此适度抬高机械通气患者床头是合适的。

5. 肠内营养　机械通气患者常存在胃肠道革兰氏阴性肠杆菌定植。有 Meta 分析发现，经鼻肠营养与经鼻胃内营养相比，前者可降低 VAP 的发病率，但两者在病死率方面并无差异。

6. 气管内导管套囊的压力　套囊是气管内导管的重要装置，可防止气道漏气、口咽部分泌物流入及胃内容物的反流误吸。置入气管内导管后应使套囊保持一定的压力，以确保其功效并减轻气管损伤。研究发现监测套囊压力，使之保持在 $20 \sim 25$ cmH_2O 可降低 VAP 的发病率。

7. 控制外源性感染　引起 VAP 的病原体常可通过医护人员及环境感染患者。进行严格的手卫生可降低 VAP 的发病率。

8. 口腔卫生　Meta 分析提示，以洗必泰（氯己定）护理口腔可有效降低 VAP 的发病率。

9. 呼吸机相关性气管支气管炎（Ventilator-Associated Tracheobronchitis，VAT）的治疗　VAT 的发病率为 $1.4\% \sim 10\%$，是患者肺部感染最终发展为 VAP 的重要原因。尽管 VAT 目前尚无明确统一的定义，但一般情况下可采用下述标准：不明原因的发热（>38 ℃）；脓性分泌物；气管抽吸物或支气管软镜检查标本培养结果阳性（定量或半定量）；插管 48 h 后，常规 X 线胸部影像学显示无新的或进行性加重的肺浸润影。有 RCT 研究提示，治疗 VAT 可有效降低 VAP 的发病率，且不增加耐药率。

（三）药物预防

药物预防存在争议。

1. 雾化吸入抗菌药物　雾化吸入抗菌药物可使呼吸道局部达到较高的药物浓度，对全身影响小，理论上可作为预防 VAP 的一项措施。但 RCT 研究显示，对 VAP 高危人群雾化吸入头孢他啶，并不降低 VAP 的发病率。尚需作系统研究。

2. 静脉使用抗菌药物　机械通气患者不应常规静脉使用抗菌药物预防 VAP，如头部外伤或创伤患者需要应用时，应考虑细菌耐药问题。

（四）机械通气护理集束方案（Ventilator Care Bundles，VCB）

机械通气患者的 VCB 最早由美国健康促进研究所提出。随着研究的深入，已经证实的能减低 VAP 发生的措施，包括抬高床头、每日唤醒、每日评估拔管与撤机、口腔护理、清除呼吸机管路的冷凝水、手卫生、声门下吸引等。上述措施应作为 VCB 的内容，并在临床中加以应用。

五、治疗

（一）病因治疗

尽早去除诱发 VAP 的基础疾病十分重要。积极治疗导致呼吸功能障碍的原发疾病（如 ARDS、肺部外伤、神经系统病变、心力衰竭、严重营养不良等），促使呼吸功能及早恢复，尽早撤离呼吸机。另一方面，实施优化的机械通气策略，每日评估机械通气的必要性和通气模式是否合理，加强呼吸管理，积极进行撤离试验，训练自主呼吸能力等，以达到减少相关并发症、早日撤机的目的。

（二）抗感染药物治疗

1. 抗菌药物初始经验性治疗

（1）尽早进行抗菌药物的经验性治疗：初始经验性抗感染治疗的定义是临床诊断为 VAP 的 24 h 内即开始抗感染治疗。此时病原菌尚未明确，有可能因药物未能覆盖致病菌而导致治疗不当。但多项临床研究显示，如临床诊断超过 24 h 或获得微生物学检查结果后开始给药（延迟给药），即使接受了恰当的治疗，仍可使 VAP 病死率升高，机械通气时间和住院天数延长，医疗费用增加。

（2）初始经验性抗感染治疗抗菌药物的选择：研究提示，在初始经验性抗感染治疗时，选择抗菌药物应重点考虑下述 3 个因素：VAP 发生时间（早发/晚发）、本地区（甚至本病区）细菌流行病学监测资料（如病原菌谱及耐药谱等）和患者是否存在 MDR 病原菌感染危险因素（表 6-14-7）。早发 VAP 和 MDR 病原菌感染低危患者，抗菌药物初始经验性治疗时无须选择广谱抗菌药物；晚发 VAP 可能由 MDR 病原菌引起，应选择广谱抗菌药物，以确保疗效，并减少诱发耐药菌产生的机会。VAP 可能致病菌与经验性抗感染治疗抗菌药物选择的建议见表 6-15-1。

（3）抗菌药物初始经验性抗感染治疗单药/联合用药策略：临床医生必须收集更多病史、临床及流行病学资料以提高判断准确性。多项 RCT 研究及 Meta 分析对单药和联合用药（同时应用两种或两种以上抗菌药物）治疗 VAP 的效果和预后进行了评估，包括美罗培南与头孢他啶联合阿米卡星的比较，头孢吡肟与头孢吡肟联合阿米卡星/左氧氟沙星的比较等，结果只提示，对铜绿假单胞菌、鲍曼不动杆菌或 MDR 菌感染，联合用药组初始经验性抗感染治疗药物选择合理率更高，但两种给药方案的病死率及临床治愈率无显著差异。

因此，在初始经验性抗感染治疗时选择单药治疗可减少抗菌药物使用量及医疗费用，降低药物不良反应和诱发耐药菌产生。单药治疗时可依据患者是否有混合感染或 MDR 危险因素，结合当地病原菌流行病学资料选择药物，并注意尽可能覆盖可能的病原菌；而联合用药的抗菌谱则更广，可覆盖更多病原菌，故对混合感染或可能为 MDR 菌感染者，可考虑联合用药。

2. 抗菌药物目标性治疗　抗菌药物的目标性治疗是在充分评估患者的临床特征并获取病原学培养及药敏结果的前提下，按照致病菌药敏结果给予相应的抗菌药物进行针对性治疗的一种策略。在 VAP 经验性抗感染治疗的基础上，一旦获得病原学证据应及时转为目标性治疗。

目前的研究资料表明，VAP 的致病菌，尤其是晚发 VAP 的致病菌多为 MDR、泛耐药（XDR）菌或全耐药（PDR）细菌，包括铜绿假单胞菌、鲍曼不动杆菌、MRSA 及产超广谱 β-内酰胺酶（ESBLs）的大肠埃希菌或肺炎克雷伯杆菌等。依据现有的国内外研究资料，结合我国流行病学特点，提出常见病原菌的初始抗感染治疗策略（表 6-15-2）。

铜绿假单胞菌是目前临床常见的 VAP 致病菌（尤其是晚发 VAP）。由铜绿假单胞菌感染所致的 VAP，在接受单药治疗时有 30%～50% 可产生耐药菌。鉴于联合用药可降低不充分治疗及无效治疗的发生率，故对病情危重的 MDR 革兰氏阴性菌可参照表 6-15-2 选择抗菌药物的联合治疗。

表 6‐15‐1　VAP 常见可能病原菌与初始经验性抗感染治疗抗菌药物选择

类型	可能的病原菌	可选择药物
早发 VAP(≤4 d)，不存在或存在低 MDR 菌感染危险因素	肺炎链球菌 流感嗜血杆菌 抗菌药物敏感的革兰氏阴性肠杆菌 　大肠埃希菌 　肺炎克雷伯杆菌 　变形杆菌 沙雷菌 甲氧西林敏感的金黄色葡萄球菌	广谱青霉素/β‐内酰胺酶抑制剂(如阿莫西林/克拉维酸钾、氨苄西林/舒巴坦) 或第二代/第三代头孢菌素类药物(如头孢呋辛、头孢噻肟钠) 或氟喹诺酮类(如左氧氟沙星、莫西沙星、环丙沙星) 窄谱碳青霉烯类(如厄他培南)
晚发 VAP(≥5 d)，存在高 MDR 菌感染危险因素：(1) 90 d 内曾使用抗菌药物；(2) 入院超过 5 d；(3) 居住在耐药菌高发的社区或特殊医疗机构；(4) 正在接受免疫抑制剂治疗或存在免疫功能障碍	上述病原菌 铜绿假单胞菌 产 ESBLs 的肠杆菌科菌(如肺炎克雷伯杆菌) 甲氧西林耐药的金黄色葡萄球菌	头孢菌素类药物(如头孢哌酮、头孢他啶、头孢吡肟)或碳青霉烯类(如亚胺培南、美罗培南)或 β‐内酰胺类/β‐内酰胺酶抑制剂复方制剂(如头孢哌酮/舒巴坦、哌拉西林/他唑巴坦) 考虑革兰氏阴性耐药菌感染可联用：氟喹诺酮类(如环丙沙星、左氧氟沙星)；氨基糖苷类(如阿米卡星、庆大霉素) 考虑革兰氏阳性耐药菌可联用利奈唑胺、糖肽类(如万古霉素)

注：VAP 为呼吸机相关性肺炎；ESBLs 为超广谱 β‐内酰胺酶

表 6‐15‐2　VAP 常见病原菌目标治疗的抗菌药物选择

病原菌	可选择的药物
铜绿假单胞菌	头孢菌素类药物(如头孢哌酮、头孢他啶、头孢吡肟)或碳青霉烯类(如亚胺培南、美罗培南)或 β‐内酰胺类/β‐内酰胺酶抑制剂复方制剂(如头孢哌酮/舒巴坦、哌拉西林/他唑巴坦)可联合使用抗假单胞菌的氟喹诺酮类(如环丙沙星、左氧氟沙星)或氨基糖苷类(如阿米卡星、庆大霉素)
鲍曼不动杆菌	含舒巴坦的 β‐内酰胺类复方制剂(如头孢哌酮/舒巴坦、氨苄西林/舒巴坦)或碳青霉烯类(如亚胺培南、美罗培南)可联合使用氨基糖苷类(如阿米卡星)或四环素类(如米诺环素、多西环素、替加环素)或氟喹诺酮类(如左氧氟沙星、环丙沙星)或多黏菌素 E
产 ESBLs 肠杆菌	β‐内酰胺类/β‐内酰胺酶抑制剂复方制剂(如头孢哌酮/舒巴坦、哌拉西林/他唑巴坦)或碳青霉烯类(如亚胺培南、美罗培南)或四环素类(如替加环素)
耐甲氧西林金黄色葡萄球菌	利奈唑胺或糖肽类(如万古霉素)或四环素类(如替加环素)

注：VAP 为呼吸机相关性肺炎；ESBLs 为超广谱 β‐内酰胺酶

　　鲍曼不动杆菌临床检出率逐年增高，尽管碳青霉烯类耐药鲍曼不动杆菌的增多使得临床治疗面临越来越多的困难，但目前流行病学资料显示，鲍曼不动杆菌对碳青霉烯类、含舒巴坦的 β‐内酰胺类复方制剂、氨基糖苷类、四环素类以及多黏菌素等抗菌药物仍有较高的敏感性。临床治疗时应尽可能根据药敏结果选用抗菌药物。而针对 MDR 鲍曼不动杆菌感染引起 VAP 的治疗,目前仅有非对照小样本临床病例观察或个案报道,尚无高质量证据,但在治疗泛耐药鲍曼不动杆菌(Extensively Drug Resistant A. Baumannii, XDRAB)、全耐药鲍曼不动杆菌(Pan Drug Resistant A. Baumannii,PDRAB)感染引起的 VAP 时,仍主张选择两类或三类抗菌药物进行适当的联合治疗。

大肠埃希菌和肺炎克雷伯杆菌是最常见的产 ESBLs 的革兰氏阴性杆菌。回顾性研究分析显示,使用第三代头孢菌素类药物可增加产 ESBLs 耐药菌感染的机会,故临床治疗产 ESBLs 耐药菌时,应避免单独使用第三代头孢菌素类药物。而第四代头孢菌素类药物的使用如头孢吡肟仍存争议,因此对有第三代头孢菌素类药物用药史者可选用碳青霉烯类药物。此外,β-内酰胺类/β-内酰胺酶抑制剂复方制剂为目前常用的药物。近几年,肠杆菌和肺炎克雷伯杆菌对碳青霉烯类药物的耐药增加,替加环素仍有较高的敏感性,故替加环素亦可作为一种治疗选择。由于产 ESBLs 肠杆菌易对氨基糖苷类和氟喹诺酮类药物产生耐药,目前尚不能确定联合用药是否能让患者获益。

MRSA 是晚发 VAP 的常见致病菌。目前临床上常用的药物有万古霉素、利奈唑胺,但尚无足够证据证实哪一类药物是治疗 MRSA 引起 VAP 的最佳选择。多项 RCT 研究分别对万古霉素和利奈唑胺治疗 MRSA 所致 VAP 的临床疗效进行评估,结果显示,两者在临床治愈率、病死率及不良反应发生率均无显著差异,但利奈唑胺的微生物学总治愈率显著高于万古霉素,可能与利奈唑胺具有较强的肺组织穿透性有关。根据近年 MRSA 的最小抑菌浓度(MIC)值的变化趋势,万古霉素谷浓度达到 15 mg/L 或更高时,临床治疗可取得较好的疗效,尽管目前缺乏有关的高质量研究,临床应用万古霉素时仍应根据患者的病理生理及药代动力学/药效学(PK/PD)等计算个体给药剂量,尽可能保证谷浓度在 15~20 mg/L。对 MRSA 与革兰氏阴性菌的混合感染以及肝肾功能不全的患者,可选择替加环素进行治疗。

由于危重患者的病理生理状态与非危重患者明显不同,引起 VAP 的 MDR/PDR 可选择的敏感药物甚少,其 MIC 值也较高,故在制定目标性抗菌治疗方案时,除考虑抗菌药物品种的选择外,还应尽量根据该药在体内的 PK/PD 特点,确定给药剂量和用药方法,以获得更好的临床疗效。PK/PD 相关因素包括:药物的作用方式(时间/浓度依赖)、药物表观分布容积与蛋白结合率;患者的病理生理状况(是否存在严重毛细血管渗漏)、血浆蛋白水平以及脏器功能(循环、肝脏、肾脏等)情况、患者接受的治疗手段[连续性肾脏替代治疗(CRRT)、体外膜氧合(ECMO)]等;再结合病原菌的 MIC 值综合制定给药方案。如条件许可,治疗过程中应监测血药浓度以保证其维持在有效的治疗浓度范围内。

3. 经气管局部使用抗菌药物　对 MDR/PDR 感染(如铜绿假单胞菌或鲍曼不动杆菌)引起的 VAP,使用全身抗菌药物的治愈率不高,有研究报道治愈率甚至低于 50%,其中一个重要原因在于通过静脉给药时,药物到达肺组织的浓度并不理想,而提高用药剂量又可能增加药物的毒副作用。经气管局部使用抗菌药物,可有效提高肺组织的药物浓度,同时减少全身用药的相关副作用。有研究表明,局部用药时气管分泌物的药物峰浓度可达到静脉给药的 200 倍,血浆谷浓度在可接受范围内,支气管分泌物的药物谷浓度可保持在其 20 倍以上。理论上,局部药物浓度远超过 VAP 常见病原菌的 MIC。

除此之外,药物微粒大小、pH、黏稠度及雾化装置等均可影响雾化的临床疗效。其中,雾化微粒平均直径决定药物沉积部位,如直径<1 μm 易随呼气气流被清除;>20 μm

则只沉积在鼻、咽、喉及上部气管；而 $1\sim5~\mu m$ 是最适宜的，可使药物沉积在细支气管和肺泡。常用的雾化装置包括超声雾化、喷雾、吸气增强型喷雾及振荡筛喷雾，其中超声雾化的药物平均微粒直径 $3.0\sim3.6~\mu m$，流速低，颗粒小，浓度高，尤其适用于插管患者。

目前，最常使用的雾化抗菌药物为氨基糖苷类药物（如妥布霉素、庆大霉素、阿米卡星），也有少数研究使用头孢他啶、万古霉素、美罗培南、多黏菌素等。现有的随机对照研究显示，与单纯静脉给药比，联合雾化吸入抗菌药物可提高 VAP 的治愈率，但并不降低病死率。然而，雾化吸入抗菌药物相关的副作用值得关注，常见的副作用包括：支气管痉挛、气道梗阻、室上性心动过速。另外有观察性研究报道，雾化吸入抗菌药物可增加 MDR 菌发生的风险。但近年 RCT 研究结果却未证明此点。

现有证据并不能确定雾化吸入抗菌药物在治疗 VAP 中的疗效，同时在药物种类选择、剂量、疗程等方面各项研究间差异很大。故雾化吸入抗菌药物不应作为 VAP 常规治疗，但对全身用药效果不佳的 MDR 非发酵菌感染者，可作为辅助治疗措施。

4. 抗菌药物的使用疗程

（1）抗感染治疗疗程：VAP 抗感染疗程一般为 $7\sim10~d$，如患者临床疗效不佳、MDR 菌感染或免疫功能缺陷则可适当延长治疗时间。

（2）动态监测血清 PCT：血清 PCT 在严重细菌感染时水平明显升高，动态观察其变化有助于评估抗菌疗效，连续监测可指导抗菌药物使用策略。重症患者血清 $PCT<0.5~\mu g/L$ 或与治疗前相比下降幅度 $\geqslant80\%$，如果临床状态较好，考虑停用抗生素，血清 $PCT\geqslant$ $0.5~\mu g/L$ 或与治疗前相比下降幅度 $<80\%$，提示治疗失败，可考虑调整抗生素治疗方案。运用血清 PCT 水平变化指导 VAP 的抗菌治疗策略，可减少抗菌药物暴露及选择压力，有利于确定适宜的用药疗程，但需要结合其他临床惰性综合判断为好。

（三）辅助支持治疗

VAP 患者除经验性和目标性抗感染治疗外，气道分泌物引流、合理氧疗、机械通气、液体管理、血糖控制、肠内营养支持、胸部物理治疗、器官功能支持等综合治疗措施也同等重要，尤其对重症感染患者往往可决定其预后，合理应用可使患者获益。

（吕建农）

第十六章　导管相关性血流感染

一、概述

临床因监测与治疗等需要,常常在血管内留置导管。这种技术是临床医学尤其是重症医学必不可少的。常见的血管内留置导管有以下几种:中心静脉留置导管、外周静脉留置导管、动脉留置导管、特殊留置导管(如血液透析留置导管、经外周中心静脉留置导管)等。以导管在血管内持续留置时间 14 d 为界,分为短期留置导管和长期留置导管。

留置在血管内的导管在为临床诊治提供诸多益处的同时,也存在增加血流感染的风险。所谓导管相关性血流感染(Catheter Related Bloodstream Infection, CRBSI)是指带有血管内导管或拔出导管后 48 h 内的患者出现菌血症或真菌血症,并伴发热(>38 ℃)、寒战或低血压等感染表现,且除血管导管感染外没有其他明确感染源的感染。其中最重要的是中央导管相关血流感染(Central Line Associated-Bloodstream Infection, CLABSI)。如今 CRBSI 已是医院获得性感染的常见类型之一。

CRSBI 发生率逐年增高,20 世纪 90 年代,美国院内血流感染达 20 万次,其中 40% 与各种血管内导管相关。2006 年,美国国家医疗卫生安全网统计数据显示,ICU 中 CRBSI 发生率为(1.5~6.5)/1 000 导管日。美国疾病控制与预防中心的资料显示,重症监护室病人中每年有约 80 000 例导管相关性血流感染发生,其中死亡例数约 24 000 例。这些感染增加住院费用并延长住院时间,且有 12%~25% 的病死率被归因于此。发达国家的 CRBSI 发生率低于发展中国家。

二、病因学

(一) CRBSI 发生的危险因素

CRBSI 的发生与导管留置的时间、置管部位及其细菌定植情况、无菌操作技术、置管技术、患者免疫功能和健康状态等因素有关。研究发现 CLABSI 发生的独立危险因素为置管前的长期住院;长时间留置导管;导管插入点大量微生物定植;导管转换器周围大量微生物定植;颈静脉插管;成人股静脉插管;中性粒细胞减少症;早产儿(如孕妇年龄较小);ICU 病人护士比例较低;全胃肠外营养;不合格的导管护理(如过多的操作);输注血液制品(儿童)等。

（二）病原体

CRBSI 的常见病原体主要包括革兰氏阳性菌、革兰氏阴性菌和念珠菌。革兰氏阳性菌是最主要的病原体,常见的致病菌有表皮葡萄球菌、凝固酶阴性葡萄球菌、金黄色葡萄球菌、肠球菌等。表皮葡萄球菌感染主要是由于皮肤污染引起,约占 CRBSI 的 30%。金黄色葡萄球菌曾是 CRBSI 最常见的病原菌,目前约占院内血行感染的 13.4%,而耐万古霉素肠球菌(Vancomycin Resistant Enterococcus,VRE)感染的发生率也在增加。革兰氏阴性菌常见的有大肠埃希菌、铜绿假单胞菌、鲍曼不动杆菌、肺炎克雷伯杆菌、嗜麦芽窄食单胞菌等。随着广谱抗生素应用日趋广泛,真菌在院内血行感染中的比例有所增加。其中白色念珠菌是常见的病原体。念珠菌引起的血行感染率为 5.8%。长期接受全肠外营养的患者,念珠菌感染的机会也会增多,在骨髓移植患者中可达到 11%。免疫低下患者,尤其是器官移植后接受免疫抑制剂治疗者,还可发生曲霉菌感染。随着对 CRBSI 研究的逐渐深入,一些研究显示 CRBSI 的致菌谱发生了变化,革兰氏阳性球菌所致 CRBSI 所占比例越来越低,革兰氏阴性杆菌与真菌相关性 CRBSI 则越来越多。

三、发病机制

病原体在导管定植和导管相关感染主要发生在以下 4 个部位:置管部位处皮肤、导管接头、远处感染经血行播散至导管尖部、输液污染。皮肤和导管接头处是血管内导管细菌定植的主要来源。对于短期、无套囊、无隧道的导管,导管置入部位处的皮肤是定植的主要来源,病原体通过导管外层、皮内及皮下段移行至导管头部定植,而这可能导致血行感染。对于长期留置的导管,如带套囊、有隧道、硅酮类或输液港这类植入性的导管,导管接头或内腔处的细菌是定植的主要来源。这些部位的污染主要来源于医务人员的手。

静脉内导管感染通常由四种机制引起。最常见的是皮肤定植的微生物通过穿刺点移行到导管尖端,而此常见于短期留置的导管。医生或者护士在穿刺的时候或者频繁的导管操作时不小心污染导管也可以引起感染。污染是长期留置导管感染的重要因素。输液和血源性播散引起的导管感染相对少见。

四、临床表现

（一）症状与体征

1. 原发感染病灶的临床表现　在穿刺点周围 2 cm 内出现红肿、触痛、硬结和化脓则表明穿刺点感染。导管周围组织和穿刺点周围 2 cm 外出现红肿、触痛和硬结则表明导管隧道感染。

2. 病原体血型播散所致的表现　皮肤黏膜的瘀点、瘀斑,在组织脏器内形成的迁徙性感染灶等。

3. 全身性炎症反应　畏寒发热、脉搏加快、呼吸急促或通气过度、高代谢状态等一般性症状,以及失控的全身性炎症反应持续恶化所致的低血压、休克、脏器功能不全。

此外,不同的病原体(如革兰氏阳性化脓性球菌与革兰氏阳性杆菌)血行感染的临床表现各有特点;而不同群体,如老年人、婴幼儿、孕妇,以及烧伤、AIDS 患者等的血行感染也有临床差异。

　　一般起病多急骤,除了原发感染部位的临床症状外,常见畏寒、寒战、高热、皮疹、神志改变、肝脾大等。反复寒战、高热是血行感染的主要症状,以弛张热和间歇热为多见,少数呈稽留热。双峰热可见于革兰氏阴性杆菌血行感染;在年老体弱者、婴儿、免疫低下者或严重慢性病患者,体温可不升甚至降低,提示预后不良。过度换气常常是早期重要却常忽略的体征,可发生在寒战、高热之前;重者导致呼吸性碱中毒,可与高代谢所致代谢性酸中毒并存。

　　(二)实验室检查

　　1. 血尿常规检查　外周血白细胞总数明显升高,一般为$(10\sim30)\times10^9/L$,中性粒细胞升高。机体反应较差者及少数革兰氏阴性杆菌血行感染的白细胞总数可正常,甚至降低,但中性粒细胞数仍可增高。当发现血小板减少,如无原发疾病可解释(如肝硬化、血液病)应警惕 DIC 可能性,要进一步做微血管内凝血相关检查,如凝血酶原时间、部分凝血活酶时间、纤维蛋白原、纤维蛋白降解产物等。尿常规常见蛋白尿、红细胞和管型的出现说明肾脏已有实质性损害。

　　2. 血生化检测　肝功能常有轻度异常,胆红素、碱性磷酸酶、转氨酶高于正常值2～3倍者,占患者总数 $30\%\sim50\%$,多随病情好转而消失。肝功能实质损害进行性加重要考虑严重感染并发肝损害或肝衰竭,并需与无胆石性胆囊炎做鉴别,后者是血行感染的一个并发症。

　　3. 病原学检查　在这里血培养极为重要。

　　(1)血培养:最为重要,宜在抗菌药物应用前及寒战、高热时采血。为了能够提高血培养的阳性率,一般需要在两个不同部位分别抽血送厌氧培养和需氧培养。每个培养瓶中需抽血 8～10 ml。也就是说每次送血培养应该同时送两套共 4 瓶进行培养。为了避免污染应该避免已经留置的各种静脉导管留取。但如果怀疑为导管相关血流性感染时应该有一套血培养从导管留取。

　　5 cm 长的导管末端半定量(平皿滚动法)培养,细菌生长＞15 个菌落形成单位(CFU);或定量(超声法)肉汤培养,生长＞100 CFU,均可认为该菌在导管上有定植。

　　血培养诊断 CRBSI 的标准:至少导管端和经皮血液培养结果为同种微生物,或定量血液培养时,导管血液培养结果是静脉血液培养结果的 3 倍或 3 倍以上;或差异报警时间(Differential Time to Positivity,DTP)阳性,即导管血液培养阳性报警时间比静脉血液培养阳性报警时间早 120 min 或以上。

　　(2)尿液、痰、脓液和分泌物培养:对于局部的导管相关感染(例如穿刺点感染或者皮下隧道感染),实验室检查可能仅见轻微或者无异常。穿刺点分泌物或者渗出物培养可能有助于确定致病病原体。

　　所有患者应做尿液、咽分泌物和痰培养。这不仅有利于查找病原体,也为抗生素治疗过程中了解菌群交替情况提供基础资料。如能获得病灶部位的脓液、分泌物、体腔积液等要尽可能作培养。

　　(3)其他:病原体的基因诊断阳性率明显高于培养,且不受抗菌药物应用的影响,也便于组织内病原体的检出。同样,通过乳胶颗粒凝集试验,用已知抗体测定血清、脑脊液、体腔积液相应抗原,也可获得少数病原菌的诊断线索,如白念珠菌。

　　(三)影像检查

　　影像学检查是判断血行性感染来源的重要方法。通过对全身各原发病灶以及器官结构改变等进行对比分析以判断血流性感染源头，从而为全面综合治疗提供依据。

五、诊断与鉴别诊断

（一）诊断

CRBSI 的诊断需要结合患者血管内留置导管的情况及相应的临床表现和其病原体的检测结果。一般血液培养符合诊断标准时，诊断就容易。当病原菌检测没有得到阳性结果，需要临床医师综合分析后做出诊断。

1. 确诊　具备下述任一项，可证明导管为感染来源：① 有 1 次半定量导管培养阳性（每导管节段≥15 CFU）或定量导管培养阳性（每导管节段≥100 CFU），同时外周静脉血培养阳性并与导管节段为同一微生物；② 从导管和外周静脉同时抽血做定量血培养，两者菌落计数比（导管血：外周血）≥3：1；③ 从中心静脉导管和外周静脉同时抽血做定性血培养，中心静脉导管血培养阳性出现时间比外周血培养阳性至少早 2 h；④ 外周血和导管出口部位脓液培养均为阳性，并为同株微生物。

2. 临床诊断　具备下述任一项，提示导管极有可能为感染的来源：① 具有严重感染的临床表现，且导管头或导管节段的定量或半定量培养阳性，但血培养阴性，除了导管无其他感染来源可寻，并在拔除导管 48 h 内未用新的抗生素治疗，症状好转；② 菌血症或真菌血症患者，有发热、寒战和/或低血压等临床表现，且至少 2 个血培养阳性（其中一个来源于外周血），其结果为同株皮肤共生菌（例如类白喉菌、芽孢杆菌、丙酸菌、凝固酶阴性葡萄球菌、微小球菌和念珠菌等），但导管节段培养阴性，且没有其他可引起血行感染的来源可寻。

3. 拟诊　具备下述任一项，不能除外导管为感染的来源：① 具有导管相关的严重感染表现，在拔除导管和适当抗生素治疗后症状消退；② 菌血症或真菌血症患者，有发热、寒战和或低血压等临床表现，且至少有 1 个血培养阳性（导管血或外周血均可），其结果为皮肤共生菌（例如类白喉菌、芽孢杆菌、丙酸菌、凝固酶阴性葡萄球菌、微小球菌和念珠菌等），但导管节段培养阴性，且没有其他可引起血行感染的来源可寻。

（二）鉴别诊断

1. 与化学性静脉炎鉴别　化学性静脉炎也可以引起局部红肿、触痛和血管壁和皮肤硬结，也可以出现发热，但是缺乏全身性感染的症状和体征，而穿刺点也没有分泌物。

2. 与血栓性静脉炎鉴别　血栓性静脉炎也可以在感染部位出现疼痛、触痛、红肿和感染部位远端水肿。中心静脉导管血栓可以导致血栓部位远端的水肿，但是触痛、红肿、发热通常少见。

3. 与其他部位感染鉴别　导管相关性全身性感染通常没有特异的局部症状或者体征，必须和其他部位的感染相鉴别。鉴别的关键在于查找其他部位感染的证据。

六、防治

（一）预防

CRBSI 的预防涉及适应证的把控、导管和置管部位的合理选择、无菌操作、留置期间导管的维护和感染迹象的监控等。

1. 我国制定的 CLABSI 的预防措施

(1) 应严格掌握导管留置指征,每日评估留置导管的必要性,尽早拔除导管。

(2) 应根据患者病情尽可能使用腔数较少的导管。

(3) 置管部位不宜选择股静脉。

(4) 操作时应严格遵守无菌技术操作规程,采取最大无菌屏障。

(5) 宜使用有效含量≥2 g/L 的氯己定-乙醇(70％体积分数)溶液局部擦拭 2～3 遍进行皮肤消毒,作用时间遵循产品的使用说明。

(6) 应保持穿刺点干燥,密切观察穿刺部位有无感染征象。

(7) 如无感染征象时,不宜常规更换导管;不宜定期对穿刺点涂抹送微生物检测等。

2. 特殊预防措施

(1) 在成年病人中,使用消毒剂和抗菌药物浸渍的导管。

(2) 对于年龄＞2 个月的病人,使用含洗必泰的敷料。

(3) 使用含有消毒剂的交换器、连接器帽、端口保护盖来保护连接器。

(4) 在中心静脉导管(CVC)中使用抗菌锁。在填充腔中注入高于治疗浓度的抗菌药物溶液,通过一定的通路,使抗菌药物到达导管转换器。这样可降低发生 CRBSI 的风险。考虑到这些药物的使用会增加微生物耐药的可能,应该在下列情况下使用抗菌锁:① 长期置入血液透析导管的病人;② 静脉通路有限以及有 CRBSI 复发病史的病人;③ 病人如果出现 CRBSI,发生严重后遗症的风险高,如近期植入血管内装置者。

(5) 为减少全身毒性,抗菌药物使用结束后,应进行抽吸而不是冲洗。

(6) 对通过 CVC 进行血液透析的病人,在结束血液透析后,每周使用 1 次重组组织型纤溶酶原激活因子。

(7) 采用标准化的护理清单列表,以确保每例病人均接受到最优质的护理。

(8) 隧道式导管增加了置管部位与静脉的距离,可以减少皮肤部位的病原菌移行,从而降低 CRBSI 的发生率。

(二) 治疗

1. CRBSI 导管的处理　因导管是持续感染的源头,故拔除导管被认为是 CRBSI 的标准化处理。但关于拔除导管的决定应慎重,须考虑是否存在仍须维持生命治疗的通路以及缺乏新的置入部位的问题。

长期留置导管的病人伴有下列情况的 CRBSI 应拔除导管:① 严重脓毒症(脓毒症3.0)、化脓性血栓性静脉炎、感染性心内膜炎;② 经敏感抗生素治疗至少72 h后仍存在血流感染;③ 金黄色葡萄球菌、铜绿假单胞菌、真菌以及分枝杆菌引起的血流感染。

对于短期导管,考虑是革兰氏阴性杆菌、金黄色葡萄球菌、肠球菌、真菌和分枝杆菌引起的 CRBSI 时应予以拔除。

当需要重新置管(更换置管部位)时,可先采用外周静脉进行过渡(24～48 h),直至重复血培养为阴性;如果条件不允许,建议在接受系统抗感染治疗的情况下进行重新置管。不建议用引导丝更换中心静脉导管。

如果 CRBSI 是由毒力较弱却难以根除的微生物(如芽孢杆菌种、微球菌种、丙酸杆菌属)导致,在多次血培养菌阳性的情况下(至少 1 次是外周血),建议拔除导管。

对于累及长期导管的非复杂性 CRBSI,且病原菌不是金黄色葡萄球菌、铜绿假单胞菌、芽孢杆菌属菌种、微球菌属菌种、丙酸杆菌属菌种、真菌或分枝杆菌,在维持存活所必需的长期血管内插管(如血液透析病人、短肠综合征病人)的置入位点有限时,可以尝试不拔除导管,同时进行系统性抗菌治疗和抗菌锁治疗。

对于尝试进行导管补救的 CRBSI 病人,应继续进行血液培养。如果在合理治疗72 h后血液培养(即成人每天取两套血液培养)结果仍为阳性,须拔除导管。

2. 抗菌治疗　一旦怀疑为 CRBSI,则应立刻抽取血培养并开始经验性抗菌治疗。抗菌药物的选择须结合病人的危险因素、当地的病原体流行病学资料、前期的感染情况及药物过敏史等。对于严重感染的患者,应联合使用抗生素尽可能覆盖所有可能的病原菌,包括真菌。在得到病原菌培养结果和药敏后,可选择敏感和合适的抗生素进行降阶梯治疗。

以下几点在进行抗生素治疗时可以参考。

医疗机构中耐甲氧西林金黄色葡萄球菌(Methicillin-Resistant Staphylococcus Aureus,MRSA)流行率升高时,推荐使用万古霉素作为经验治疗药物;对于 MRSA 分离株中 MIC>2 mg/ml 者为主的医疗机构,应该使用替代药物,如达托霉素。

应基于当地的抗微生物药物敏感性数据和疾病的严重程度在经验治疗时覆盖革兰氏阴性杆菌,如一种四代头孢菌素、碳青霉烯类或 β-内酰胺类/β-内酰胺酶抑制剂联合制剂,伴或不伴一种氨基糖苷类。

下列患者疑似 CRBSI 时,应该使用经验性联合治疗以覆盖 MDR 革兰氏阴性杆菌,如铜绿假单胞菌。这些患者包括中性粒细胞减少的患者、患有脓毒症的重症患者、已知有该类病原体定植的患者。

危重患者疑似有累及股动脉导管的 CRBSI 时,治疗除了要覆盖革兰氏阳性杆菌外,还应覆盖革兰氏阴性杆菌和假丝酵母菌属菌种。

疑似导管相关假丝酵母菌血症时经验治疗应该用于有如下危险因素的脓毒症患者:完全胃肠外营养,广谱抗生素的长期使用,血液系统恶性肿瘤,接受骨髓移植或器官移植,股动脉插管,或者多部位存在假丝酵母菌的定植。疑似导管相关假丝酵母菌血症的经验治疗应该使用棘白菌素,特定患者可以使用氟康唑。氟康唑可以用于治疗前三个月内没有使用过唑类药物,并且所在的医疗机构克柔假丝酵母菌和光滑假丝酵母菌感染危险性很低的患者。

对感染性心内膜炎患者、化脓性血栓性静脉炎患者、有骨髓炎的儿科患者,如果拔除导管后仍有持续性真菌血症或细菌血症(即拔除后超过 72 h 仍有菌血症),应该给予4 到6 周的抗微生物治疗;对成人骨髓炎患者,需要治疗 6 到 8 周。

3. 其他支持治疗　休克时的循环支持、发生器官功能障碍时的器官功能支持、营养支持、其他并发症的处理等。

(吕建农)

第十七章 导尿管相关感染

导尿管相关感染(Catheter-Associated Urinary Tract Infection,CAUTI)是指患者留置导尿管期间或拔除导尿管后 48 h 内发生的尿路感染。CAUTI 是最常见的医院获得性感染。研究表明,将近 12%～16% 的成年住院病人会在住院期间留置导尿管,在重症患者的治疗过程中保留导尿几乎是常规措施。他们患导尿管相关性尿路感染的风险将增加 2%～3%。全美每年超过 100 万例罹患 CAUTI 患者,占医院获得性感染的 40%,医院获得性尿路感染的 80%。细菌尿的发生率以每个导管日 3%～10% 速度递增,其中 10%～25% 患者有局部感染症状,约 5% 可能进展为菌血症,占全部院内获得性菌血症的 15%。对于 CAUTI 的早期识别和正确治疗可以明显降低并发症和 ICU 住院时间。

一、病因学

(一)病原体

ICU 内因短期留置导尿管导致感染的最常见病原体是肠杆菌属(包括大肠杆菌属、克雷伯杆菌属)、铜绿假单胞菌属、肠杆菌属、肠球菌属和念珠菌属,厌氧菌极其少见。多种微生物所致的混合感染发生率可达 15%。对于接受皮质激素或者广谱抗生素治疗以及糖尿病患者,念珠菌比较常见。由念珠菌或者金黄色葡萄球菌所致的尿路感染需要警惕血源性感染的可能,由上述微生物所致的尿路感染可能是血源性播散感染的主要原因。

(二)危险因素

CAUTI 的危险因素包括长期留置导尿管、高龄、严重的基础疾病、糖尿病、没有全身性应用静脉抗生素、女性、血肌酐异常、导尿管护理不当和尿道周围潜在病原体定植。

二、发病机制

导尿管可使定植在会阴和尿道口的微生物通过尿道到达膀胱。对于绝大多数导尿管相关性细菌尿,是由定植在会阴部位的细菌通过粘附导管外表面的黏液层上行感染所致。由于导尿管阻塞或者尿袋污染,细菌甚至可以通过导尿管的内表面上行。

三、临床表现

（一）症状和体征

尽管许多导尿管相关性尿路感染患者没有明显的症状。30％患者可出现发热或者其他尿路感染的症状（如尿频、尿急、尿痛）。发热或者其他感染症状伴有胁腹部的局部疼痛提示上尿路感染。

（二）实验室检查

严重泌尿系感染患者白细胞可增高。尿常规检查对于生殖泌尿道细菌感染的早期诊断具有重要价值。脓尿表明有尿路感染但不是简单的细菌定植，出现白细胞管型则表明上尿路感染。若每高倍镜视野（400 倍）出现一个或者两个白细胞或者未离心的尿液在油镜下（1 000 倍）出现细菌，其与尿液中菌落数大于 10^5 CFU/ml 的相关性则高达 95％。因此尿液显微镜常规检查有利于明确诊断高菌落数的尿路感染。

留置尿管的患者如果尿液中菌落数大于 10^3 CFU/ml，如未予治疗，菌落计数将在 24～48 h 内超过 10^5 CFU/ml。微生物实验室常规针对菌落数大于 10^5 CFU/ml 的微生物种类进行抗生素药物敏感试验。

尿液的细菌和真菌培养标本必须尽快送检。如果不能立即送检的标本应该在 4 ℃冷藏，以使细菌数在 24 h 内保持稳定。标本在室温下保留超过 2 h，尿液内细菌菌落计数将明显增加，影响尿路感染的诊断。

如果怀疑多重微生物混合感染所致细菌尿（如长期留置尿管或者神经源性膀胱患者），则应告知实验室患者存在这种临床混合感染的可能性。

（三）影像学检查

对于合并有发热、胁腹痛或者泌尿道感染所致的全身性感染等病情严重的泌尿道感染患者，不管有无导尿管，都应该对上尿路进行进一步评估。超声检查有助于评价生殖泌尿道的解剖结构，排除尿路阻塞性因素。静脉肾盂造影、逆行性肾盂造影或者 CT 检查等有助于诊断肾脓肿、肾周围脓肿或者肾结石。

（四）相关并发症的表现

继发膀胱和肾脏感染的并发症常见且严重。泌尿系统感染是革兰氏阴性杆菌菌血症和全身性感染最常见的感染灶。未治疗的尿路感染可能并发急性肾盂肾炎、慢性肾盂肾炎、气性肾盂肾炎、肾脓肿和尿路感染所致的全身性感染的表现。

三、诊断与鉴别诊断

（一）诊断

导尿管相关感染的诊断需要结合留置导尿管的情况、感染的临床表现、尿液检查等综合考虑。

符合下述条件即可诊断：

（1）患者出现尿频、尿急、尿痛等尿路刺激症状，或有下腹触痛、肾区叩痛，伴或不伴发热。

（2）尿检白细胞数，男性≥5 个/高倍视野，女性≥10 个/高倍视野。

（3）尿液培养革兰氏阳性菌菌落数$\geqslant 10^4$ CFU/ml，革兰氏阴性杆菌菌落数$\geqslant$ 10^5 CFU/ml。

（二）鉴别诊断

CAUTI需与症状性细菌尿、尿道炎、前列腺炎、性传播疾病、盆腔炎症性疾病、憩室炎、腹内脓肿和腹膜炎相鉴别。

四、防治

（一）预防

一旦发生细菌尿，很难预防再次感染，因此预防初次感染非常重要。

我国推荐的预防措施：

1. 应严格掌握留置导尿管指征，每日评估留置导尿管的必要性，尽早拔除导尿管。

2. 操作时严格遵守无菌技术操作规程。

3. 留置时间大于3 d者，宜持续夹闭，定时开放。

4. 应保持尿液引流系统的密闭性，不应常规进行膀胱冲洗。

5. 应做好导尿管的日常维护，防止脱落，保护尿道口及会阴部清洁。

6. 应保持集尿袋低于膀胱水平，防止反流。

7. 长期留置导尿管宜定期更换，普通导尿管7～10 d更换，特殊类型导尿管按说明书更换。

8. 更换导尿管时应将集尿袋同时更换。

9. 采集尿标本做微生物检测时应在导尿管侧面以无菌操作方法针刺抽取尿液，其他目的的采集尿标本时应从集尿袋开口采集。

（二）治疗

1. 无症状性细菌尿患者　对于留置导尿管而尿常规无明显异常的无症状性细菌尿患者，不推荐应用抗生素治疗。因为当治疗停止时，细菌尿将复发，并且可能诱导出耐药菌。可以考虑更换或拔除导尿管。

2. 尿常规异常和有症状的细菌尿患者　对于尿常规异常（特别是脓尿）和有症状的细菌尿患者，应该拔除导尿管并且开始抗生素治疗。如果患者仍然需要留置导尿管，可以更换导管。通常经验性治疗应该覆盖院内常见的革兰氏阴性菌。第3代头孢菌素、喹诺酮、氨基糖苷类抗生素都是恰当的起始治疗。对于无并发症患者，疗程为7 d。然而，对于病情严重的患者，例如长期发热、可疑上尿路感染、血培养阳性、肾功能不全或者全身性感染患者，抗生素疗程应该延长，并且进一步评估是否存在上尿道疾病。

3. 念珠菌尿　对于免疫功能正常有症状者，需抗真菌治疗；无症状者，通常无须抗真菌治疗。对于免疫功能受损无症状性或有症状的念珠菌尿路感染的患者需要抗真菌治疗。常用药物为氟康唑、两性霉素B。治疗时要考虑患者可能发生的并发症，例如真菌球、肾脏或者肾周围脓肿以及血源性播散。所有患者都应该拔除或者更换导尿管。

（吕建农）

第十八章 脓毒症与脓毒性休克

脓毒症和脓毒性休克是重症医学面临的重要临床问题,随着人口的老龄化、肿瘤发病率上升以及侵入性医疗手段的增加,脓毒症的发病率在不断上升,每年全球新增数百万脓毒症患者,其中超过 1/4 的患者死亡。

2002 年三个国际性学术团体共同发表巴塞罗那宣言,倡导启动全球性的 SSC(Surviving Sepsis Campaign)计划,其重要内容之一是制定脓毒症和脓毒性休克临床实践指南。第一版《SSC 指南》颁布于 2004 年,并于 2008 年和 2012 年相继更新。近年来全球范围内脓毒症和脓毒性休克的病死率有显著下降,《SSC 指南》无疑起着有力的推动作用。在 2017 年 1 月夏威夷的 SCCM 年会上,又发表了指南的更新版,即 Surviving Sepsis Campaign:International Guidelines for Management of Sepsis and Septic Shock:2016。

第一节 基本概念

1991 年脓毒症共识会议首次定义脓毒症、严重脓毒症和脓毒性休克。

脓毒症 1.0 定义是伴有急性炎症反应的感染,其有许多内源性炎症介质释放入血引起的全身炎症反应综合征(Systemic Inflammatory Response Syndrome,SIRS)。急性胰腺炎、严重创伤和烧伤等都可表现有脓毒症的征象。典型的炎症反应符合下列 2 项或以上情况:① 体温 >38 ℃或 <36 ℃;② 心率 >90 次/min;③ 呼吸频率 >20 次/min 或 $PaCO_2<32$ mmHg;④ 白细胞计数 $>12\times10^9$/L 或 $<4\times10^9$/L,或幼稚细胞 $>10\%$(表 6-18-1)。该定义的重要贡献是,提出了 SIRS 的概念。随后,脓毒症的研究重点转移到机体促炎/抑炎反应,机体炎症情况被绘制出多种炎症模式图。脓毒症 1.0 诊断标准的缺陷是敏感度高,特异度低。这既可能造成脓毒症的过度诊断,也将漏诊部分免疫抑制患者。严重脓毒症是至少伴有一个脏器衰竭的脓毒症。典型的心血管功能衰竭表现为低血压,呼吸衰竭表现为低氧血症,肾衰竭表现为少尿,血液系统衰竭则表现为凝血障碍。脓毒性休克是在严重脓毒症基础上伴有器官灌注不良和低血压,初期的液体复苏效果不佳。

表 6-18-1　SIRS 的诊断

诊断依据
1. 体温＞38 ℃或＜36 ℃
2. 心率＞90 次/分
3. 呼吸＞20 次/分或过度通气,或 PaCO₂＜32 mmHg
4. 血白细胞计数＞12×10⁹/L 或＜4×10⁹/L,或白细胞总数虽然正常,但中性杆状核粒细胞＞10%

2001 年第二次共识会议对脓毒症及相关术语和诊断标准达成了新的共识文件。其中,脓毒症 2.0(表 6-18-2)、严重脓毒症、脓毒性休克的概念与 1991 年基本相同。鉴于 SIRS 过于敏感并缺乏特异性,从而提出更为严格的诊断标准,包括感染、炎症反应、器官障碍、血流动力学、组织灌注等 21 个指标及参数,以帮助医师临床诊断。遗憾的是,该诊断标准过于复杂,阻碍了其临床应用。

表 6-18-2　脓毒症 2.0 诊断标准

一般指标	1. 发热(T＞38℃)或低体温(中心体温＜36℃)
	2. HR＞90 次/分或超过年龄对应正常值以上 2 个标准差
	3. 心动过速
	4. 意识变化
	5. 明显水肿或液体过负(24 h 超过 20 ml/kg)
	6. 无糖尿病诊断下出现高血糖(＞7.7 mmol/L)
炎症指标	1. WBC＞12×10⁹/L,或＜4×10⁹/L,或 WBC 正常,不成熟粒细胞＞10%
	2. CRP 超过正常值以上 2 个标准差
	3. PCT 超过正常值以上 2 个标准差
血流动力学	低血压(SBP＜90 mmHg,MAP＜70 mmHg,或 SBP 减少＞40 mmHg,或小于 2 个标准差值)
器官功能	1. 低氧血症(PaO₂/FiO₂＜300)
	2. 急性少尿(充分液体复苏后持续 2 h 以上 UO＜0.5 ml/(kg·h))
	3. 肌酐升高＞0.5 mg/dL 或 44.2 μmol/L
	4. 凝血异常(INR＞1.5 或 APTT＞60 s)
	5. 肠梗阻(肠鸣音消失)
	6. 血小板减少(PLT＜1×10⁵ 个/L)
	7. 高胆红素血症(总胆红素＞4 mg/dL 或 70 μmol/L)
组织低灌注	1. 高乳酸血症(＞1 mmol/L)
	2. 毛细血管再充盈减少

目前脓毒症定义已不能代表当前对脓毒症的新认识,有必要重新审视现有相关定义及诊断标准,并且制定新的更符合脓毒症病理生理及临床的定义,为规范统一脓毒症诊断、流行病学及临床治疗、研究打下基础。为此,欧洲危重病学会 2014 年 1 月起发起了 19 个相关组织的特别专家组,从 2014 年 1 月到 2015 年 1 月召开 4 次面对面的会议,并

通过邮件联系及投票的方式讨论并对相关问题做出决议,基于对脓毒症病理学的进一步认识及临床大数据分析,提出了脓毒症 3.0 及脓毒性休克新的定义及诊断标准,结果发表于 2016 年 2 月美国医学会杂志(JAMA)上。

"脓毒症 3.0"定义是指因感染而引起的宿主反应失调所导致的危及生命的器官功能障碍。脓毒症 3.0 以机体对感染的反应失调和器官功能障碍为核心,体现为细胞层面的生理及生化异常。该定义超越了感染本身的潜在危险性,更关注机体应对感染时所发生的复杂病理生理反应。脓毒症 3.0 尤为强调"危及生命的器官功能障碍",可谓是对脓毒症本质认识的回归。脓毒症 3.0 定义意味着此前"严重脓毒症"的概念不复存在。

脓毒性休克(septic shock)是指脓毒症合并出现严重的循环障碍和细胞代谢紊乱,其死亡风险较单纯脓毒症显著升高。显而易见,脓毒性休克患者的病情更重,死亡风险更高。脓毒性休克的临床表现为持续性低血压,在充分容量复苏后仍需血管收缩药以维持平均动脉压≥65 mmHg(1 mmHg=0.133 kPa),血清乳酸浓度>2 mmol/L。若照此诊断标准,脓毒性休克患者的病死率>40%。

第二节　病原学和流行病学

脓毒症的病原菌种类和病情严重程度随基础疾病与环境的差异而有所不同。临床上常见感染为肺炎、腹膜炎、胆管炎、蜂窝织炎、脑膜炎等,也常见于严重烧伤、多发伤、外科术后等严重疾病或糖尿病、慢性阻塞性肺疾病等慢性基础疾病患者。新生儿及老年人发病率较高。革兰氏阴性菌因可产生内毒素,相对易于引起脓毒性休克。

病原体包括细菌、病毒、真菌及寄生虫等,约 5% 的脓毒症由假丝酵母菌等真菌引起。近年来,耐甲氧西林金葡菌(MRSA)、耐万古霉素金葡菌(VRSA)、耐万古霉素肠球菌(VRE)、产 ESBLs(超广谱 β-内酰胺酶)菌株感染快速增加。

由于慢性病和恶性肿瘤发病率增高、大量广谱抗生素及免疫抑制剂的应用和侵入性诊疗技术的发展等因素,脓毒血症在临床上逐年增多。

第三节　病理生理

一、病原菌的转归

病原菌的转归取决于病原菌毒力和数量、宿主免疫防御功能和医疗措施三方面因素。

如病原菌数量多,毒力强,在血液循环中繁殖快,超过人体的免疫清除能力,则将迅速发展为脓毒症。

当人体免疫功能下降时,脓毒症的风险增加,如局部或全身黏膜屏障丧失、严重烧创伤或大手术后、营养不良、AIDS;合并糖尿病、结缔组织病、肝硬化、尿毒症、慢性肺部疾病等慢性基础病;各种原因导致的中性粒细胞缺乏或减少,尤其是中性粒细胞少于 0.5×10^9/L,如急性白血病、骨髓移植、恶性肿瘤接受化疗后或再生障碍性贫血等。老年人或新生儿由于免疫功能低下,发生脓毒症的危险性增加。

医疗措施方面,如免疫抑制剂、肾上腺皮质激素和广谱抗生素的滥用;有创性的医疗诊治技术如动静脉留置、尿管留置等均能破坏局部或全身防御功能,增加脓毒症发生的风险。

二、致病物质

病原体产生内毒素和(或)外毒素,诱生大量炎性细胞因子和炎症介质,从而导致发热、微循环障碍、DIC、MODS 等脓毒症表现,严重者可出现脓毒性休克和 MOF。

三、脓毒性休克的机制

急性微循环障碍和休克细胞是脓毒性休克发生发展的两大基本机制。

1. 微循环障碍

(1)缺血性缺氧期:大量缩血管物质如儿茶酚胺、血管紧张素Ⅱ等的释放使微血管发生强烈痉挛,微循环灌注减少,毛细血管网缺血缺氧。此期血压可不下降或轻微下降,但脉压差下降。其意义在于血液再分配,维持血压,保持心、脑等重要脏器供血。

(2)淤血性缺氧期:酸中毒导致平滑肌对儿茶酚胺反应性降低以及组胺等扩血管物质的增多,血管反应性和收缩性降低。此期有效血容量进一步减少,心排出量降低,血压明显下降。

(3)微循环衰竭期:毛细血管网血流淤滞加重,血细胞聚集,血管内皮损伤,凝血途径被激活,导致 DIC,大量微血栓形成,继而纤溶亢进,常出现 MODS 甚至 MOF,休克很难纠正。此期微血管平滑肌麻痹,对血管活性药物无反应。

脓毒性休克根据血流动力学特点分为以下几个方面。

(1)低排高阻型休克:心脏排血量低,而总外周血管阻力高。由于皮肤血管收缩,血流量减少,使皮肤温度降低,故又称为"冷休克"。此型在临床上最为常见。

(2)高排低阻型休克:心肌收缩力减弱,心输出量减少,而外周血管扩张使周围血管阻力亦降低,此时患者皮肤比较温暖干燥,又称为暖休克。代偿期血压稍降,脉压增大,脉搏有力。静脉穿刺可见血液极易凝固。

(3)低排低阻型休克:为休克失代偿,心输出量、总外周阻力、血压均明显降低。

2. 休克细胞　休克时发生损伤的细胞称为休克细胞,可由毒素或炎症介质直接引起,也可继发于微循环障碍,是器官功能障碍的基础。

3. 酸碱代谢失衡　休克早期因过度换气可出现呼吸性碱中毒,之后可因组织摄氧不足、乳酸增多,出现代谢性酸中毒。后期可因肺、脑等器官严重损伤而出现混合性酸中毒,偶见代谢性碱中毒。

第四节　症状和体征

一、基本表现

1. 原发局部/迁徙病灶　原发病灶:常为痈、脓肿、皮肤烧伤、开放性创伤感染,褥疮及呼吸道、消化道感染等。但应注意仍有相当比例患者,未查出原发病灶。迁徙性病灶:主要见于病程较长的革兰氏阳性球菌和厌氧菌脓毒症。可为皮下和深部软组织脓肿、肺脓肿、骨髓炎、关节炎、感染性心内膜炎等。

2. **毒血症症状** 常有寒战、高热,严重时可有体温不升。自觉全身不适、头痛、肌肉酸痛、呼吸脉搏加快,少数患者可有恶心、呕吐、腹痛、腹泻等消化道症状,严重时可出现中毒性脑病、中毒性心肌炎、肠麻痹、脓毒性休克、DIC 等。

3. **皮疹** 瘀点最常见,也可为荨麻疹、脓疱疹、猩红热样皮疹、烫伤样皮疹,金葡菌和 A 族链球菌脓毒症多见。坏死性皮疹在铜绿假单胞菌脓毒症中可见。

4. **肝脾大** 肝脾常仅为轻度增大,合并中毒性肝炎或肝脓肿时肝脏可显著增大,可出现肝区胀痛、叩痛、肝功能损害等。

5. **关节损害** 多见于革兰氏阳性球菌和产碱杆菌脓毒症,主要表现为膝关节等大关节活动受限、红肿疼痛,少数腔内积液积脓。

二、脓毒性休克表现

1. **早期** 表现为烦躁、焦虑、面色和皮肤苍白,口唇和甲床轻度发绀、呼吸急促,脉细速,心音低钝,血压正常或偏低,脉压小,尿少,眼底和甲皱襞动脉痉挛。少数患者可呈暖休克。

2. **中期** 主要表现为低血压和酸中毒。收缩压降低至 80 mmHg 以下,原有高血压者,血压较基础水平降低 20%～30%。皮肤湿冷、花斑,脉搏细速(按压稍重或消失),尿量很少甚至无尿。

3. **晚期** 出现顽固性低血压,中心静脉压(CVP)降低,静脉塌陷,常并发 DIC、MODS 直至 MOF 等。

临床提示:脓毒症早期诊断极为重要。有明确感染病灶且已出现寒战、发热、白细胞总数及中性粒细胞增多等征象的患者,应警惕休克发生。如出现烦躁、面色苍白、四肢发凉、皮肤轻度花斑、尿量减少、脉压偏小,即使收缩压正常,脓毒性休克也基本可以诊断。

三、不同细菌脓毒症特点

1. **革兰氏阳性菌脓毒症** 金葡菌败血症多继发于严重痈、急性蜂窝织炎、骨关节化脓症、大面积烧伤等。急性起病、寒战高热,可见脓点、脓疱、多形性皮疹。约 1/4 患者出现明显关节症状。易并发迁徙性炎症,脓毒性休克较少见。有心脏瓣膜病或其他基础病的老年人和静脉药瘾者易并发心内膜炎。MRSA 脓毒症多发生在免疫缺陷者,病情重,可呈嗜睡或昏迷状态。表皮葡萄球菌脓毒症耐药情况严重,多为人工导管、人工瓣膜、起搏器安装后的院内感染。肠球菌脓毒症对头孢菌素等多种药物耐药,多为机会性感染,易并发心内膜炎。

2. **革兰氏阴性杆菌脓毒症** 病前患者一般情况多较差,多数伴有影响机体免疫防御功能的原发病或伴有影响免疫的药物干预,院内感染者较多。致病菌多从泌尿生殖道、肠道或胆道等入侵。肺炎克雷伯杆菌和铜绿假单胞菌常由呼吸道入侵,后者亦常发生于烧伤后创面感染患者。迁徙性病灶较少见。休克发生率高(20%～60%),发生早,持续时间长,临床表现为寒战、间歇发热,严重时体温不升或低于正常。

3. **厌氧菌脓毒症** 多自胃肠道及女性生殖道入侵,其次为褥疮、溃疡和坏疽。临床特征:① 可有黄疸,尤其新生儿及小儿;② 感染性血栓性静脉炎高发;③ 局部病灶常有气体产生,以产气荚膜杆菌明显;④ 局部分泌物常有特殊腐败臭味;⑤ 严重的溶血性贫血,主要见于产气荚膜杆菌;⑥ 约 30%可发生脓毒性休克和 DIC。

4. 真菌脓毒症　大多发生在严重原发疾病的后期或免疫功能低下者。常见于长期接受肾上腺皮质激素、广谱抗菌，以及老年、体弱、久病者。以白色念珠菌和热带念珠菌最为多见，曲霉感染有增加趋势，多数伴细菌感染。临床上可有寒战、发热、肝脾肿大等，病程进展缓慢，毒血症症状可被原发病及伴发的细菌感染掩盖，偶为低热或不发热，病变累及心内膜、肝、脾、肺等。

四、特殊情况下的脓毒症

1. 新生儿脓毒症　致病菌以大肠埃希菌、B 群溶血性链球菌为主。多经母亲产道、吸入羊水、脐带或皮肤感染等引起。常表现为呼吸窘迫、胃肠道症状、烦躁不安、抽筋、瘀斑或瘀点、黄疸、肝脾肿大等。因血脑脊液屏障不健全，易并发中枢神经系统感染。

2. 老年人脓毒症　病原菌主要为克雷伯杆菌、大肠埃希菌、厌氧菌等引起，多继发于褥疮或肺部感染，易并发心内膜炎。

3. 烧伤脓毒症　早期多为单一细菌感染，晚期常为多种细菌混合感染，偶可见真菌感染。多发生于烧伤后 2 周内，最早发生于第 2 日，创面肉芽形成后发生的机会较少。常见致病菌为金葡菌、铜绿假单胞菌、变形杆菌属和大肠埃希菌。表现为高热（达 42 ℃以上），多为弛张热，也可呈低温（36 ℃以下）。可合并出现中毒性心肌炎、中毒性肝炎、脓毒性休克、麻痹性肠梗阻等。

4. 医院感染脓毒症　① 多合并恶性肿瘤等严重基础疾病，或曾接受胸腔、心脏、腹部、盆腔等较大手术治疗或介入性检查操作，或长期应用免疫抑制剂，或不合理使用广谱抗生素。病原菌以大肠埃希菌、铜绿假单胞菌、克雷伯杆菌、不动杆菌属、阴沟肠杆菌等革兰氏阴性耐药菌为主。临床表现常被基础疾病掩盖而不典型。② 输液所致的脓毒症和液体污染或导管留置有关。高营养液中白色念珠菌等真菌易于生长。当输入菌量少时，仅表现为一般发热的输液反应。

第五节　诊　断

在脓毒症 3.0 的定义框架下，如何在临床快速诊断脓毒症呢？ 为此，Seymour 等对美国宾夕法尼亚州西南地区 12 家医院共筛查了 130 万份电子健康记录，对其中的 148 907 例疑似感染患者进行统计分析。结果表明，脓毒症相关的序贯器官衰竭评分（表 6 - 18 - 3）对ICU 疑似感染患者住院死亡率的预测效能与逻辑器官功能障碍系统评分（Logistic Organ Dysfunction System Score，LODSS）相当。然而，SOFA 计算繁复，且需血液化验检查，难于快速使用。研究者通过多元回归分析，发现有三项危险因素对脓毒症发生的预测价值较高，由此提出了床旁快速 SOFA（qSOFA）的概念。

脓毒症和脓毒性休克的临床诊断流程见图 6 - 18 - 1 所示。对于感染乃至疑似感染的患者，当 qSOFA（呼吸频率≥22 次/min、意识状态改变及收缩压≤100 mmHg，每项各计 1 分）≥2 分时，应进一步评估患者是否有器官功能障碍。此时，若患者 SOFA 评分变化程度≥2 分，表示存在器官功能障碍。例如，若患者在感染前无急慢性器官功能障碍病史，可假定其 SOFA 基础水平为 0 分；当患者此时 SOFA≥2 分时，可诊断为脓毒症，其院内整体死亡风险为 10%。

表 6 - 18 - 3　SOFA 评分表

项目	评分				
	0	**1**	**2**	**3**	**4**
PaO_2/FiO_2 [mmHg(kPa)]	≥400(53.3)	<400(53.3)	<300(40.0)	<200(26.7) 且需呼吸支持	<100(13.3) 且需呼吸支持
血小板计数 ($\times10^3/\mu l$)	≥150	<150	<100	<50	<20
血清胆红素浓度 [mg/dL(μmol/L)]	<1.2(20)	1.2~1.9 (20~32)	2.0~5.9 (33~101)	6.0~11.9 (102~204)	>12.0(204)
心血管功能	MAP≥ 70 mmHg	MAP< 70 mmHg	多巴胺<5.0 或多巴酚丁胺 (任意剂量)[a]	多巴胺5.0~ 15.0或肾上腺素≤0.1或去甲肾上腺素≤0.1[a]	多巴胺>15.0或肾上腺素>0.1或去甲肾上腺素>0.1[a]
Glasgow 昏迷评分[b]	15	13~14	10~12	6~9	<6
血清肌酐浓度 [mg/dL(μmol/L)]	<1.2(110)	1.2~1.9 (110~170)	2.0~3.4 (171~299)	3.5~4.9 (300~440)	>5.0(>440)
尿量 ml/d	—	—	—	<500	<200

a:血管活性药物剂量为 μg/(kg·min),使用时间≥1 h;b:Glasgow 昏迷评分范围为 3~15

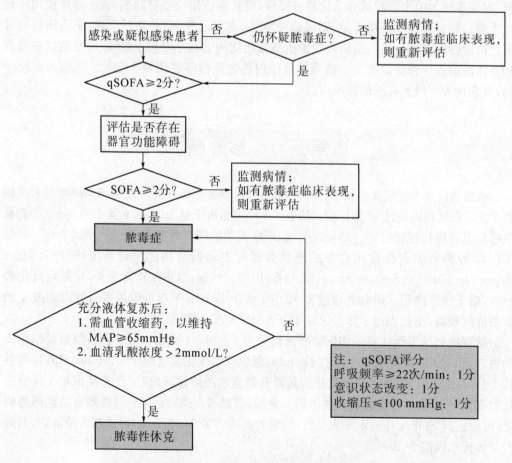

图 6 - 18 - 1　脓毒症和脓毒性休克诊断流程

第六节 预 后

脓毒症休克总体死亡率在下降,目前平均为 40%(依患者情况在 10%～90%之间)。预后差的原因主要归于早期未能积极治疗(怀疑诊断 6 h 内),一旦代谢性酸中毒失代偿并出现严重的乳酸性酸中毒,特别在合并有多器官衰竭情况时,脓毒性休克常难以逆转,导致死亡。

第七节 治 疗

一、感染源的控制

推荐对于脓毒症或脓毒性休克患者,要尽快明确或排除需要紧急控制的具体解剖部位的感染源。并且在做出诊断之后要尽早采取有助于控制感染源的药物或操作来干预。推荐在新的血管通路建立起来之后,要尽快拔除可能引起脓毒症或脓毒性休克的血管内植入物。在初始复苏成功后应尽快控制引起脓毒性休克的可疑感染灶,对于大多数患者来说,把目标时间点定在诊断后 6～12 h 以内似乎是切实可行的。在观察性研究中普遍显示超过这个时间点会降低患者生存率。对于脓毒症及脓毒性休克的处理要形成这样一个观念,即在做出诊断之后就要尽早采用有助于感染源控制所必需的药物及相关操作来干预。

二、病原学治疗

病原学治疗是成功救治脓毒症的根本措施。

1. 抗菌药物的选用依据 ① 病原菌方面:病原菌的种类、特点与药物敏感试验结果;② 患者方面:原发局部炎症与迁徙性炎症、患者的生理特点、基础疾患、既往治疗措施、白细胞总数与分类及肝肾功能;③ 抗菌药物方面:抗菌药活性与其药代动力学特点。

2. 抗菌药物选择 推荐对疑似脓毒症或脓毒性休克患者在抗生素用药前恰当地留取病原学培养,且不能延误抗生素治疗。对于脓毒症患者,第一剂恰当抗生素给予后数分钟或数小时内可清除细菌,导致血培养阴性。因此在抗生素给药前留取培养有助于提高分离率,明确病原菌。得到培养结果后,以便在第一时间根据药敏结果进行降阶梯治疗,这有助于减少耐药等不良反应和降低费用。降阶梯治疗是抗生素应用的重要策略,可以显著降低病死率及减少不良反应。指南推荐抗生素给药前留取血培养,但如果无法立即获取血培养标本,抗生素的及时应用更为重要。考虑脓毒症或脓毒性休克时,要留取所有可疑感染部位标本进行培养,包括血培养、尿培养、脑脊液、伤口渗液、呼吸道分泌物等,但并不推荐常规通过纤维支气管镜或开放手术等有创操作来留取标本。培养的选择应来自对可疑感染源的临床判断,不推荐进行无目的的广泛培养。如果临床提示感染部位明确,其他部位的培养(除血培养外)通常是不需要的。在标本留取与延误治疗的问题上,目前推荐 45 min 内应用抗生素(不会延误治疗),绝不能因为留标本而延误抗生素使用。

　　指南推荐在给予新的抗生素前留取至少两套血培养(需氧瓶＋厌氧瓶)，最好同一时间采集标本，序贯采血或发热高峰采血并不增加阳性率。怀疑导管相关性感染时，需从导管中留取一套血培养，同时留取一套外周血培养，利用两套血培养的阳性报警时间差(导管血报阳时间早于外周血 2 h 以上)来确诊导管相关性感染。怀疑非导管相关性感染时，至少从外周抽取一套血培养。

　　推荐在识别脓毒症及脓毒性休克 1 h 内尽快静脉应用抗生素。及时给药是提高抗生素有效性的关键因素。研究显示对于脓毒症或脓毒性休克，抗生素给药每延迟 1 h 都会增加病死率、延长住院时间，增加急性肾损伤、急性肺损伤等风险。静脉输注抗生素可能需要额外建立静脉通道，骨髓内注射可以用于快速给药。另外，在静脉和骨髓内通道无法建立的紧急情况下，一些如亚胺培南/西司他丁、头孢吡肟、头孢曲松、厄他培南等药物可以选择肌肉注射。然而在重症患者中一些药物肌肉注射给药的吸收和分布情况目前尚无研究。因此只有在无法建立静脉通路时才考虑肌肉注射。

　　推荐对脓毒症或脓毒性休克患者经验性使用一种或几种广谱抗生素进行联合治疗，以覆盖所有可能的病原体(包括细菌和有可能的真菌或病毒)。

　　推荐一旦确定病原体及药敏结果和(或)临床体征充分改善，需将经验性抗生素治疗转变为窄谱的针对性治疗。初始经验性选择适宜抗菌药物治疗是有效治疗致命感染导致脓毒症和脓毒性休克最重要的措施，初始经验性抗生素治疗失败除了能够明显增加发病率和病死率外，还能够增加革兰氏阴性菌感染发展成脓毒性休克的可能性。经验性抗菌药物治疗的选择取决于患者既往病史、临床状态和当地的流行病学特点等。此外，还需考虑潜在的药物不耐受和药物毒性。导致脓毒性休克最常见的病原体是革兰氏阴性菌、革兰氏阳性菌和混合细菌。在部分特定的患者中应考虑侵袭性念珠菌病、中毒性休克综合征和一些不常见的病原体。某些特殊条件也会使患者具有发生非典型或耐药病原体感染的风险。院内获得性感染导致脓毒症的患者易发生耐甲氧西林金黄色葡萄球菌(MRSA)和耐万古霉素肠球菌感染。

　　脓毒症和脓毒性休克的最佳经验性抗生素选择是决定预后的主要因素。然而，脓毒症和脓毒性休克患者的经验性抗生素选择是极其复杂的。在每一个医学中心及每一位患者的个体化治疗过程中，恰当的抗生素治疗方案必须考虑很多的因素，包括：① 感染的解剖学位置，考虑典型病原谱和某个抗菌药物渗透到该感染部位的能力；② 社区、医院甚至医院病房的流行病原体；③ 流行病原体的耐药谱；④ 存在的特殊免疫缺陷，例如：中性粒细胞减少症，脾切除，未控制的 HIV 感染，获得性或先天的免疫球蛋白、补体或白细胞功能或数量的缺乏；⑤ 年龄和患者并发症，包括慢性疾病(例如糖尿病)和慢性器官功能障碍(例如肝或肾衰竭)，存在损害感染防御机制的侵入性装置(例如中心静脉导管或尿管)。

　　此外，医生必须评估感染多重耐药病原体的危险因素，包括长期住院/慢性设备支持，近期抗菌药物使用，曾住院治疗和机体曾发生多重耐药菌定植或感染，更严重的疾病(例如脓毒性休克)的发生本质上与耐药菌株可能性高有关，这是早期抗生素治疗失败筛选的结果。

　　由于绝大多数重症脓毒症和脓毒性休克患者都存在一种或多种形式的免疫低下，初始经验性治疗需覆盖医疗相关感染中分离的大多数病原菌。大多数情况下，使用广谱碳青霉烯类(如美罗培南、亚胺培南/西司他丁或多利培南)或广谱青霉素/β-内酰胺酶抑制剂复合制剂。然而,3 代或更高级头孢菌素也使用,特别是作为多药治疗的一部分。当然,如果感染的解剖学位置显而易见,也可以并应该根据感染部位及局部微生物菌群知识制定特定的抗感染方案。

多药治疗是为了保证足够广谱来进行起始经验性覆盖,对于具有多重耐药菌(例如假单孢菌属、不动杆菌属等)感染高风险的危重脓毒症患者,推荐在经验治疗方案中添加抗革兰氏阴性菌药物,以增加至少有一种有效抗菌药物的可能性。当有存在 MRSA 感染风险因素时使用万古霉素、替考拉宁或其他抗 MRSA 的药物。有发生军团菌属感染的显著风险时加用大环内酯类或喹诺酮类。

在初始治疗时,医生需考虑是否存在念珠菌属感染的可能。侵袭性念珠菌感染的危险因素包括免疫低下状态(中性粒细胞减少症、化疗、器官移植、糖尿病、慢性肝衰竭、慢性肾衰竭)、长期留置侵入性导管装置(血液透析导管、中心静脉导管)、全胃肠外营养、坏死性胰腺炎、近期大手术(特别是腹部手术)、长期广谱抗生素使用、长期住院/入住 ICU、近期真菌感染和真菌的多部位定植。大多数危重患者优先经验性使用棘白菌素类(阿尼芬净、米卡芬净或卡泊芬净),特别是脓毒性休克、近期使用其他类抗真菌药物治疗或早期培养提示可疑光滑念珠菌或克柔念珠菌感染的患者。

血流动力学稳定,之前未使用过三唑类药物和未发现唑类耐药菌定植的轻症患者可以使用三唑类,对于棘白菌素类不耐受或有毒性反应的患者可以选择两性霉素 B 脂质体。推荐使用快速诊断实验 $\beta-D$-葡聚糖或快速聚合酶链反应试验来减少不恰当的抗念珠菌治疗。然而不能依赖这些试验的阴性结果来主导治疗决策。

在确定病原体的情况下,对于多数的严重感染都应该降级为窄谱有效的抗生素。但是,大概 1/3 的脓毒症患者不能够鉴别致病病原体。我们推荐合理的抗生素降阶梯治疗应建立在患者临床症状改善的基础上。当不存在感染时,抗生素治疗应当及时中止以减少患者发展为抗生素耐药病原体感染或发展为药物相关的不良反应的可能。

不推荐对于非感染原因所致的严重全身炎症反应(例如重症胰腺炎、烧伤)患者持续性全身预防性使用抗菌药物治疗。在无明确细菌感染证据情况下不建议预防性使用抗生素,因证据表明并无明显益处。

推荐对于脓毒症或脓毒性休克患者优化抗菌药物的给药策略需基于公认的药代动力学/药效动力学原理以及每种药物的特性。早期优化抗菌药物药代动力学可改善重症感染患者的预后。脓毒症与脓毒性休克患者与普通感染患者相比,其对最佳抗菌药物管理策略的影响存在显著差异。这些差异包括肝肾功能障碍的发生率增加、不可识别的免疫功能障碍的发生率较高和耐药菌感染的易感性较高。因此,在脓毒症和脓毒性休克患者,各种抗菌药物未达到最佳药物浓度的发生率相对较高。一旦未能快速启动有效的治疗,会增加病死率和其他不良后果。早期给予合适的抗菌药物剂量对改善上述不良预后至关重要。为获得最佳的预后,不同的抗菌药物需要不同的血浆药物浓度目标。临床上,初始剂量未能达到血浆峰值目标与氨基糖苷类抗生素使用失败有关。同样,早期万古霉素的血浆浓度不足[与病原体的最低抑菌浓度(MIC)有关]与严重 MRSA 感染(包括医院获得性肺炎)和脓毒性休克临床治疗失败相关。重症感染临床治疗的成功率与氟喹诺酮类(医院获得性肺炎及其他重症感染)和氨基糖苷类抗生素(革兰氏阴性菌血症、医院获得性肺炎及其他重症感染)较高的峰浓度(相对于病原体的 MIC)有关。对于 β-内酰胺类抗菌药,更优的临床和微生物学治疗似乎与较长的高于病原体 MIC 的血浆浓度持续时间有关,特别是对于危重患者。

推荐对脓毒性休克患者早期进行针对最可能的细菌病原体的经验性联合用药(至少使用两种不同种类的抗菌药物)。

对于多数其他类型的严重感染,包括菌血症和不合并休克的脓毒症,不推荐常规持续联合用药。

不推荐持续联合用药作为中性粒细胞减少的脓毒症/菌血症常规治疗。如果脓毒性休克早期采用联合用药,推荐在临床症状有所改善和(或)感染症状有所缓解时,在最初的几天内停止联合用药。这适用于靶向(对于培养阳性)和经验(培养阴性)联合用药。尽管如此,在严重临床疾病(特别是脓毒性休克)的情况下,即使没有明确证据显示此方案在菌血症和未发生休克的脓毒症中能够改善预后。几天内的联合用药在生物学上似乎是可信的,并且在临床上可能起到一定作用。

虽然联合用药早期降阶梯治疗是基本共识,但尚缺乏降阶梯时机的精确标准。目前使用的降阶梯方法基于:① 临床情况改善(休克缓解、升压药需求降低等);② 由生物标志物提示的感染缓解(特别是降钙素原);③ 相对固定的联合用药时间。

大多数脓毒症或脓毒性休克相关的严重感染的抗生素疗程为 7~10 d。对临床治疗反应慢、感染灶无法清除、金黄色葡萄球菌菌血症、一些真菌和病毒感染或包括粒细胞减少在内的免疫缺陷患者延长治疗疗程。

对于某些患者可以采用短时程治疗疗程,尤其经解除感染灶后临床症状迅速改善的腹腔内感染、泌尿系脓毒症和非复杂性肾盂肾炎。

对脓毒症或脓毒性休克患者,每日评估是否可以行抗生素降阶梯治疗。尽管患者个体因素会影响抗生素治疗的长短,但在无感染源控制问题的情况下,7~10 d 的抗生素疗程对于大多数的重症感染通常已足够。对院内获得性肺炎[包括医院获得性和呼吸机相关性肺炎(VAP)]治疗疗程为 7 d,但在某些特殊情况下需要延长抗生素治疗时间,包括:患者临床治疗反应慢,感染灶无法清除,金黄色葡萄球菌(特别是 MRSA)感染的菌血症等。治疗时间也和感染病原体的特性有关。对于非复杂性金黄色葡萄球菌菌血症至少需要 14 d 的治疗。而作为血管内感染的复杂性菌血症,其治疗需要 6 周。念珠菌血症(不管是否与导管相关)和深部念珠菌感染患者,无论是否与脓毒症相关,都需要延长抗生素的治疗时间。对于抗生素敏感性低的高度耐药革兰氏阴性菌感染患者,其病原体清除速度较慢,也需要延长抗生素治疗时间。感染的性质和部位也会影响治疗疗程。由于药物渗透性有限,较大的脓肿和骨髓炎需要更长时间的治疗。此外,心内膜炎需要延长抗生素治疗时间,但严重的心内膜炎往往表现为心力衰竭/心源性休克及栓塞,而不是脓毒症或脓毒性休克,这会影响抗生素的治疗。

推荐监测降钙素原水平,以缩短脓毒症患者的抗生素治疗疗程。推荐监测降钙素原水平,辅助停止初始疑似脓毒症而之后感染临床证据有限患者的经验性抗生素治疗。血清降钙素原已成为许多地方用来协助诊断急性感染和制定抗生素使用疗程的指标。虽然迄今为止没有证据表明使用降钙素原能降低艰难梭菌所致的抗生素相关性腹泻的概率,但确定的是,艰难梭菌所致的结肠炎与患者个体累积的抗生素暴露相关。此外,尽管降钙素原的应用并未使抗生素耐药性的流行程度下降,但是抗生素耐药性的出现和大范围的抗生素总体消耗相关。降钙素原和所有其他生物标志物只能对临床评估提供支持和补充,绝不能仅仅基于包括降钙素原在内的任何生物标志物的变化来决定抗生素治疗的启动、调整或者停用。

三、血液制品

推荐在成年患者,除非存在心肌缺血、严重低氧血症或急性出血,血红蛋白浓度降低至<70 g/dL 时才输注 RBC。不推荐使用促红细胞生成素用于治疗脓毒症有关的贫血。

不推荐在没有出血或有计划的侵入性操作时使用冰冻血浆来纠正凝血异常,推荐无明显出血风险时血小板计数小于 10 000/mm³(10×10⁹/L),有明显出血风险时血小板计数小于 20 000/mm³(20×10⁹/L)时预防性输注血小板,伴活动性出血风险、拟进行外科手术或侵入性操作的患者需要达到更高的血小板水平[≥50 000/mm³(50×10⁹/L)]。

四、免疫球蛋白

不推荐对脓毒症或脓毒性休克患者静脉使用免疫球蛋白。

五、血液净化

由于缺少证据级别高的 RCT 研究以及现有临床研究疗效的不确定性,对于血液净化技术无相关推荐,需要今后进一步的研究。

六、抗凝剂

不推荐对脓毒症和脓毒性休克患者使用抗凝血酶治疗,关于脓毒症和脓毒性休克治疗中使用血栓调节蛋白或肝素,无推荐意见。

七、机械通气

推荐脓毒症所致 ARDS 成人患者应设置目标潮气量为 6 ml/kg 预测体重,而不是 12 ml/kg。推荐脓毒症所致严重 ARDS 成人患者平台压高限目标设置为 30 cmH₂O。关于 ARDS 限制潮气量和压力通气策略的最大样本量研究显示,与 12 ml/kg 潮气量相比,6 ml/kg 潮气量且目标平台压≤30 cmH₂O,可使病死率下降 9%。当然,每例 ARDS 患者确切的潮气量水平需要根据诸多因素来调节,如平台压、呼气末正压(PEEP)、胸腹腔顺应性等。存在严重代谢性酸中毒、高分钟通气量、身材矮小患者的潮气量调节需要额外注意。ARDS 治疗中应避免大潮气量及平台压升高的情况,临床医师应在通气开始 1~2 h 内降低潮气量来达到小潮气量目标(≈6 ml/kg 预测体重),同时使吸气末的平台压≤30 cmH₂O,当潮气量已达到 6 ml/kg 的水平而平台压仍超过 30 cmH₂O,应当将潮气量继续下调至 4 ml/kg。为维持分钟通气量,在潮气量减小过程中应增加呼吸频率(最大不超过 35 次/min)。使用潮气量和压力限制通气策略的患者,即使呼吸频率已达到高限,仍可能存在高碳酸血症。在没有禁忌证(如颅高压、镰状细胞危象)的情况下,患者应能耐受高碳酸血症。在遵循肺保护的原则下,没有哪种单一的通气模式(压力控制、容量控制)优于其他模式。

推荐对于脓毒症所致的中、重度成人 ARDS 使用高 PEEP,而非低 PEEP。对于 ARDS 患者,升高 PEEP,可以将参与气体交换的肺单位打开。气管插管或面罩吸氧的患者应用 PEEP 后均能使 PaO₂ 升高。虽然中质量证据提示高 PEEP 能够改善中、重度 ARDS 患者的预后,但选择高 PEEP 的最佳方案仍不清楚。推荐对脓毒症所致的重度成人 ARDS 患者使用肺复张手法,实施肺复张手法时应密切监测患者,一旦病情恶化应及时终止。

推荐脓毒症所致的 ARDS 患者若 PaO_2/FiO_2 比值 <150,可进行俯卧位通气。对于脓毒症所致的成人 ARDS 患者,不推荐实施高频振荡通气(HFOV)。对于脓毒症所致的 ARDS 患者是否使用无创通气(NIV),无相关推荐。对于脓毒症所致的成人 ARDS 患者,若 $PaO_2/FiO_2<150$ mmHg,推荐神经肌肉阻滞剂(NMBAs)的使用不超过 48 h。推荐对无组织低灌注表现的脓毒症所致 ARDS 患者采用保守性的液体管理策略。推荐对脓毒症所致非 ARDS 的呼吸衰竭患者,使用小潮气量的机械通气(而非大潮气量)。推荐对于机械通气的脓毒症患者,应将床头保持抬高 $30°\sim45°$ 之间,减少误吸风险并防止发生 VAP。当脓毒症所致呼吸衰竭的机械通气患者达到撤机标准时,推荐使用自主呼吸试验评估撤机可能性。推荐对可耐受撤机的机械通气的脓毒症呼吸衰竭患者建立撤机流程。

八、镇静与镇痛

推荐对于机械通气的脓毒症患者,无论持续镇静还是间断镇静,镇静深度应最小化,并选定特定的目标镇静状态。在机械通气危重患者中限制镇静的使用可以缩短机械通气时间、ICU 住院时间及总体住院时间,并可允许早期活动。应用短效镇静剂例如丙泊酚以及右美托咪定比应用苯二氮卓类可能有更好的预后。近期的疼痛、躁动、谵妄指南中对镇静治疗的实施提供了更多的细节,包括治疗疼痛、躁动、谵妄的非药物方法。无论哪种方法,大量间接证据证实在需应用机械通气的患者和无镇静禁忌证的患者中限制镇静可获益。因此,这应该成为任一危重患者包括脓毒症患者的最佳实践方案。

九、控制血糖

推荐对 ICU 的脓毒症患者,当连续两次血糖水平大于 180 mg/dL 时启用胰岛素治疗,并采取程序化血糖管理方案。血糖控制目标为 $\leqslant180$ mg/dL,而不是 $\leqslant110$ mg/dL。推荐每 $1\sim2$ h 监测一次血糖,直到血糖水平和胰岛素输注频率稳定后减为每 4 h 一测。推荐谨慎解读床旁检测的毛细血管血的血糖水平,因为这种监测可能不能够准确地评估动脉或血浆的血糖水平。如果患者有动脉置管,推荐应用血糖仪床旁监测动脉血而不是毛细血管血。

十、肾脏替代治疗

推荐对伴有急性肾损伤(AKI)的脓毒症患者给予持续肾脏替代治疗(CRRT)或间歇肾脏替代治疗(IRRT)。推荐对血流动力学不稳定的脓毒症患者使用 CRRT 管理液体以便实现液体平衡。不推荐将肾脏替代治疗用于仅有血肌酐水平升高或少尿,而无其他明确血液透析指征的脓毒症 AKI 患者。目前的证据并未证实 CRRT 优于 IRRT。因此脓毒症或脓毒性休克患者伴有肾损伤时采用 2 种方法均可。目前无证据表明大剂量优于常规剂量,也无证据证实早期应用效果好于延迟使用。因此对单纯肌酐水平升高或少尿而无其他血液透析的明确指征不推荐 CRRT。

十一、碳酸氢盐治疗

对于因低灌注导致的乳酸血症,且 $pH\geqslant7.15$ 的患者,不推荐使用碳酸氢钠治疗以期改善患者的血流动力学状态或减少对缩血管药物的使用。

十二、静脉血栓的预防

推荐在无禁忌情况下使用药物(普通肝素或低分子肝素)预防静脉血栓。推荐在无低分子肝素使用禁忌时,使用低分子肝素,而不是普通肝素预防静脉血栓。推荐在可行情况下,使用药物与机械联合进行静脉血栓预防。当药物预防静脉血栓有禁忌时,推荐使用机械预防。

十三、应激性溃疡的预防

推荐对于有胃肠道出血风险的脓毒症或脓毒性休克患者进行应激性溃疡的预防。推荐使用质子泵抑制剂(PPIs)或 H_2 受体阻滞剂(H_2Ras)预防应激性溃疡。不推荐对于没有胃肠道出血风险的患者进行应激性溃疡的预防。应激性溃疡与危重患者的预后密切相关。其发生机制并不完全清楚,但被认为与抗胃酸保护性机制、胃黏膜低灌注、胃酸产生增加及消化道氧化应激损伤有关。危重病人消化道出血最强的临床预测因素是机械通气(>48 h)和凝血病。危重病人发生胃肠道出血的比例大概是 2.6%。对此,预防显得较为重要。然而,目前 RCT 研究没有专门针对脓毒症与脓毒性休克病人应激性溃疡的数据。但常常发现该人群发生胃肠道出血。

十四、营养

不推荐对有肠内营养指征的脓毒症或脓毒性休克危重患者进行早期单独肠外营养或肠外营养联合肠内喂养,而是启动早期肠内营养。肠外营养能够提供足够的热量,这是肠外营养与肠内营养相比存在的优势,特别是最初数日存在 ICU 治疗相关的肠道不耐受导致喂养不足时。但是,肠外营养具有侵入性且与并发症增加有关(包括感染风险增高)。此外,肠内营养能够实现生理获益,因此肠内营养是治疗的重要部分。不推荐不能肠内营养的脓毒症或脓毒性休克危重患者最初 7 d 内单独肠外营养或肠外营养联合肠内喂养(而是开始静脉注射葡萄糖并促使肠内营养耐受)。因存在手术或喂养不耐受相关禁忌证,一些脓毒症或脓毒性休克危重患者肠内营养并不可行。研究表明,肠外营养不降低病死率而增加感染的风险,增加医疗费用,故不能使临床获益。目前的证据不支持对存在肠内营养禁忌证或肠内营养不耐受的患者在最初 7 d 内启动早期肠外营养。特殊的患者群体可能通过早期肠外营养得到更多的获益或危害。推荐对能够接受肠内营养的脓毒症或脓毒性休克的重症患者早期启用肠内营养而非完全禁食或仅给予静脉输入葡萄糖。推荐对脓毒症或脓毒性休克的重症患者给予早期营养性/低热卡喂养或早期全量肠内营养。如果以营养性/低热卡喂养作为早期营养策略,应该根据患者的耐受性逐渐增加肠内营养用量。不推荐在脓毒症及脓毒性休克重症患者中使用 ω-3 脂肪酸作为免疫添加剂。不推荐对于脓毒症或脓毒性休克患者常规监测胃残余量(GRVs)。然而,推荐针对喂养不耐受或存在高误吸风险的患者测量胃残余量。推荐在喂养不耐受的脓毒症或脓毒性休克患者中使用促动力药。推荐对喂养不耐受或考虑有高误吸风险的脓毒症或脓毒性休克患者放置幽门后喂养管。对于脓毒症或者脓毒性休克患者,不推荐使用静脉补硒。对于脓毒症或者脓毒性休克患者,不建议使用精氨酸。对于脓毒症或者脓毒性休克患者,不推荐使用谷氨酰胺。对于脓毒症或者脓毒性休克患者,关于使用肉毒碱,无相关推荐。

十五、脓毒性休克的治疗

除积极控制感染外,还应立即采取有效的综合抗休克措施,以恢复全身各脏器组织的血液灌注和正常代谢。

(一)液体治疗

脓毒症及脓毒性休克是临床急症,一旦发现后应立即开始治疗与复苏。推荐对脓毒症导致的灌注不足患者在第一个 3 h 内至少给予 30 ml/kg 晶体液静脉输注。对复苏液体的选择,指南仍推荐晶体液作为严重脓毒症和脓毒性休克的首选复苏液体,不建议使用羟乙基淀粉,但提高了白蛋白的证据等级,并且明确液体复苏时应选择使用限氯晶体液复苏。

推荐早期液体复苏之后应通过反复评估血流动力学状态来指导后续的液体复苏。如果通过临床检查无法得出明确的诊断,推荐进一步利用血流动力学进行评估(例如心功能评估)以确定休克的类型。与静态指标相比,推荐使用动态指标来预测液体反应性。对无自主呼吸、心律失常和非小潮气量通气的患者,可选用脉压变异度(PPV)、每搏量变异度(SVV)作为脓毒症患者液体反应性的判断指标;机械通气、自主呼吸或心律失常时,可选用被动抬腿试验(PLR)预测脓毒症患者的液体反应性。

可以将乳酸水平升高作为组织低灌注的指标,推荐以血乳酸水平正常化为目标进而指导复苏。早期有效的液体复苏对稳定脓毒症导致的组织低灌注或脓毒性休克至关重要,以前指南推荐程序性定量复苏或目标导向治疗(EGDT),但这种方法目前受到了挑战。近期的三个大型多中心 RCTs 中并未显示 EGDT 可降低病死率,当然这些干预措施目标也无明显不良作用并证实是安全的,因此一些患者需要时也可考虑应用。虽然从循证医学出发 EGDT 不再常规推荐,但临床医生在面对这群有较高病死率的患者群时应有可遵循的指南。因此,推荐对于脓毒症及脓毒性休克患者应作为急症患者,需要紧急评估与治疗。而作为治疗的一部分,推荐在第一个 3 h 内予以 30 ml/kg 的晶体液开始早期液体复苏。这一策略能够使临床医生在获得患者更确切信息及等待更精准血流动力学状态测量的同时启动复苏过程。虽然支持此推荐的相关文献很少,但近期的临床研究支持这一液体复苏量作为早期复苏的常规。

针对复杂患者管理最重要的一项原则就是需要对患者进行详细的初始评估并对治疗反应进行再评估。这种评估应当从临床检查和能得到的可描述患者基本状态的生理学指标评估开始(心率、血压、动脉血氧饱和度、呼吸频率、体温、尿量和其他一切可用的指标)。近年来床旁超声心动图已被临床医生广泛应用,它能更细致地评估引起血流动力学问题的原因。

单独使用 CVP 指导液体复苏并不恰当,因为当 CVP 在相对正常的范围内(8～12 mmHg)时预测液体反应性的能力相对有限,其他静态指标如心室压力或容量也是如此。而动态指标评估更能反映患者是否需要额外的液体或可从液体复苏中获益。这些动态监测技术包括被动抬腿试验和补液试验(观察心搏量是否增加)或者机械通气导致的胸膜腔内压的变化引起收缩压、脉压或每搏量的变化情况。

MAP 是组织灌注的驱动压力。血压降低时重要脏器(如脑和肾脏等)可通过自主调节保持区域灌注因而受到保护,低于 MAP 的阈值时,组织灌注与动脉压呈线性关系。基于多项临床研究的结论,考虑 MAP 目标值为 65 mmHg 较为理想(低风险的心房纤颤、低剂量的血管活性药和相似的病死率),推荐将起始 MAP 目标值设定为 65 mmHg 比更高的 MAP 目标值更有益。

虽然血乳酸不是组织灌注的直接指标,组织缺氧、过量 β-肾上腺素刺激驱动的有氧酵解及其他原因(例如肝功能衰竭)都可导致脓毒症患者血乳酸升高。不管是什么来源,乳酸水平升高预示脓毒症患者预后不良。一些研究表明以血乳酸作为治疗目标能降低病死率。

(二) 血管活性药物

如果充分的液体复苏仍不能恢复动脉血压和组织灌注,有指征时应用升压药。存在威胁生命的低血压时,即使低血容量状态尚未纠正,液体复苏同时也可以使用升压药维持生命器官灌注。

推荐将去甲肾上腺素作为首选血管升压药。推荐在去甲肾上腺素基础上加用血管升压素(剂量上限 0.03 U/min)或者是肾上腺素中的任意一种以达到目标 MAP,或者是加用血管升压素(剂量上限 0.03 U/min)以降低去甲肾上腺素的用量。

推荐仅对特定患者(例如快速型心律失常风险较低以及绝对或相对心动过缓的患者)使用多巴胺作为去甲肾上腺素的替代血管升压药物。不推荐使用小剂量多巴胺是出于保护肾功能的目的。

推荐在给予充分的液体负荷以及应用血管活性药物之后,仍然存在持续低灌注证据的患者中,使用多巴酚丁胺。去甲肾上腺素由于具有血管收缩作用而升高 MAP。相比于多巴胺,去甲肾上腺素对于心率的变化几乎没有影响,对于每搏量的增加作用也较小。多巴胺增高 MAP 以及心排量,主要是由于增加每搏量和心率。在脓毒性休克患者中,与多巴胺相比,去甲肾上腺素作用更强,逆转低血压的作用可能更有效。收缩功能受累的患者中多巴胺可能特别有益,但是它可以导致更多的心动过速,与肾上腺素相比其更容易引起心律失常,多巴胺可能也会通过下丘脑垂体轴影响内分泌反应,而且可能具有免疫抑制作用。

对于其他血管加压药物疗效不佳的患者,低剂量血管升压素在提升血压方面可能有效,而且可能存在其他潜在的生理学作用。特利加压素有类似的效果,但持续时间长。但结合多项研究结果,去甲肾上腺素仍是治疗脓毒性休克患者的首选血管活性药物。我们不推荐应用血管升压素作为维持 MAP 的一线血管加压药物,并提倡对非正常容量的患者或剂量高于 0.03 U/min 时使用应该谨慎。

去氧肾上腺素(苯肾)是 α-肾上腺素受体激动剂,苯肾有引起内脏血管收缩的可能性。鉴于其对于临床预后的影响具有不确定性,在有更多临床证据支持前,应限制苯肾的使用。

以提高氧输送为目的的正性肌力药物治疗,某些患者的组织灌注可能得到改善。这种情形下,对于那些测定的或者疑似心排量降低、同时有足够的左室充盈足压(或者临床评估为液体复苏充分的)以及足够的 MAP 表现的患者,多巴酚丁胺是首选正性肌力药物。以此种治疗为目标,监测心排量增加后灌注指标的反应是最好的方式。

在条件允许情况下,推荐所有应用升压药的患者尽快动脉置管并连续监测血压。在休克状态,使用袖带测量血压可能是不准确的。动脉导管提供了一个更准确,并且可以反复测量动脉血压的方法,同样能逐步分析结果。因此,对于治疗可以根据即时和重复的血压测定而决定。桡动脉置管通常来说是安全的,但当不再需要血流动力学监测时,动脉置管应该尽早拔除,以减少并发症。

对需要血管活性药进行治疗的脓毒性休克患者,推荐平均动脉压初始目标为 65 mmHg。

（三）糖皮质激素

如果充分的液体复苏和升压药治疗能够维持血流动力学稳定,推荐不要使用氢化可的松静脉滴注治疗脓毒性休克患者。如果这不能实现,推荐静脉使用氢化可的松 200 mg/d。目前由于无确切的证据表明脓毒性休克使用糖皮质激素的益处,考虑潜在的不良反应,不做常规推荐使用,仅用于对液体复苏及血管活性药效果不好的患者。并推荐逐渐减量停药,而不是突然停止。

脓毒症作为重症医学关注的热点问题,近年来不断有新的研究结果挑战传统临床观念。而单一研究往往有或多或少的片面性,基于 Meta 分析的指南,遵循循证医学的原则,是保证指南的科学性的关键。

（叶　英）

第七篇 综合

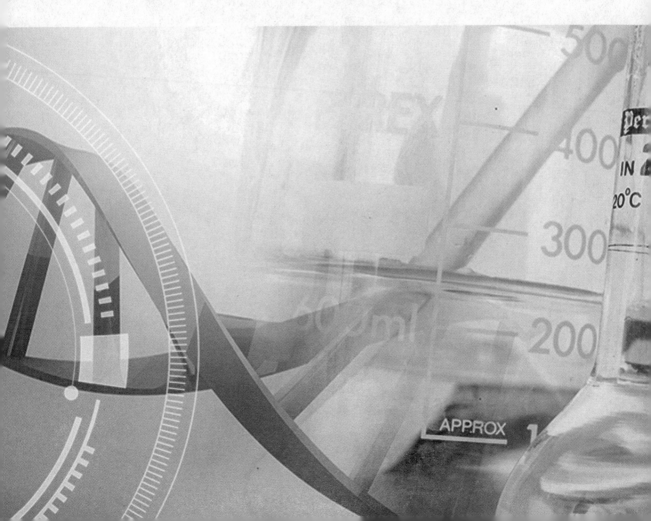

第十九章　危重病人的镇痛镇静与肌松

镇痛镇静治疗是重症医学科的基本治疗。其狭义定义特指应用药物手段以消除患者的疼痛，减轻患者焦虑和躁动，催眠并诱导顺行性遗忘。

ICU 的患者往往处于强烈的应激环境之中。大约 50% 转出 ICU 的患者对 ICU 保留有不良的记忆，而 70% 以上的患者在 ICU 期间存在着焦虑与躁动。焦虑是一种强烈的忧虑，其常见原因包括：自身严重疾病的影响——患者因为病重而难以自理、长时间卧床、各种有创诊治操作、自身伤病的疼痛；环境因素——患者被约束于床上、灯光长明、昼夜不分、各种噪音(机器声、报警声、喊叫声等)、睡眠剥夺、邻床患者的抢救或去世、对家人的思念与担心；隐匿性疼痛——气管插管及其他各种插管；治疗疗效的不确定性。

在 ICU 对患者实施镇痛镇静治疗在于达到以下目的：① 消除或减轻患者的疼痛及躯体不适感，减少不良刺激及交感神经系统的过度兴奋；② 帮助和改善患者睡眠，诱导遗忘，减少或消除患者对其在 ICU 治疗期间痛苦的记忆；③ 减轻或消除患者焦虑、躁动甚至谵妄，防止患者的无意识行为(如挣扎等)干扰治疗，保护患者的生命安全；④ 降低患者的代谢率及减少氧耗，使得机体组织的氧需尽可能适应已受损的氧输送状态，减轻各器官的代谢负担。

对重症患者，诱导并较长时间维持一种低代谢的"休眠"状态，可减少各种应激和炎性损伤，减轻器官损害。镇痛与镇静治疗并不等同，对于同时存在疼痛因素的病人，应首先实施有效的镇痛治疗。镇静治疗则是在已去除疼痛因素的基础之上帮助病人克服焦虑，诱导睡眠和遗忘的进一步治疗。

第一节　镇痛与镇静

一、疼痛与躁动状态的评估

相对于全身麻醉病人的镇静与镇痛，对 ICU 病人的镇静与镇痛治疗更加强调"适度"的概念，"过度"与"不足"都可能给病人带来损害。为此，需要对重症病人疼痛与意识状态及镇痛镇静疗效进行准确的评估。对疼痛程度和意识状态的评估是进行镇痛镇静的基础，是合理、恰当镇痛镇静治疗的保证。

（一）疼痛评估

疼痛评估应包括疼痛的部位、特点、加重及减轻因素和强度,最可靠有效的评估指标是病人的自我描述。使用各种评分方法来评估疼痛程度和治疗反应,应该定期进行、完整记录。常用评分方法有:

1. 语言评分法(Verbal Rating Scale,VRS)　按从疼痛最轻到最重的顺序以 0 分(不痛)至 10 分(疼痛难忍)的分值来代表不同的疼痛程度,由病人自己选择不同分值来量化疼痛程度。

2. 视觉模拟法(Visual Analogue Scale,VAS)　用一条 100 mm 的水平直线,两端分别定为不痛到最痛。由被测试者在最接近自己疼痛程度的地方画垂线标记,以此量化其疼痛强度。VAS 已被证实是一种评价老年病人急、慢性疼痛的有效和可靠方法(图 7 - 19 - 1)。

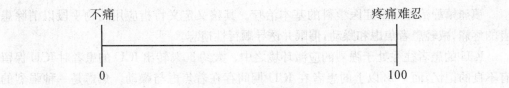

图 7 - 19 - 1　视觉模拟评分

3. 数字评分法(Numeric Rating Scale,NRS)　NRS 是一个从 0~10 的点状标尺,0 代表不痛,10 代表疼痛难忍,由病人从上面选一个数字描述疼痛(图 7 - 19 - 2)。其在评价老年病人急、慢性疼痛的有效性及可靠性上已获得证实。

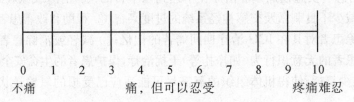

图 7 - 19 - 2　数字疼痛评分尺

4. 面部表情评分法(Faces Pain Scale,FPS)　由六种面部表情及 0~10 分(或 0~5 分)构成,程度从不痛到疼痛难忍。由病人选择图像或数字来反映最接近其疼痛的程度(图 7 - 19 - 3)。FPS 与 VAS、NRS 有很好的相关性,可重复性也较好。

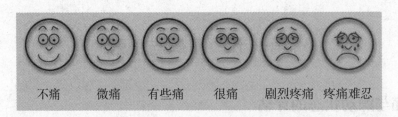

图 7 - 19 - 3　面部表情疼痛评分法

5. 术后疼痛评分法(Prince-Henry 评分法)　该方法主要用于胸腹部手术后疼痛的测量。从 0 分到 4 分共分为 5 级,评分方法见表 7 - 19 - 1。

表 7 - 19 - 1　术后疼痛评分法

分值	描述
0	咳嗽时无疼痛
1	咳嗽时有疼痛
2	安静时无疼痛，深呼吸时有疼痛
3	安静状态下有较轻疼痛，可以忍受
4	安静状态下有剧烈疼痛，难以忍受

对于术后因气管切开或保留气管导管不能说话的病人，可在术前训练病人用 5 个手指来表达自己从 0～4 的选择。

疼痛评估可以采用上述多种方法来进行，但最可靠的方法是病人的主诉。VAS 或 NRS 评分依赖于病人和医护人员之间的交流能力。当病人在较深镇静、麻醉或接受肌松剂情况下，常常不能主观表达疼痛的强度。在此情况下，病人的疼痛相关行为（运动、面部表情和姿势）与生理指标（心率、血压和呼吸频率）的变化也可反映疼痛的程度，需定时仔细观察来判断疼痛的程度及变化。但是，这些非特异性的指标容易被曲解或受观察者的主观影响。

（二）镇静状态的评估

定时评估镇静程度有利于调整镇静药物及其剂量以达到预期目标。理想的镇静评分系统应使各参数易于计算和记录，有助于镇静程度的准确判断并能指导治疗。目前临床常用的镇静评分系统有 Ramsay 评分、Riker 镇静躁动评分（Sedation-Agitation Scale，SAS），以及肌肉活动评分法（Motor Activity Assessment，MAAS）等主观性镇静评分以及脑电双频指数（BIS）等客观性镇静评估方法。

1. 镇静和躁动的主观评估

（1）Ramsay 评分：是临床上使用最为广泛的镇静评分标准，分为六级，分别反映三个层次的清醒状态和三个层次的睡眠状态（表 7 - 19 - 2）。Ramsay 评分被认为是可靠的镇静评分标准，但缺乏特征性的指标来区分不同的镇静水平。

表 7 - 19 - 2　Ramsay 评分

分数状态	描述
1	病人焦虑、躁动不安
2	病人配合，有定向力、安静
3	病人对指令有反应
4	嗜睡，对轻叩眉间或大声听觉刺激反应敏捷
5	嗜睡，对轻叩眉间或大声听觉刺激反应迟钝
6	嗜睡，无任何反应

（2）Riker 镇静、躁动评分（SAS）：SAS 根据病人七项不同的行为对其意识和躁动程度进行评分（表 7 - 19 - 3）。

表 7-19-3　Riker 镇静和躁动评分（SAS）

分值	描述	定义
7	危险躁动	拉拽气管内插管,试图拔除各种导管,翻越床栏,攻击医护人员,在床上辗转挣扎
6	非常躁动	需要保护性束缚并反复语言提示劝阻,咬气管插管
5	躁动	焦虑或身体躁动,经言语提示劝阻可安静
4	安静合作	安静,容易唤醒,服从指令
3	镇静	嗜睡,语言刺激或轻轻摇动可唤醒并能服从简单指令,但又迅即入睡
2	非常镇静	对躯体刺激有反应,不能交流及服从指令,有自主运动
1	不能唤醒	对恶性刺激无或仅有轻微反应,不能交流及服从指令

注:恶性刺激指吸痰或用力按压眼眶、胸骨或甲床 5 s

（3）肌肉活动评分法（MAAS）：自 SAS 演化而来,通过七项指标来描述病人对刺激的行为反应（表 7-19-4）,对危重病人也有很好的可靠性和安全性。

表 7-19-4　肌肉运动评分法（MAAS）

分值	定义	描述
6	危险躁动	无外界刺激就有活动,不配合,拉扯气管插管及各种导管,在床上翻来覆去,攻击医务人员,试图翻越床栏,不能按要求安静下来
5	躁动	无外界刺激就有活动,试图坐起或将肢体伸出床沿。不能始终服从指令（如能按要求躺下,但很快又坐起来或将肢体伸出床沿）
4	烦躁但能配合	无外界刺激就有活动,摆弄床单或插管,不能盖好被子,能服从指令
3	安静、配合	无外界刺激就有活动,有目地整理床单或衣服,能服从指令
2	触摸、叫姓名有反应	可睁眼,抬眉,向刺激方向转头,触摸或大声叫名字时有肢体运动
1	仅对恶性刺激有反应	可睁眼,抬眉,向刺激方向转头,恶性刺激时有肢体运动
0	无反应	恶性刺激时无运动

注:恶性刺激指吸痰或用力按压眼眶、胸骨或甲床 5 s

ICU 病人理想的镇静水平,是既能保证病人安静入睡又容易被唤醒。应在镇静治疗开始时就明确所需的镇静水平,定时、系统地进行评估和记录,并随时调整镇静用药以达到并维持所需镇静水平。

2. 镇静的客观评估　客观性评估是镇静评估的重要组成部分。但现有的客观性镇静评估方法的临床可靠性尚有待进一步验证。目前报道的方法有脑电双频指数（BIS）、心率变异系数及食道下段收缩性等。应个体化制定 ICU 病人的镇静目标,及时评估镇静效果,选择一个有效的评估方法对镇静程度进行评估,在有条件的情况下可采用客观的评估方法。

二、镇痛镇静的方法

镇痛镇静治疗包括两方面:药物治疗和非药物治疗。实施镇痛镇静治疗之前,应尽可能以非药物手段去除或减轻导致疼痛、焦虑和躁动的诱因,镇痛与镇静治疗并不等同,对于同时存在疼痛因素的患者,应首先实施有效的镇痛治疗。镇静治疗则是在已先去除疼痛因素的基础之上帮助患者克服焦虑、诱导睡眠和遗忘的进一步治疗。

（一）镇痛的方法

疼痛治疗包括两方面:即药物治疗和非药物治疗。药物治疗主要包括阿片类镇痛药、非阿片类中枢性镇痛药、非甾体抗炎药(NSAIDs)及局麻药。非药物治疗主要包括心理治疗、物理治疗。

1. 非药物治疗 非药物治疗包括心理治疗、物理治疗等手段。研究证实,疼痛既包括生理因素,又包括心理因素。在疼痛治疗中,应首先尽量设法去除疼痛诱因,并积极采用非药物治疗。非药物治疗能降低病人疼痛的评分及其所需镇痛药的剂量。

2. 镇痛药物治疗

(1) 阿片类镇痛药:理想的阿片类药物应具有以下优点——起效快,易调控,用量少,较少的代谢产物蓄积及费用低廉。临床中应用的阿片类药物多为相对选择 μ 受体激动药。所有阿片受体激动药的镇痛作用机制相同,但某些作用,如组织胺释放,用药后峰值效应时间、作用持续时间等存在较大的差异,所以在临床工作中,应根据病人特点、药理学特性及副作用考虑选择药物。阿片类药物的副作用主要是引起呼吸抑制、血压下降和胃肠蠕动减弱,老年人尤其明显。阿片类药诱导的意识抑制可干扰对重症病人的病情观察,一些病人还可引起幻觉、加重烦躁。

治疗剂量的吗啡对血容量正常病人的心血管系统一般无明显影响。对低血容量病人则容易发生低血压,在肝、肾功能不全时其活性代谢产物可造成延时镇静及副作用加重。

芬太尼具有强效镇痛效应,其镇痛效价是吗啡的 $100\sim180$ 倍,静脉注射后起效快,作用时间短,对循环的抑制较吗啡轻。但重复用药后可导致明显的蓄积和延时效应。快速静脉注射芬太尼可引起胸壁、腹壁肌肉僵硬而影响通气。

瑞芬太尼是新的短效 μ 受体激动剂,在 ICU 可用于短时间镇痛的病人,多采用持续输注。瑞芬太尼代谢途径是被组织和血浆中非特异性酯酶迅速水解。代谢产物经肾排出,清除率不依赖于肝肾功能。在部分肾功能不全病人的持续输注中,没有发生蓄积作用。对呼吸有抑制作用,但停药后 $3\sim5$ min 恢复自主呼吸。

舒芬太尼的镇痛作用为芬太尼的 $5\sim10$ 倍,作用持续时间为芬太尼的 2 倍。一项与瑞芬太尼的比较研究证实,舒芬太尼在持续输注过程中随时间剂量减少,但唤醒时间延长。

哌替啶(杜冷丁)镇痛效价约为吗啡的 $1/10$,大剂量使用时,可导致神经兴奋症状(如欣快、谵妄、震颤、抽搐),肾功能障碍者发生率高,可能与其代谢产物去甲哌替啶大量蓄积有关。哌替啶禁与单胺氧化酶抑制剂合用,两药联合使用,可出现严重副作用。所以在 ICU 不推荐重复使用哌替啶。

阿片类镇痛药物的使用:阿片类药间断肌肉内注射是一种传统的术后镇痛方法,但临床上需反复注射给药、病人的退缩心理以及药物起效所需时间等综合因素使镇痛效果不尽人意。这种方法从根本上说不可能消除病人的药效和药代动力学的个体差异,尤其在血流动力学不稳定的病人不推荐使用肌肉注射。持续静脉用药常比肌肉用药量少,对血流动力学影响相对稳定,对一些短效镇痛药更符合药效学和药代动力学的特点,但需根据镇痛效果的评估不断调整用药剂量,以达到满意镇痛的目的。

应考虑病人对镇痛药耐受性的个体差异,为每个病人制定治疗计划和镇痛目标。对血流动力学稳定的病人,镇痛应首先考虑选择吗啡;对血流动力学不稳定和肾功能不全的病人,可考虑选择芬太尼或瑞芬太尼。急性疼痛病人的短期镇痛可选用芬太尼。瑞芬太尼是新的短效镇痛药,可用于短时间镇痛或持续输注的病人,也可用在肝肾功能不全的病人。持续静脉注射阿片类镇痛药物是 ICU 常用的方法,但需根据镇痛效果的评估不断调整用药剂量,以达到满意镇痛的目的。

(2)非阿片类中枢性镇痛药:近年来合成的镇痛药曲马朵属于非阿片类中枢性镇痛药。曲马朵可与阿片受体结合,但亲和力很弱,对 μ 受体的亲和力相当于吗啡的 1/6 000,对 k 和 δ 受体的亲和力则仅为对 μ 受体的 1/25。临床上此药的镇痛强度约为吗啡的 1/10。治疗剂量不抑制呼吸,大剂量则可使呼吸频率减慢,但程度较吗啡轻,可用于老年人。主要用于术后轻度和中度的急性疼痛治疗。

(3)非甾体类抗炎镇痛药(NSAIDs):NSAIDs 的作用机制是通过非选择性、竞争性抑制前列腺素合成过程中的关键酶——环氧化酶(COX)达到镇痛效果。代表药物有对乙酰氨基酚等。

对乙酰氨基酚可用于治疗轻度至中度疼痛,它和阿片类药物联合使用时有协同作用,可减少阿片类药物的用量。该药可用于缓解长期卧床的轻度疼痛和不适。该药对肝功能衰竭或营养不良造成的谷胱甘肽储备枯竭的病人易产生肝毒性,应予警惕。对于那些有明显饮酒史或营养不良的病人使用对乙酰氨基酚剂量应小于 2 g/d,其他情况小于 4 g/d。

非甾体类抗炎镇痛药用于急性疼痛治疗已有多年历史。虽然有不同的新型 NSAIDs 问世,但其镇痛效果和不良反应并无明显改善。其主要不良反应,包括胃肠道出血、血小板抑制后继发出血和肾功能不全。对于低血容量或低灌注病人、老年人和既往有肾功能不全的病人,更易引发肾功能损害。

(4)局麻药物:局麻药物主要用于术后硬膜外镇痛,其优点是药物剂量小、镇痛时间长及镇痛效果好。目前常用药物为布比卡因和罗哌卡因。

布比卡因的镇痛时间比利多卡因长 2～3 倍,比丁卡因长 25%。但其高浓度会导致肌肉无力、麻痹从而延迟运动恢复。降低布比卡因的浓度可大大降低这些并发症。

罗哌卡因的心脏和神经系统的安全性比布比卡因高,小剂量时,对痛觉神经纤维具有选择性,对痛觉神经纤维的阻断优于运动神经纤维。

局麻药加阿片类药物用于硬膜外镇痛,不但降低了局麻药的浓度及剂量,镇痛效果也得到增强,同时镇痛时间延长。但应注意吗啡和芬太尼在脑脊液中的长时间停留可能导致延迟性呼吸抑制。除此之外,临床上还应关注硬膜外镇痛带来的恶心、呕吐、皮肤瘙痒、血压下降及可能发生的神经并发症。合理选择药物、适时调整剂量及加强监测,是降低并发症的保证。

局麻药物联合阿片类药物经硬膜外镇痛可作为 ICU 术后病人的镇痛方法,但应合理选择药物、适时调整剂量并加强监测。

（二）镇静的方法

1. 非药物镇静　非药物镇静包括去除外界环境刺激因素、去除焦虑躁动的原因、心理安抚、物理治疗等手段。在镇静治疗中,首先应尽量设法去除焦虑躁动相关诱因,并积极采用非药物治疗。非药物治疗能降低病人躁动的程度及其所需镇静药物的剂量。

2. 药物镇静　镇静药物的应用可减轻应激反应,辅助治疗病人的紧张焦虑及躁动,提高病人对机械通气、各种 ICU 日常诊疗操作的耐受能力,使病人获得良好睡眠等。保持病人安全和舒适是 ICU 综合治疗的基础。

理想的镇静药应具备以下特点:起效快,剂量-效应可预测;半衰期短,无蓄积;对呼吸循环抑制最小;代谢方式不依赖肝肾功能;抗焦虑与遗忘作用同样可预测;停药后能迅速恢复;价格低廉等。但目前尚无药物能符合以上所有要求。目前 ICU 最常用的镇静药物为苯二氮䓬类和丙泊酚。

（1）苯二氮䓬类药物:苯二氮䓬类是较理想的镇静、催眠药物。它通过与中枢神经系统内 GABA 受体的相互作用,产生剂量相关的催眠、抗焦虑和顺行性遗忘作用。其本身无镇痛作用,但与阿片类镇痛药有协同作用,可明显减少阿片类药物的用量。苯二氮䓬类药物的作用存在较大的个体差异。老年病人、肝肾功能受损者药物清除减慢,肝酶抑制剂亦影响药物的代谢。故用药上须按个体化原则进行调整。苯二氮䓬类药物负荷剂量可引起血压下降,尤其是血流动力学不稳定的病人。反复或长时间使用苯二氮䓬类药物可致药物蓄积或诱导耐药的产生。该类药物有可能引起反常的精神作用。用药过程中应经常评估病人的镇静水平以防镇静延长。ICU 常用的苯二氮䓬类药为咪唑安定、氯羟安定及安定。

咪唑安定是苯二氮䓬类中相对水溶性最强的药物。其作用强度是安定的 2～3 倍,其血浆清除率高于安定和氯羟安定,故其起效快,持续时间短,清醒相对较快,适用于治疗急性躁动病人。但注射过快或剂量过大时可引起呼吸抑制、血压下降,低血容量病人尤著,持续缓慢静脉输注可有效减少其副作用。咪唑安定长时间用药后会有蓄积和镇静效果的延长,在肾衰病人尤为明显;部分病人还可产生耐受现象。丙泊酚、西米替丁、红霉素和其他细胞色素 P450 酶抑制剂可明显减慢咪唑安定的代谢速率。

氯羟安定是 ICU 病人长期镇静治疗的首选药物。由于其起效较慢,半衰期长,故不适于治疗急性躁动。氯羟安定的优点是对血压、心率和外周阻力无明显影响,对呼吸无抑制作用。缺点是易于在体内蓄积,苏醒慢,其溶剂丙二醇长期大剂量输注可能导致急性肾小管坏死、代谢性酸中毒及高渗透压状态。

安定具有抗焦虑和抗惊厥作用,作用与剂量相关,依给药途径而异。大剂量可引起一定的呼吸抑制和血压下降。静脉注射可引起注射部位疼痛。安定单次给药有起效快、苏醒快的特点,可用于急性躁动病人的治疗。但其代谢产物去甲安定和去甲羟安定均有类似安定的药理活性,且半衰期长。因此反复用药可致蓄积而使镇静作用延长。

苯二氮䓬类药物有其相应的竞争性拮抗剂氟马西尼,但应慎重使用,需注意两者的药效学和药动学差异,以免因拮抗后再度镇静而危及生命。

（2）丙泊酚:丙泊酚是一种广泛使用的静脉镇静药物,特点是起效快、作用时间短、撤药后迅速清醒,且镇静深度呈剂量依赖性,镇静深度容易控制。丙泊酚亦可产生遗忘作用和抗惊厥作用。

丙泊酚单次注射时可出现暂时性呼吸抑制和血压下降、心动过缓,对血压的影响与剂量相关,尤见于心脏储备功能差、低血容量的病人。丙泊酚使用时可出现外周静脉注射痛。因此临床多采用持续缓慢静脉输注方式。另外,部分病人长期使用后可能出现诱导耐药。

肝肾功能不全对丙泊酚的药代动力学参数影响不明显。丙泊酚的溶剂为乳化脂肪,提供热卡 1.1 cal/ml,长期或大量应用可能导致高甘油三酯血症;2%丙泊酚可降低高甘油三酯血症的发生率,因此更适宜于 ICU 病人应用。老年人丙泊酚用量应减少。因乳化脂肪易被污染,故配制和输注时应注意无菌操作,单次药物输注时间不宜超过 12 h。

丙泊酚具有减少脑血流、降低颅内压(ICP)、降低脑氧代谢率($CMRO_2$)的作用。用于颅脑损伤病人的镇静可减轻 ICP 的升高。而且丙泊酚半衰期短,停药后清醒快,利于进行神经系统评估。此外,丙泊酚还有直接扩张支气管平滑肌的作用。

(3) α_2 受体激动剂:α_2 受体激动剂有很强的镇静、抗焦虑作用,且同时具有镇痛作用,可减少阿片类药物的用量,还具有抗交感神经作用,可导致心动过缓和(或)低血压。

右美托咪定由于其 α_2 受体的高选择性,是目前唯一兼具良好镇静与镇痛作用的药物,同时它没有明显心血管抑制及停药后反跳。其半衰期较短,可单独应用,也可与阿片类或苯二氮䓬类药物合用。

3. 镇静药物的给药方式 镇静药的给药方式应以持续静脉输注为主,首先应给予负荷剂量以尽快达到镇静目标。经肠道(口服、胃管、空肠造瘘管等)、肌肉注射则多用于辅助改善病人的睡眠。间断静脉注射一般用于负荷剂量的给予,以及短时间镇静且无须频繁用药的病人。

短期(≤3 d)镇静,丙泊酚与咪唑安定产生的临床镇静效果相似。而丙泊酚停药后清醒快,拔管时间明显早于咪唑安定,但未能缩短病人在 ICU 的停留时间。氯羟安定起效慢,清除时间长,易发生过度镇静。因此,ICU 病人短期镇静宜主要选用丙泊酚与咪唑安定。

长期(>3 d)镇静,丙泊酚与咪唑安定相比,丙泊酚苏醒更快、拔管更早。在诱导期丙泊酚较易出现低血压,而咪唑安定易发生呼吸抑制,用药期间咪唑安定可产生更多的遗忘。氯羟安定长期应用的苏醒时间更有可预测性,且镇静满意率较高。因此氯羟安定更适合在长期镇静时使用。

常用镇静药使用剂量见表 7-19-5。

表 7-19-5　常用镇静药物的负荷剂量与维持剂量

药物名称	负荷剂量	维持剂量
咪唑安定	0.03~0.3 mg/kg	0.04~0.2 mg/(kg·h)
氯羟安定	0.02~0.06 mg/kg	0.01~0.1 mg/(kg·h)
安定	0.02~0.1 mg/kg	—
丙泊酚	1~3 mg/kg	0.5~4 mg/(kg·h)

为避免药物蓄积和药效延长,可在镇静过程中实施每日唤醒计划,即每日定时中断镇静药物输注(宜在白天进行),以评估病人的精神与神经功能状态,该方案可减少用药量、减少机械通气时间和 ICU 停留时间。但病人清醒期须严密监测和护理,以防止病人自行拔除气管插管或其他装置。

大剂量使用镇静药治疗超过一周,可产生药物依赖性和戒断症状。苯二氮卓类药物的戒断症状表现为:睡眠障碍、肌肉痉挛、肌阵挛、注意力不集中、经常打哈欠、焦虑、躁动、震颤、恶心、呕吐、出汗、流涕、声光敏感性增加、感觉异常、谵妄和癫痫发作。因此,为防止戒断症状,停药不应快速中断,而是有计划地逐渐减量。

对急性躁动病人可以使用咪唑安定、安定或丙泊酚来获得快速的镇静。需要快速苏醒的镇静,可选择丙泊酚;短期的镇静可选用咪唑安定或丙泊酚;长期镇静治疗如使用丙泊酚,应监测血甘油三酯水平,并将丙泊酚的热卡计入营养支持的总热量中。对接受镇静治疗的病人,应提倡实施每日唤醒计划。镇静药长期(>7 d)或大剂量使用后,停药过程应逐渐减量以防戒断症状出现。

三、镇静镇痛期间的管理

镇痛镇静治疗对病人各器官功能的影响是 ICU 医生必须重视的问题之一。在实施镇痛镇静治疗过程中应对病人进行严密监测,以达到最好的个体化治疗效果、最小的毒副作用和最佳的效价比。

1. 呼吸功能

(1) 镇痛镇静治疗对呼吸功能的影响:多种镇痛镇静药物都可产生呼吸抑制。

阿片类镇痛药引起的呼吸抑制由延髓 m-2 受体介导产生,通常是呼吸频率减慢,潮气量不变。阿片类镇痛药的组胺释放作用可能使敏感病人发生支气管痉挛,故有支气管哮喘病史的病人宜避免应用阿片类镇痛药。

苯二氮卓类可产生剂量依赖性呼吸抑制作用,通常表现为潮气量降低、呼吸频率增加,低剂量的苯二氮卓类即可掩盖机体对缺氧所产生的通气反应,低氧血症未得到纠正,特别是未建立人工气道通路的病人需慎用。

丙泊酚引起的呼吸抑制表现为潮气量降低和呼吸频率增加,负荷剂量可能导致呼吸暂停,通常与速度及剂量直接相关,给予负荷剂量时应缓慢静脉推注,并酌情从小剂量开始,逐渐增加剂量达到治疗目的。

硬膜外镇痛最常见的副作用是呼吸抑制,通常与阿片类药物有关。一些阿片类药物如吗啡具有亲水性的特点,其在中枢神经系统特别是脑脊液内的滞留时间延长,可能引起药物向头侧扩散,从而导致延迟性呼吸抑制,此并发症难以预测,可导致二氧化碳潴留并造成严重后果,应加强呼吸功能监测。

深度镇静还可导致病人咳嗽和排痰能力减弱,影响呼吸功能恢复和气道分泌物清除,增加肺部感染机会。不适当的长期过度镇静治疗可导致气管插管拔管延迟、ICU 住院时间延长、病人治疗费用增高。

(2) 镇痛镇静治疗期间呼吸功能监测:强调呼吸运动的监测,密切观察病人的呼吸频率、幅度、节律、呼吸周期比和呼吸形式,常规监测脉搏氧饱和度,酌情监测呼气末二氧化碳,定时监测动脉血氧分压和二氧化碳分压,对机械通气病人定期监测自主呼吸潮气量、分钟通气量等。第 0.1 s 口腔闭合压(P0.1)反映病人呼吸中枢的兴奋性,必要时也应进行监测。

镇痛镇静不足时,病人可能出现呼吸浅促、潮气量减少、氧饱和度降低等;镇痛镇静过深时,病人可能表现为呼吸频率减慢、幅度减小、缺氧和(或)二氧化碳蓄积等,应结合镇痛镇静状态评估,及时调整治疗方案,避免发生不良事件。无创通气病人尤其应该引起注意。

（3）加强护理及呼吸治疗，预防肺部并发症：ICU 病人长期镇痛镇静治疗期间，应尽可能实施每日唤醒计划。观察病人神智，在病人清醒期间鼓励其肢体运动与咯痰。在病人接受镇痛镇静治疗的过程中，应加强护理，缩短翻身、拍背的间隔时间，酌情给予背部叩击治疗和肺部理疗，结合体位引流，促进呼吸道分泌物排出，必要时可应用纤维支气管镜协助治疗。

2. 循环功能

（1）镇痛镇静治疗对循环功能的影响：镇痛镇静治疗对循环功能的影响主要表现为血压变化。

阿片类镇痛药在血流动力学不稳定、低血容量或交感神经张力升高的病人中更易引发低血压。在血容量正常的病人中，阿片类药物介导的低血压是由于交感神经受到抑制，迷走神经介导的心动过缓和组胺释放的综合结果。芬太尼对循环的抑制较吗啡轻，血流动力学不稳定、低血容量的病人宜选择芬太尼镇痛。

苯二氮卓类镇静剂（特别是咪唑安定和安定）在给予负荷剂量时可发生低血压，血流动力学不稳定尤其是低血容量的病人更易出现，因此，负荷剂量给药速度不宜过快。

丙泊酚所致的低血压与全身血管阻力降低和轻度心肌抑制有关，老年人表现更显著，注射速度和药物剂量是导致低血压的重要因素。

α_2 受体激动剂具有抗交感神经作用，可导致心动过缓和（或）低血压。

氟哌利多具有 α-肾上腺素能受体拮抗作用并直接松弛平滑肌，静注后出现与剂量、浓度和给药速度相关的动脉收缩压降低和代偿性心率增快。氟哌啶醇可引起剂量相关的 QT 间期延长，增加室性心律失常的危险，有心脏病史的病人更易出现。

硬膜外镇痛引起的低血压与交感神经阻滞有关，液体复苏治疗或适量的血管活性药可迅速纠正低血压。

（2）镇痛镇静治疗期间循环功能监测：严密监测血压（有创血压或无创血压）、中心静脉压、心率和心电节律，尤其给予负荷剂量时，应根据病人的血流动力学变化调整给药速度，并适当进行液体复苏治疗，力求维持血流动力学平稳，必要时应给予血管活性药物。接受氟哌啶醇治疗时定期复查标准导联心电图。

镇痛镇静不足时，病人可表现为血压高、心率快，此时不要盲目给予药物降低血压或减慢心率，应结合临床综合评估，充分镇痛，适当镇静，并酌情采取进一步的治疗措施。切忌未予镇痛镇静基础治疗即直接应用肌松药物。应该尽量避免使用肌松药物，只有在充分镇痛镇静治疗的基础上，方可以考虑使用肌松药物。

3. 神经肌肉功能

（1）镇痛镇静治疗对神经肌肉功能的影响：阿片类镇痛药可以加强镇静药物的作用，干扰对重症病人的病情观察，并在一些病人中引起幻觉加重烦躁。芬太尼快速静脉注射可引起胸、腹壁肌肉强直；哌替啶大剂量使用时，可导致神经兴奋症状（如欣快、谵妄、震颤、抽搐）。

苯二氮卓类镇静剂可能引起躁动甚至谵妄等反常兴奋反应。

丁酰苯类药物易引起锥体外系反应，此与氟哌啶醇的一种活性代谢产物有关，多见于少年儿童，氟哌啶醇较氟哌利多常见，苯二氮卓类药物能有效控制锥体外系症状。

丙泊酚可减少脑血流，降低颅内压（ICP），降低脑氧代谢率（$CMRO_2$）；氟哌利多能使脑血管收缩，脑血流减少，颅内压降低，但不降低脑代谢率。此两种镇静剂对颅内压升高病人有利,对脑缺血病人需加强监测,慎重应用。

长时间镇痛镇静治疗可影响神经功能的观察和评估,应坚持每日唤醒以评估神经肌肉系统功能。

(2) 神经肌肉阻滞治疗对神经肌肉功能的影响:ICU 病人出现骨骼肌无力的原因是多方面的,与神经肌肉阻滞治疗相关的不良反应大概分为两类:一类是神经肌肉阻滞延长,与神经肌肉阻滞剂或其代谢产物的蓄积相关,停药后神经肌肉功能恢复时间可增加50%~100%;另一类是急性四肢软瘫性肌病综合征(AQMS),表现为急性轻瘫、肌肉坏死致磷酸肌酸激酶升高和肌电图异常三联症。初始是神经功能障碍,数天或数周后发展为肌肉萎缩和坏死。AQMS 与长时间神经肌肉阻滞有关,应强调每日停药观察。其他相关因素中以皮质激素最引人注意,同时接受皮质激素和神经肌肉阻滞治疗的病人 AQMS发生率高达 30%,因此,对同时接受神经肌肉阻滞和皮质激素治疗的病人,应尽一切努力及早停止使用神经肌肉阻滞剂。

长时间制动、长时间神经肌肉阻滞治疗使病人关节和肌肉活动减少,并增加深静脉血栓(DVT)形成的危险,应给予积极的物理治疗预防深静脉血栓形成并保护关节和肌肉的运动功能。

4. 消化功能　阿片类镇痛药可抑制肠道蠕动导致便秘,并引起恶心、呕吐、肠绞痛及奥狄括约肌痉挛。酌情应用刺激性泻药可减少便秘,止吐剂尤其是氟哌利多能有效预防恶心、呕吐。

肝功能损害可减慢苯二氮卓类药物及其活性代谢产物的清除,肝酶抑制剂也会改变大多数苯二氮卓类药物代谢,肝功能障碍或使用肝酶抑制剂的病人应及时调节剂量。

胃肠黏膜损伤是非甾体抗炎药最常见的不良反应,可表现为腹胀、消化不良、恶心、呕吐、腹泻和消化道溃疡,严重者可致穿孔或出血。预防措施包括对有高危因素的病人宜慎用或不用;选择不良反应较小的药物或剂型;预防性使用 H_2 受体拮抗剂和前列腺素E 制剂。非甾体抗炎药还具有可逆性肝损害作用,特别是对肝功能衰竭或营养不良造成的谷胱甘肽储备枯竭的病人易产生肝毒性。

5. 代谢功能　大剂量吗啡可兴奋交感神经中枢,促进儿茶酚胺释放,增加肝糖原分解,使血糖升高,应加强血糖监测和调控。

丙泊酚以脂肪乳剂为载体,长时间或大剂量应用时应监测血甘油三酯水平,并根据丙泊酚用量相应减少营养支持中的脂肪乳剂供给量。

丙泊酚输注综合征是由于线粒体呼吸链功能衰竭而导致脂肪酸氧化障碍,发生在长时间大剂量应用丙泊酚的病人[>5 mg/(kg·h)],表现为进展性心脏衰竭、心动过速、横纹肌溶解、代谢性酸中毒、高钾血症。唯一有效的治疗措施是立即停药并进行血液净化治疗,同时加强对症支持。

6. 肾功能　吗啡等阿片类镇痛药可引起尿潴留。

氯羟安定的溶剂丙二醇具有一定的毒性作用,大剂量长时间输注时可能引起急性肾小管坏死、乳酸酸中毒及渗透性过高状态。

非甾体抗炎药可引发肾功能损害,尤其低血容量或低灌注、高龄、既往有肾功能障碍的病人用药更应慎重。

7. 凝血功能　非甾体抗炎药可抑制血小板凝聚导致出血时间延长,大剂量引起低凝血酶原血症,可考虑补充维生素 K 以防治。

8. 免疫功能　研究发现,长期使用阿片样物质或阿片样物质依赖成瘾病人中免疫功能普遍低下,疼痛作为应激本身对机体免疫功能有抑制作用。在进行疼痛治疗时,镇痛药物能够缓解疼痛所致的免疫抑制,同时镇痛药物本身可导致免疫抑制,如何调节好疼痛、镇痛药物、免疫三者之间关系尚需深入研究。

第二节　谵妄的评估和治疗

谵妄是多种原因引起的一过性的意识混乱状态。短时间内出现的意识障碍和认知功能改变是谵妄的临床特征,意识清晰度下降或觉醒程度降低是诊断的关键。ICU 患者发生谵妄的病例远远高于实际获得诊断的例数。ICU 中的患者骤然的病理生理变化而出现焦虑、意识改变、代谢异常、缺氧、循环不稳定或神经系统病变等原因,可以出现谵妄症状,且长时间置身于陌生而嘈杂的 ICU 环境会加重谵妄的临床症状:表现为精神状态突然改变或情绪波动,注意力不集中,思维紊乱和意识状态改变,伴有或不伴有躁动状态。临床上,伴有躁动的谵妄比较容易识别;不伴有躁动的谵妄往往因不易被察觉而预后较差。机械通气患者谵妄发生率可达 70%～80%。谵妄患者,尤其是老年患者住院时间明显延长,每日住院费用及病亡率显著增加。

不适当地使用镇静镇痛药物可能会加重谵妄症状,有些谵妄患者,接受镇静剂后会变得迟钝或思维混乱,导致躁动。

一、谵妄的评估

谵妄的危险因素主要包括:高龄、慢性阻塞性肺疾病病史、高血压病史、高血糖及糖尿病病史、心力衰竭、抑郁病史、谵妄病史、脑血管病史、酗酒病史、脓毒症、肾功能不全、ASA≥Ⅲ级、急诊手术、苯二氮卓药物等镇静药物应用、阿片类药物应用、皮质醇水平升高、低氧血症、机械通气、贫血、电解质紊乱、认知损伤、体外循环、束缚及心律失常等。

谵妄的诊断主要依据临床检查及病史。目前推荐使用"ICU 谵妄诊断的意识状态评估法(CAM-ICU)"。CAM-ICU 主要包含以下几个方面:病人出现突然的意识状态改变或波动;注意力不集中;思维紊乱和意识清晰度下降(表 7-19-6)。

表 7-19-6　ICU 谵妄诊断的意识状态评估法(CAM-ICU)

临床特征	评价指标
1. 精神状态突然改变或起伏不定	病人是否出现精神状态的突然改变? 过去 24 h 是否有反常行为。如:时有时无或者时而加重时而减轻? 过去 24 h SAS 或 MAAS 或 GCS 是否有波动?
2. 注意力散漫	病人是否有注意力集中困难? 病人是否有保持或转移注意力的能力下降? 病人注意力筛查(ASE)得分多少? (如:ASE 的视觉测试是对 10 个画面的回忆准确度;ASE 的听觉测试是病人对一连串随机字母读音中出现"A"时点头或捏手示意)

（续表 7 - 19 - 6）

临床特征	评价指标
3. 思维无序	若病人已经脱机拔管,需要判断其是否存在思维无序或不连贯。常表现为对话散漫离题、思维逻辑不清或主题变化无常。 若病人在带呼吸机状态下,检查其能否正确回答以下问题: 1. 石头会浮在水面上吗? 2. 海里有鱼吗? 3. 一磅比两磅重吗? 4. 你能用锤子砸烂一颗钉子吗? 在整个评估过程中,病人能否跟得上回答问题和执行指令? 1. 你是否有一些不太清楚的想法? 2. 举这几个手指头(检查者在病人面前举两个手指头)。 3. 现在换只手做同样的动作(检查者不用再重复动作)。
4. 意识程度变化(指清醒以外的任何意识状态,如:警醒、嗜睡、木僵或昏迷)	清醒:正常、自主地感知周围环境,反应适度。 警醒:过于兴奋。 嗜睡:瞌睡但易于唤醒,对某些事物没有意识,不能自主、适当地交谈,给予轻微刺激就能完全觉醒并应答适当。 昏睡:难以唤醒,对外界部分或完全无感知,对交谈无自主、适当的应答。当予强烈刺激时,有不完全清醒和不适当的应答,强刺激一旦停止,又重新进入无反应状态。 昏迷:不可唤醒,对外界完全无意识,给予强烈刺激也无法进行交流。

＊若病人有特征 1 和 2,或者特征 3,或者特征 4,就可诊断为谵妄。

注:SAS 为镇静镇痛评分;MAAS 为肌肉运动评分;GCS 为 Glasgow 昏迷评分

应常规评估 ICU 病人是否存在谵妄,尤其是 RASS 评分≥－2 分,且具有谵妄相关危险因素的 ICU 患者。CAM-ICU 是对 ICU 病人进行谵妄评估的可靠方法。

二、谵妄的治疗

谵妄是 ICU 患者预后不佳的危险因素,需密切关注并早期发现 ICU 患者的谵妄,谵妄状态必须及时治疗。一般少用镇静药物,以免加重意识障碍。但对于躁动或有其他精神症状的病人则必须给药予以控制,防止意外发生。镇静镇痛药使用不当可能会加重谵妄症状,所以治疗谵妄重在预防。

（一）非药物治疗

非药物治疗措施包括一般性支持治疗及针对潜在病因的治疗。所有出现神志状态改变的急诊患者都要首先考虑谵妄的可能性,特别是那些存在明确高危因素的患者。如患者的临床特征符合 CAM 标准,要进一步对认知情况进行评估,然后积极寻找及处理谵妄的潜在病因,所以怀疑谵妄的患者都应该始终处于医务人员的密切监护之下。治疗措施包括:保持气管通畅、吸氧、血容量调整、营养支持、预防压疮、建立正常周期睡眠、鼓励患者早期恢复活动及尽早拔除尿管等。

（二）药物治疗

右美托咪定可以减少 ICU 谵妄的发生。

氟哌啶醇曾是治疗谵妄常用的药物。因其存在锥体外系症状(EPS),还可引起剂量相关的 QT 间期延长,增加室性心律失常的危险,既往有心脏病史的病人更易出现此类副作用。所以目前已不作为谵妄患者临床首选用药,且在使用氟哌啶醇过程中须严密监测心电图变化。

第三节　肌松药的使用

肌松药物是常用的麻醉辅助药,主要应用于麻醉期间的肌肉松弛。其作用于神经肌节头,干扰神经肌肉的兴奋传导而使肌肉完全松弛。可分为三类:非去极化类肌松药(如管箭毒、泮库溴铵、维库溴铵等);去极化类肌松药(如琥珀碱);双相类肌松药(如氨酰胆碱等)。

近年来,肌松药物在 ICU 中得到广泛应用,其可使咬肌松弛、声门开大,有利于气管插管操作;可抑制呼吸肌的运动,消除自主呼吸和机械通气不同步产生的抵抗;可降低机体代谢,有利于增加心功能和呼吸功能储备。但切忌未在充分镇痛镇静治疗的基础上直接应用肌松药物。

应用时要监测不良反应,肌松药可导致呼吸肌力的降低,咳嗽反射减弱或被完全抑制,不能有效地清除呼吸道的分泌物,导致肺部并发症的发生。还可影响到机体的正常反射活动,患者长期卧床不动也可以发生深静脉栓塞和肺栓塞。

(李　丽)

第二十章　心脏骤停后综合征

心脏骤停（Sudden Cardiac Arrest，SCA）的患者经早期高质量心肺复苏（Cardio Pulmonary Resuscitation，CPR）术后，有部分能很快恢复自主心跳与呼吸，并恢复神志，但大多数患者恢复自主循环后伴昏迷，常出现心脏骤停后综合征（Post-Cardiac Arrest Syndrome，PCAS）。所谓 PCAS 是指心脏骤停救治后自主循环恢复（Resumption of Spontaneous Circulation，ROSC），因长时间完全全身性缺血和缺血/再灌注而出现的一种非自然的病理生理状态。这是心肺复苏后救治的主要问题。研究发现，ROSC 患者常因血流动力学不稳定引起早期死亡，又因脑损伤、多器官衰竭等并发症而发生晚期死亡。在过去的半个世纪中，大多数研究关注心脏骤停的 ROSC 改善率，并取得了重要进展，但许多措施提高了 ROSC 却未改善长期存活率。近来提出把基础生命支持和高级生命支持的优化干预措施转化为最佳可能的预后，并进行最优化的心脏骤停后的监护治疗。2010 年美国心脏协会（AHA）心肺复苏指南对心脏骤停后病人的治疗提出了"综合结构化的多学科救治系统"，近年 AHA 发布的心肺复苏指南进一步完善了上述治疗观念。

第一节　心脏骤停后综合征的流行病学

一、ROSC 的死亡率

心脏骤停 ROSC 患者的死亡率在不同国家、地区、医院有差异。加拿大安大略省、瑞典、挪威院外心脏骤停 ROSC 患者的住院死亡率为 $54\%\sim86\%$，英国、加拿大进入 ICU 救治的院外心脏骤停 ROSC 患者的住院死亡率为 $65\%\sim71.4\%$。公开发表的最大医院内心脏骤停数据库（NRCPR）纳入 $>36\,000$ 例心脏骤停者，发现有 ROSC 记录的 19 819 例成年患者院内死亡为 67%，17 183 例成年 ROSC>20 min 患者的院内死亡率为 62%；有 ROSC 记录的 524 例儿童院内死亡率为 55%，460 例儿童 ROSC>20 min 的院内死亡率为 49%。

尽管报告有技术性的差异，但令人惊讶的是在过去的半个世纪里，几乎没有证据支持心脏骤停后 ROSC 患者的死亡率有明显改变。

二、ROSC 幸存者脑功能恢复率

利用脑功能分类(Cerebral Performance Category,CPC)作为心脏骤停后 ROSC 的幸存者脑功能的评估工具,以 CPC 1(脑功能表现良好)或 CPC 2(中度脑功能丧失)作为良好预后标准。NRCPR 数据显示,在心脏骤停后存活出院的 6 485 例成年患者中有 68%,236 例儿童患者中有 58%均有良好的预后。其他研究也显示院外心脏骤停存活者中有70%~81%获得良好预后。

研究报告发现 ROSC 者的中位存活时间是 ROSC 后的 1.5 d,大多数病人很早就可正确预测治疗的无效性。在英国,24 132 例院外或院内心脏骤停的昏迷存活者中,有28.2%的入住 ICU 者终止治疗的中位时间是 2.4 d。已有报道心脏骤停后院内临床脑死亡和持续 ROSC 的发生率为 8%~16%。

尽管数据提示心脏骤停的预后很差,但越来越多的证据表明心脏骤停后监护治疗影响死亡率和功能结局。

三、PCAS 发展阶段

心脏骤停后 PCAS 可分成 4 个阶段:① 即刻阶段,定义为 ROSC 后前 20 min;② 早期阶段,定义为 ROSC 后 20 min 至 6~12 h,此时早期干预可能最有效;③ 中期阶段,定义为 6~12 h 至 72 h,此期损伤仍在继续,应实施积极的特色治疗;④ 恢复期,定义为超过 3 d,此期预后更可靠,最终预后更具预测性(图 7-20-1)。

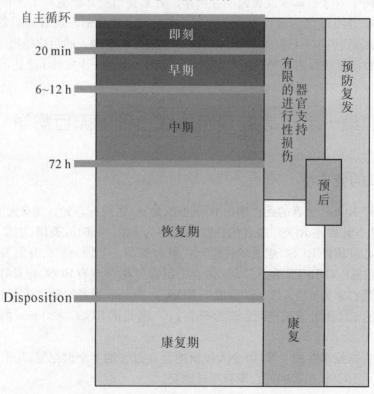

图 7-20-1　心脏骤停后综合征的发展过程

第二节　心脏骤停后综合征的病理生理学

心脏骤停后初始 ROSC 患者的高死亡率归因于它能产生独特的影响多个器官的病理生理学过程。尽管长时间的全身缺血开始引起所有组织和器官损伤，再灌注期间和再灌注之后仍会发生其他损害。心脏骤停后病理生理学独特表现常与引起心脏骤停的疾病或损伤以及基础并发症相重叠。针对某一器官的治疗可累及其他受损的器官系统。

PCAS 作为一个独特而复杂的病理生理学过程，它包括 4 个重要部分：① 心脏骤停后脑损伤；② 心脏骤停后心肌功能障碍；③ 全身性缺血/再灌注反应；④ 持续的致病性诱因，即引起心脏骤停的未解除病理过程（表 7 - 20 - 1）。ROSC 后这些障碍的严重程度不完全相同，并随不同个体缺血损害严重度、心脏骤停原因和病人心脏骤停前健康状况的不同而异。如果 ROSC 在心脏骤停后很快恢复，可能就较少发生 PCAS。

表 7 - 20 - 1　心脏骤停后综合征的病理生理、临床表现和潜在治疗

综合征	病理生理	临床表现	潜在治疗
心脏骤停后脑损伤	脑血管自身调节受损，脑水肿（有限），缺血后神经变性	昏迷，抽搐，肌痉挛，认知功能障碍，持续性植物状态，继发性帕金森病，皮质中风，脊髓中风，脑死亡	目标体温管理（治疗性低温），早期血流动力学最优化，气道保护与机械通气，控制抽搐，控制氧合（$SaO_2\ 94\% \sim 96\%$），支持治疗
心脏骤停后心肌功能障碍	全心运动功能减退（心肌顿抑），ACS	心输出量下降，低血压，心律失常，心血管性虚脱	AMI 血管成形，早期血流动力学最优化，静脉输液，正性肌力药，主动脉内囊反搏，左心室辅助装置，体外膜氧合
全身缺血/再灌注损伤	SIRS，血管调节受损，血液凝固性增加，肾上腺抑制，组织氧输送和利用受损，对感染的耐受性降低	进行性组织低氧/缺血，低血压，心血管性虚脱，发热，高血糖，多器官衰竭，感染	早期血流动力学最优化，静脉输液，血管升压药，血液净化，控制体温，控制血糖，应用抗生素
持续致病性诱因	心血管病（AMI/ACS，心肌病），肺疾病（COPD，哮喘），中枢神经系统疾病（脑血管意外），血栓栓塞性疾病（肺栓塞），毒物（过量，中毒），感染（脓毒症，肺炎），低血容量（出血，脱水）等	随病因而异	根据病人的情况和伴随的 PCAS 进行疾病特异性治疗

注：AMI 为急性心肌梗死，SIRS 为全身炎症反应综合征，ACS 为急性冠脉综合征，COPD 为慢性阻塞性肺病

一、心脏骤停后脑损伤

心脏骤停后脑损伤是发病和死亡的常见原因。一份心脏骤停存活并入住 ICU、随后发生院内死亡的病例研究显示，院外心脏骤停后死亡的原因中有 68% 是脑损伤，院内心脏骤停后死亡者中脑损伤所致者占 23%。

大脑的独特易损性对缺血和再灌注反应的耐受性极为有限。心脏骤停和复苏触发脑损伤的机制很复杂，包括兴奋性中毒、体内钙平衡破坏、自由基形成、病理性蛋白酶联反应和细胞死亡信号通路活化，其中的许多过程在 ROSC 后的数小时至数天内发生。组织学上，易损神经元亚群选择性地表现在海马、皮层、小脑、纹状体和丘脑变性，这种损伤多在数小时至数天内出现。每种细胞死亡通路的相对促成作用仍有争议，且部分受到患者年龄和神经元亚群检查的影响。相对较长的损伤级联反应和组织学变化过程提示心脏骤停后神经保护策略有一个较宽的治疗窗。

尽管有足够的脑灌注压（Cerebral Perfusion Pressure，CPP），长时间的心脏骤停也会随之发生固定或动态的脑微循环再灌注衰竭。这种受损的复流会引起持续缺血和某些脑区域的小梗死。脑微循环阻塞引起的无复流现象会促使心脏骤停期间血管内血栓形成，并已在临床前研究中证实对溶栓治疗有反应（有效）。然而，固定无复流现象的相关影响仍有争论。

心脏骤停后最初几分钟，尽管脑微循环衰竭，但由于 CPP 升高和脑自动调节受损，肉眼可见再灌注的充血现象。这种初始高灌注压理论上可使复流受损作用降至最低。然而，充血性再灌注可潜在加重脑水肿和再灌注损伤。研究显示，ROSC 后最初 5 min 内，高血压（MAP>100 mmHg）与神经预后的改善无相关性，但 ROSC 后的 2 h 内，MAP 与神经预后呈正相关性。虽然微循环水平的氧供恢复和代谢底物供给是必须的，但越来越多的证据显示，再灌注初始阶段，过多的氧会通过产生自由基和线粒体损伤而恶化神经损伤。

除外初始再灌注阶段，心脏骤停后数小时至几天内，多种因素会潜在削弱脑的氧输送，并可能产生继发性损伤。这些因素主要包括低血压、低氧血症、脑自身调节受损和脑水肿。心脏骤停后脑血流自身调节受损。亚急性期内，脑灌注随脑灌注压的变化而变化，而不是神经元活性所致。心脏骤停复苏后的 24～48 h 内，脑血管阻力增加，脑血流降低，脑氧耗代谢率（$CMRO_2$）降低，脑糖耗也降低。维持理想的脑灌注必须有足够的脑灌注压，但这在不同个体中，也会随心脏骤停后 ROSC 的不同阶段而产生不同的脑灌注。

已有的有限证据显示，脑水肿或颅内压（ICP）升高直接加重心脏骤停后脑损伤。虽然在 ROSC 后早期观察到短暂的脑水肿，这种现象在窒息性心脏骤停最常见，但（早期）脑水肿与颅内压升高极少有临床相关性。相反，心脏骤停后数天至数周产生的迟发性脑水肿，多由脑充血（颅内压升高）所致，而非严重缺血产生的脑神经变性所致。

其他影响心脏骤停后脑损伤的因素有发热、高血糖和抽搐/惊厥。

小规模病例报告中，院前心脏骤停后 72 h 内，病人体温>39 ℃明显增加脑死亡风险。另有研究发现院前心脏骤停后 48 h 内的病人连续体温监测，峰体温超过 37 ℃时，不良预后风险增加（OD 2.3，95% CI 1.2～4.1）。其后一个院前心脏骤停后入院病人的多中心回顾性研究显示，最高体温记录>37.8 ℃与院内死亡增加有相关性（OD 2.7，95% CI 1.2～6.3）。近来证实低温疗法的神经保护作用，进一步支持了体温对心脏骤停后脑损伤的效应。

高血糖是心脏骤停后病人常见现象,这与院外心脏骤停后不良神经预后有相关性。动物研究表明,缺血后血糖浓度升高加重缺血性脑损伤,这种效应可因静脉注射胰岛素而好转。心脏骤停后癫痫与不良预后相关,并可能引起和加重心脏骤停后脑损伤。

心脏骤停后脑损伤的临床表现包括昏迷、抽搐、肌阵挛、各种程度的认知功能障碍(从记忆缺失到持续性植物状态)、脑死亡(表 7-20-1)。这些状态中,昏迷、觉醒和相关唤醒异常是心脏骤停后脑损伤极为常见的急性表现。全脑缺血所致的昏迷是一种对体内外刺激均无反应的意识不清状态,这种状态表示唤醒区(上行网状结构、脑桥、中脑、间脑和皮层)和觉醒区(两侧皮质和皮下结构)存在广泛性的脑功能障碍。脑干和间脑的较低易损性或早期恢复可产生植物状态,这种状态能唤醒,并有睡眠-唤醒周期,但缺乏自我和环境觉醒功能,或者是具有最低限度的意识状态,但不能清楚辨识是否是有意识的行为。基于皮层区高易损性,许多存活者的自主意识会恢复但有明显的神经精神损害、肌阵挛和抽搐。皮层、基底节和小脑运动相关中枢的损害导致运动和协调受损。这些大多数不良神经功能预后(CPC 3 and 4)的临床情况,一直是医务人员所面临的挑战,应是重要研究的焦点。

二、心脏骤停后心肌功能障碍

心脏骤停后心肌功能障碍也进一步降低了院内外心脏骤停患者的存活率。然而,一系列重要的临床前和临床证据显示,这种现象对治疗是有反应的,而且是可逆性的。ROSC 后即刻,心率和血压变化极大。识别 ROSC 后即刻因局部或循环儿茶酚胺浓度的暂时性升高而使心率和血压正常或升高尤为重要。当心脏骤停后心肌功能障碍发生时,可通过恰当的监护在 ROSC 的数分钟内监测出来。一份纳入 148 例心脏骤停后冠脉造影的病例分析研究中,49% 发生心肌功能障碍,表现为心动过速和左室舒张末压升高,继之持续约 6 h 低血压(MAP<75 mmHg)和低心排血量[心脏指数,CI<2.2 L/(min·m²)]。

这种整体性功能障碍是暂时的,而且可以完全恢复。几份病例系列研究描述了人心脏骤停后暂时性心肌功能障碍,院前心脏骤停存活的患者心脏指数在复苏后 8 h 达到最低点,24 h 明显改善,72 h 几乎均恢复至正常水平。有报道院内外心脏骤停病人 EF 值持续抑制的时间更长,恢复时间达数周至数月。有动物研究发现心脏骤停后全心肌功能障碍对正性肌力药(如多巴酚丁胺)有良好的反应性。

三、全身缺血/再灌注反应

心脏骤停代表着最严重的休克状态,其间氧和代谢底物输送完全停止,代谢产物不再被清除。CPR 仅部分性地逆转此过程,它所达到的心排血量和全身氧供(DO_2)比正常低很多。CPR 期间,全身氧摄取代偿性增加,导致中心静脉血氧饱和度($ScvO_2$)或混合静脉血氧饱和度(S_vO_2)明显降低。ROSC 后,由于心肌功能障碍、压力依赖性血流动力学不稳定和微循环衰竭,不充分的氧供持续存在。氧债(预测的氧耗和实际氧耗的差值乘以持续时间)可量化氧输送不足的暴露程度,正常氧耗为 120~140 ml/(kg·min)。累积的氧债导致内皮活化和全身性炎症,预示着随之发生的多器官衰竭和死亡。

心脏骤停后全身性缺血/再灌注伴随相关的氧债,引起广泛的免疫和凝血途径活化,进一步增加了多器官衰竭和感染的风险。这种情况在脓毒症中有较普遍的表现。最早在心脏骤停后的 3 h,血中各种细胞因子、可溶性受体和内皮素的浓度升高,这些改变的程度与预后有相关性。CPR 期间或之后,可溶性细胞间粘附分子-1、可溶性血管细胞粘附分子-1、选择素 P 和选择素 E 升高,这些提示白细胞活化和内皮损伤。有趣的是,体外研究中,在脓毒症病人中已做了广泛研究的循环白细胞呈低反应性,犹如体外活化的一样,已被命名为"内毒素耐受"。心脏骤停后内毒素耐受性可保护汹涌而至的促炎反应过程,但它可诱发免疫抑制,使医院内感染的风险增加。

没有充分激活内源性纤溶的凝血活化,是促进微循环灌注障碍的重要病理生理学机制。血管内纤维蛋白形成和微小血栓分布于整个微循环,这提示潜在的针对止血的干预作用。接受 CPR 的病人,凝血/抗凝和纤溶/抗纤溶系统是活跃的,尤其是那些恢复自主循环者。心脏骤停-复苏事件后不久,抗凝因子如抗纤维蛋白酶(或抗凝血酶)、蛋白 S、蛋白 C 是降低的,并伴随着内源性活化蛋白 C 极快的瞬间升高。早期的内皮刺激和凝血酶的产生为蛋白 C 活化严重升高负重要责任,继之很快发生内皮功能障碍阶段,这些内皮可能诱发产生足够数量的活化蛋白 C。

全身缺血/再灌注反应影响肾上腺功能。虽然血浆皮质醇水平升高发生于许多院前心脏骤停的患者,但是心脏骤停后 6~36 h 测定的基础皮质醇水平,早期难治性休克死亡者比后期神经性原因死亡者更低,前者的中位数为 270 $\mu g/L$(105~470 $\mu g/L$),后者中位数为 520 $\mu g/L$(280~720 $\mu g/L$)。

全身缺血/再灌注反应的临床表现包括血管内容量不足、血管自身调节受损、氧供和利用受损、感染易感性增加。大多数病例的这种病理变化对治疗有反应且是可逆的。脓毒症的临床研究资料提示,早期目标治疗和尽早开始治疗措施均可改善预后。

四、持续诱发性病变

心脏骤停后综合征的病理生理学常伴有引起或促进心脏骤停的持续性急性诱发性病变。持续诱发性病变,如急性冠脉综合征(ACS)、肺疾病、出血、脓毒症、各种中毒综合征的诊断和处理更为复杂,也使与之同步的心脏骤停后综合征的病理生理更为复杂。

心脏骤停复苏后的病人极有可能存在 ACS。院外成年人心脏骤停病例研究中,急性心肌梗死约占 50%。一组 84 例无明显心源性原因的院外心脏骤停病人复苏后行冠脉造影,发现 40 例(48%)有急性冠脉阻塞,9 例急性冠脉阻塞的病人无胸痛或 ST 段抬高。心脏骤停治疗过程中测定肌钙蛋白 T 升高,提示病人在院外心脏骤停前发生 ACS 者占40%。初始复苏期间心脏损伤降低了 ROSC 后识别 ACS 的心脏标志物的特异性。院外心脏骤停 ROSC 后 12 h,肌钙蛋白 T 诊断 AMI 的敏感性为 96%、特异性为 80%,而CKMB 敏感性为 96%、特异性为 73%。在 NRCPR 登记中,仅 11% 的成年人院内心脏骤停归因于心肌梗死或急性缺血。

心脏骤停后要考虑的另一种血栓栓塞性疾病是肺栓塞。肺栓子致猝死的已报告为2%~10%。院内外心脏骤停 ROSC 的病人中,没有可靠的资料估计肺栓塞的概率。

出血性心脏骤停已在创伤机构中做了广泛研究。与其他原因所致心脏骤停相比,出血性心脏骤停的诱发性原因(多发伤但无头部损伤)和复苏方法(血容量替代和手术)明显不同,这类病人应考虑作为另一种临床综合征。

原发性肺疾病(如 COPD、哮喘或肺炎)能导致呼吸衰竭和心脏骤停。如心脏骤停是呼吸衰竭引起者,循环恢复后肺生理可能更差。心脏骤停后,肺血管内血液重新分布会导致明显的肺水肿,或至少使肺泡-动脉氧分压差升高。与突发循环性心脏骤停相比,窒息诱发的心脏骤停者的脑损伤更严重。比如窒息所致的心脏骤停者的急性脑水肿更常见。有可能是窒息诱发的完全性循环崩溃所产生的低氧血灌注,其造成的损害更大。

脓毒症是心脏骤停、急性呼吸窘迫综合征和多器官衰竭的原因。因此,当心脏骤停是在脓毒症基础上发生时,就会使心脏骤停后综合征进一步恶化。经历初始复苏后,多器官衰竭是 ICU 中死亡的常见原因,其中院内心脏骤停比院外心脏骤停者发生多器官衰竭死亡的更多,这可能反映因感染因素促进更多的院内心脏骤停。

其他心脏骤停的诱因需要在心脏骤停后的阶段内进行特殊治疗。如药物过量和中毒可用特异性解毒剂治疗,环境原因如低体温需要积极的体温控制。这些基础紊乱的特殊治疗,需要联合使用心脏骤停后神经和心血管功能障碍的特殊支持。

第三节 心脏骤停后综合征的临床治疗

依据近年来已发表的许多随机对照临床试验及有关心脏骤停后综合征的研究成果,心脏骤停后进行系统综合救治显著降低血流动力学不稳定引起的早期死亡和多器官衰竭及脑损伤引起的晚期死亡与病残。

一、治疗目标

为了获得较好的治疗结果,首先需要明确治疗的目标。

治疗的初始目标是:① 使心肺功能及生命器官的灌注达到最佳状态;② 将院外心脏骤停患者转送至可提供心脏骤停后综合治疗的医院;③ 将院内心脏骤停后的患者转送至可提供心脏骤停后综合治疗的 ICU;④ 设法确定心脏骤停的直接原因,并预防骤停的复发。

治疗的后续目标是:① 将体温控制在可使患者存活及神经功能恢复的最佳状态;② 确定并治疗 ACS;③ 优化机械通气使肺损伤最小化;④ 降低多器官损伤的风险,必要时支持器官功能;⑤ 客观地评估患者预后;⑥ 必要时给予存活者各种康复性服务。

二、综合结构化的多学科治疗

2010 年 AHA 心肺复苏指南对心脏骤停后病人的治疗推荐了一个"综合结构化的多学科治疗方案",包括通气、血流动力学、心血管、神经系统和代谢等五个部分,旨在改善心脏骤停后 ROSC 患者的预后。2015 年 AHA 心肺复苏指南对恢复自主循环患者的即刻救治流程进行了优化(图 7-20-2)。

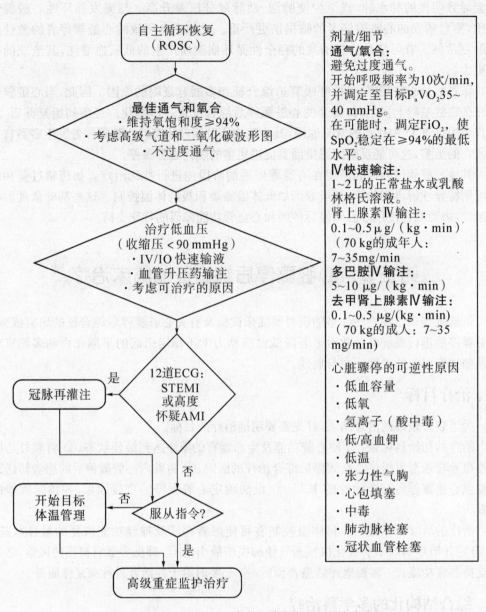

图 7-20-2 2015 AHA 成人心脏骤停后即刻治疗流程

（一）通气

自主循环恢复后,呼吸功能受到不同程度损伤,但还需要对心脏骤停后所造成的全身性缺氧损害及器官功能的恢复提供足够的氧气和二氧化碳的排除,因此,呼吸功能的后续支持十分重要。

1. 监测 主要涉及以下三个方面。

（1）二氧化碳图的监测:呼气末二氧化碳监测是最常用的方法,用于确认气道的安全性和调节通气量。如果可能,对昏迷病人可经气管内导管监测。

（2）脉氧/动脉血气分析:用于指导以最低的吸入氧浓度获得最佳的氧合。

（3）胸部 X 线检查:用于确认气管导管的安全性和发现心脏骤停的原因或并发症,

如肺部炎症、肺炎和肺水肿等。

2. 机械通气 心脏骤停后需要实施机械通气是基于以下两个原因:① 源于呼吸衰竭的心脏骤停,有 3 种情形:气道梗阻、呼吸肌功能障碍、肺实质病变(包括 ARDS、COPD);② 源于心脏骤停的呼吸功能不全,包括左心功能不全的静水力学性肺水肿,炎症、感染或物理损伤的非心源性肺水肿,严重肺不张,心脏骤停或复苏期间发生误吸。

虽然在心脏骤停后急性期大多数患者都是缺乏大脑自动调节或者有功能障碍的,但仍然会保持着脑血管对动脉二氧化碳张力改变的反应性。心脏骤停的昏迷存活者脑血管阻力提高至少达 24 h。目前还没有足够的证据支持心脏骤停复苏后要达到特别的 $PaCO_2$ 目标,但是根据一些研究建议通气时维持呼气末二氧化碳分压($P_{ET}CO_2$)35～40 mmHg,动脉二氧化碳分压($PaCO_2$)40～45 mmHg 为好。

对脑损伤患者的研究显示过度通气会使脑血管收缩,从而产生人脑缺血的潜在危害。过度通气也会增加胸膜腔内压,使 CPR 期间及之后的心排血量降低。通气不足也可能是有害的,因为低氧和高碳酸血症会使脑内压(ICP)增加或产生复合性代谢性酸中毒,它通常在 ROSC 不久后发生。

对于急性肺损伤的患者高潮气量会产生气压伤、容积伤和生物伤。"拯救脓毒症运动"(Surviving Sepsis Campaign,SSC)推荐在机械通气期间,对于脓毒症导致的急性肺损伤患者给予 6 ml/kg 预测体重的潮气量,平台压≤30 cmH_2O。然而,还没有数据能有效支持心脏骤停后所要使用的特定潮气量,但是 CPR 指南推荐潮气量为 6～8 ml/kg。肺保护性通气策略的应用经常会导致高碳酸血症,然而这对心脏骤停后的患者可能是有害的。对于这些患者,可能需要潮气量>6 ml/kg 预测体重,以防止高碳酸血症。当诱导低温后,检查血气分析以调整潮气量可能是有帮助的,因为降温会减少代谢及所需要的潮气量。

需要注意的是心脏骤停后实施机械通气要遵循的基本原则是确保机体适当的氧合,不减少生命器官的血流,不增加颅内压,最低程度的肺损伤。

3. 氧合 以往的 CPR 指南强调在 CPR 期间使用高浓度或纯氧吸入,临床医师也经常在 ROSC 后不定期给以 100%的氧维持通气。虽然确保患者足够供氧很重要,但越来越多临床前证据显示在再灌注的早期,组织内氧过多会通过过度氧化而损伤缺血后神经元。大多数相关的心脏骤停后处理中,ROSC 后第 1 个小时用 100%氧通气对比立即调整吸入氧浓度(FiO_2)并产生 94%～96%的动脉血氧饱和度,前者会产生更差的神经系统预后。Hope 等在 2001 年～2005 年对以美国 120 个 ICU 中 6 326 例非创伤性心脏骤停患者的研究发现,高氧组(PaO_2≥300 mmHg)的死亡率明显高于低氧组(PaO_2<60 mmHg)和正常吸氧组。因此,现在的观点是在保证必需的氧供给的情况下,只需给予能使 SpO_2 稳定在≥94%的最低吸氧浓度。

(二)血流动力学监测与支持

在心肺复苏后救治期间,维持血流动力学稳定的基本原则是应避免和及时纠正低血压(收缩压 SBP<90 mmHg,MAP<60 mmHg)。复苏后血流动力学的维持目标,一般认为是 SBP≥90 mmHg 或 MAP≥65 mmHg。当然,有时候需要根据病人的具体病情而做适当的调整。

1. 监测 对心脏骤停后的病人实施频繁或连续动脉血压监测是必需的。监测动脉血压用于维持灌注压和预防低血压。

其他的监测还包括中心静脉压(CVP)、中心静脉血氧饱和度(ScvO$_2$)、血乳酸、超声心动图等,可根据病情需要而选用。

2. 早期血流动力学的优化　早期血流动力学的优化或者早期目标治疗是促进恢复及维持全身组织氧供和氧耗平衡的一个途径。这个处理途径成功的关键是在于尽可能早地开始监测及治疗,并在最初几个小时内达到目标。主要着眼于前负荷、动脉血氧含量、后负荷、心肌收缩性及全身氧利用的最优化。早期目标治疗已经在手术后患者及严重脓毒血症的患者进行了随机的、前瞻性的临床试验。这些研究的目标包括 CVP 8～12 mmHg,MAP 65～90 mmHg,ScvO$_2$>70％,血细胞比容>30％或血红蛋白>80 g/L,乳酸≤2 mmol/L,尿量≥0.5 ml/(kg·h),氧供指数>600 ml/(min·m^2)。主要的治疗手段是使用静脉输液、正性肌力药、血管升压药及输血。早期目标治疗的益处在于调节炎症、减少器官功能障碍、减少医疗资源的消耗。对于脓毒血症(3.0),早期目标治疗已经显示出能降低死亡率。

心脏骤停后综合征的全身缺血/再灌注反应及心肌功能障碍的许多特征与脓毒血症是相同的。因此,可以假设优化早期血流动力学可以改善心脏骤停患者的预后。对心脏骤停后患者的研究发现,SBP<90 mmHg,或 MAP<65 mmHg 会导致死亡率升高和功能恢复减少,而 SBP>100 mmHg 时恢复效果更好。因此,在心脏骤停后的救治中,应该避免和立即纠正低血压(SBP<90 mmHg,MAP<65 mmHg),维持目标 SBP>90 mmHg 或 MAP>65 mmHg。由于不同患者的基线血压各不相同,不同患者维持最佳器官灌注的要求可能不同。此外,心脏骤停后综合征常会伴随着心脏骤停后脑损伤、心肌功能障碍及持续诱发性病变,要达到这些目标的最佳值及策略会有所不同。

对心脏骤停后综合征患者的缺血后大脑进行适当灌注,但同时又不能加重缺血后心脏不必要的负担是一个独特的现象。由于脑血管丧失了自动调节压力的能力,使脑灌注要依赖于 CPP(CPP＝MAP－ICP)。因为在心脏骤停后早期阶段持续升高 ICP 并不常见,因此脑灌注主要还是依赖于 MAP。如果存在固定或动态变化的大脑微血管功能障碍,那么提高 MAP 理论上能增加大脑的氧供。如前所述的一份人体的研究发现在 ROSC 后第一个 5 min 内的高血压(MAP>100 mm Hg)并没有同时伴有神经系统预后的改善,但在 ROSC 后第 1 个 2 h 的 MAP 确实和神经系统预后相关。在已经公开发表的研究里,院外心脏骤停的患者 MAP 目标低至 65～75 mmHg 或高至 90～100 mmHg 就能达到良好的预后。心脏骤停后最佳的 MAP 可能是依赖于心脏骤停持续的时间,>15 min 未经治疗的心脏骤停需要更高的压力来克服可能的无复流现象。反过来说,一个急性心肌梗死或严重心肌功能障碍的患者可从最低目标 MAP 中获得益处,因为它能确保足够大脑氧供。

心脏骤停后患者最理想的中心静脉压目标还未能被前瞻性的临床试验所确定,但在大多数已经发表的研究中采用的范围是 8～12 mmHg。一个重要的考虑是某些可能的持续诱发性病变(诱因)会增高中心静脉压而并不依赖于血容量状态的变化,如心包压塞、右室急性梗死、肺动脉栓塞、张力性气胸或某些使心肌顺应性受损的疾病。另一个危险是心脏骤停后的心肌功能障碍会导致肺水肿。心脏骤停后缺血/再灌注反应会导致心脏复跳后的静脉内相对性血管内容量不足,并经常需要扩容。尚没有有效证据表明心脏骤停后使用何种液体(晶体液或胶体液)更有优势,临床可依据病人具体病情而选择。

组织氧供及氧耗的平衡可以间接使用 S$_{\bar{v}}$O$_2$ 或 ScvO$_2$ 来监测。心脏骤停后患者最理

想的 $ScvO_2$ 目标还未能被前瞻性的临床试验所确定,还需要去论证连续 $ScvO_2$ 监测的具体数值。一个重要的限制是部分心脏骤停后患者尽管组织氧供不足,但是 S_vO_2 或 $ScvO_2$ 仍然会增高,这个现象普遍存在于那些在 CPR 期间曾给予大剂量肾上腺素的患者中。这个被称为"静脉氧过多"的现象主要是因为微循环衰竭或线粒体衰竭导致组织氧利用受损。

除此以外还要增加尿量和乳酸清除率的指标来观察氧供。两个随机前瞻性的早期目标治疗试验认为尿量目标要≥0 5 ml/(kg·h)。在心脏骤停后患者低温治疗时采用较高的尿量目标>1 ml/(kg·h)是合理的,低温期间会有更多的尿产生。然而,在有急性或慢性肾功能不全时尿量的变化会被误读。由于心脏骤停引起的全身性缺血,ROSC 后早期会发生乳酸沉积增多。这点限制了早期血流动力学优化期间单独测量这个指标的有效性。院外心脏骤停后 ROSC 患者的乳酸清除率与预后有关,然而乳酸清除率会因抽搐发作、过多活动、肝功能衰竭及低温而受损。

心脏骤停后阶段最理想的血红蛋白浓度目标还未能确定。在脓毒症早期目标治疗的研究初期,采用了血细胞比容为 30% 的输血阈值,但相对来说只有较少病人接受了输血,并且即使是在脓毒性休克时应用,也还是有争议的。一个对于需要输血的闭合性头部外伤危重护理试验的亚组分析显示,血红蛋白浓度维持在 100~120 g/L 与维持在70~90 g/L 比较死亡率并没有不同。在挪威一个小组发表的心脏骤停后处理的草案中,血红蛋白的目标是 90~100 g/L。

总体来说,心脏骤停后血流动力学的优化值或者是早期目标治疗还没有被随机的、前瞻性的临床试验所确定。基于有限的一些有效证据,心脏骤停后综合征合理的目标包括:MAP ≥65 mmHg(要考虑到患者的正常血压,心脏骤停的原因及严重的心肌功能障碍等),中心静脉压 8~12 mmHg,$ScvO_2$>70%,尿量>1 ml/(kg·h),并有一个正常或降低的血清乳酸水平。

3. 后续循环支持　心脏骤停后血流动力学不稳定是很常见的,可表现为节律障碍、低血压、低心脏指数。发生机制包括血管内血容量不足、血管舒张功能受损和心肌功能障碍。

节律障碍可以通过维持电解质正常、使用药物及电击疗法治疗。没有证据支持要在心脏骤停后预防性使用抗心律失常药。局灶性心肌缺血是引起节律障碍最常见的原因,而早期的再灌注治疗也许就是最好的抗心律失常疗法。从根本上来说,高危心脏骤停者的存活主要应归因于放置的起搏器或可植入性电复律器-除颤器。

低血压的一线干预方法就是使用静脉输液以改善右心充盈压。在一个研究里,对于院外心脏骤停 ROSC 后维持右房压的范围在 8~13 mmHg,第 1 个 24 h 内静脉输注的晶体液达到 3.5~6.5 L。在一个分散研究中,院外心脏骤停的患者在第一个 24 h 内液体正平衡 3.5±1.6 L,从而使中心静脉压目标达到 8~12 mmHg。

虽然最优化了前负荷,但还是没有达到血流动力学目标的话,要考虑使用正性肌力药物及血管升压药,如多巴胺、多巴酚丁胺、肾上腺素和去甲肾上腺素等。心脏骤停后总体的心功能障碍一般是可逆的,而且会对正性肌力药物反应较好,但是严重并且持久的心功能障碍则可能会影响存活率。早期的超声心动图能对心功能障碍的程度进行量化并指导治疗。血管舒张功能受损在心脏骤停的患者中也很普遍,这可能要用血管升压药来治疗并且也是可逆的。有报道显示尽管达到最优化的前负荷且改善了心功能障碍,院外心脏骤停后还是要用血管升压药维持72 h。可以根据血压、心率、心功能障碍的超声心动图和组织氧供的指标比如 $ScvO_2$、乳酸清除率、尿量等的评估来指导心血管活性药物的选择。如果使用了肺动脉导管或微创脉波指示连续心排血量监测（PICCO）、或其他一些非侵袭性的心脏输出监护，就能更好地根据心脏指数及全身血管阻力来指导治疗。

如果扩容和血管活性药物的治疗都不能恢复足够的器官灌注，那么就要考虑使用机械循环辅助设备。在 ROSC 后 24～48 h 发生暂时性严重心肌功能障碍期间，使用这个治疗措施能支持循环。使用主动脉内球囊反搏（IABP）是增加心肌再灌注最迅速有效的装置。如果还需要加用其他的心脏支持，可以考虑一些侵袭性的治疗如经皮心肺转流术、体外膜氧合（ECMO）、经胸廓辅助人工心脏等。

（三）心血管方面监测与治疗

1. 监测　常用的监测项目是连续心电监测，12 -导联 ECG/肌钙蛋白和超声心动图等。连续心电监测可以确定反复发生的心律失常。12 -导联 ECG/肌钙蛋白可确定 ACS 和 ST 段抬高性急性心肌梗死，评估 QT 间期。超声心动图可确定心脏异常、心脏结构性问题和心肌病等。

对于疑似心源性心脏骤停，且心电图 ST 段抬高的院外心脏骤停患者，应急诊实施冠状动脉造影（而不应等到入院后实施或不实施）。对于特定的（如心电或血流动力学不稳定的）成年患者，若在院外发生疑似心源性心脏骤停而昏迷，且无心电图 ST 段抬高的情况，实施紧急冠状动脉造影是合理的。对于需要冠状动脉造影的心脏骤停后患者，无论其是否昏迷，都应实施冠状动脉造影。

2. ACS 的处理　ACS 常用的治疗方法包括阿司匹林、肝素，急诊经皮冠状动脉介入治疗术（PCI）和溶栓等。

目前大多数的院外心脏骤停的患者都存在冠状动脉性心脏病（CAD），而 AMI 是引起心脏骤停最主要的原因。一个尸检研究报告 100 例缺血性心脏病发生症状后 6 h 内死亡的患者中，有 74 例发现了冠状动脉栓塞，26 例没有栓塞的患者中有 21 例发现斑块破裂。最近一些回顾性研究报告心脏骤停存活者 40%～86% 的冠状动脉斑块形态有急性改变，在尸检研究中比例为 15%～64%。

对院外心脏骤停患者发生急性冠状动脉闭塞的预测，胸痛及 ST 段抬高可能不够有力。院外心脏骤停最常见的原因就是急性冠状动脉闭塞，还需要前瞻性的研究来确定是否需要对所有 ROSC 后的患者都立即施行冠状动脉造影。在冠状动脉造影前开始降温是可行的，在持续降温时可把患者转送去造影室。

如果没有设备能立即施行 PCI，可以考虑对没有接受院前溶栓的 ST 段抬高患者进行院内溶栓。

心脏骤停患者行冠状动脉旁路搭桥术的指征是有左冠状动脉主干狭窄或 3 支冠状血管病变的冠状动脉疾病（Coronary Artery Disease，CAD）。除急性再灌注外，ACS 的处理及 CAD 要遵循标准与指南。

总体来说，要高度重视疑似心源性心脏骤停患者的冠状动脉造影，以便实施 PCI 或溶栓治疗。

3. 其他持续诱发性病变的处理　其他引起院外心脏骤停的原因包括肺动脉栓塞、脓毒血症、低氧血症、低血容量、低钾血症、高钾血症、代谢性疾病、意外性低温、张力性气胸、心脏压塞、毒物、中毒和脑血管意外等。在院内心脏骤停这些病因的发病率可能较高。在 ROSC 后要迅速寻找这些可能引发心脏骤停的原因并给予积极治疗。

4. 可植入性心脏电复律器-除颤器的放置　对于神经系统康复良好的存活者,如果其他的治疗方法(比如房室传导阻滞起搏器、单纯异位途径的经导管消融、严重主动脉狭窄的瓣膜置换术)都不能可靠地防止继发性的心脏骤停,那么就有指征使用可植入性心脏电复律器-除颤器。对于有潜在冠状动脉疾病的患者,如果不能确定心肌缺血是心脏性猝死的单独诱因,或者在它不能用冠状动脉重建术治疗时则强烈推荐使用可植入性心脏电复律器-除颤器。持续左心室射血分数下降(<30%)的心脏性猝死存活者要考虑使用植入性心脏电复律器-除颤器疗法。不同时段的监测是非常重要的,因为当左室射血分数低的患者联合药物治疗(利尿剂、β阻滞剂、血管紧张素转换酶抑制剂)时,多部位的刺激能改善预后。

（四）神经系统的监测与治疗

1. 监测　监测包括系统神经学检查、脑电图和非增强 CT 等。

（1）系统的神经学检查:连续的神经学检查可明确昏迷程度、脑损伤和预后。这些神经学检查包括患者对指令和物理刺激的反应性,瞳孔对光反射和角膜反射,自主眼球运动,呕吐反射,呛咳反射和自主呼吸等。

（2）脑电图(EEG):主要用于排除癫痫。

（3）非增强 CT 扫描:用于排除主要的颅内病变。

2. 癫痫的控制及预防　在 ROSC 后成年人患者中癫痫、肌阵挛或两者同时发生的发生率为 5%～15%,在那些持续昏迷的患者中发生率为 10%～40%。癫痫发作使脑代谢增加了 3 倍。氯硝西泮是最有效的抗肌阵挛药物,但丙戊酸钠和左乙拉西坦可能也有效。也有报道用异泊酚能有效治疗肌阵挛。已经有报道在心脏骤停后严重癫痫状态开始出现时,应用低温疗法能取得良好的神经系统预后。

总体来说,持续癫痫会导致大脑损伤,并能迅速而有效地用苯二氮卓类(地西泮)、苯妥英、丙戊酸钠、异泊酚或巴比妥酸盐等治疗。所有这些药物都会导致低血压,并要进行适当的治疗。氯硝西泮是治疗肌阵挛中的一个药物选择。一旦发生首次的症状在排除了各种可能的直接原因(比如颅内出血、电解质失衡)后就要开始支持疗法。持续脑电图(EEG)监测的益处还需要进一步的前瞻性研究才能确定。

3. 神经保护药物　心脏骤停后引起的神经变性分子事件发生在 ROSC 后数小时到数天。这个时间过程为神经保护药治疗提供可能宽的治疗窗。在过去的 30 多年中,诸多研究没有发现潜在的神经保护药能改善心脏骤停后患者的神经预后。在没有实施低温的患者研究中,没有观察到硫苯妥钠、糖皮质激素、尼莫地平、利多氟嗪、地西泮和硫酸镁等药物改善神经的有益作用。有一项接受低温治疗的患者应用辅酶 Q10 的研究,也没发现能改善神经预后的生存。

总体来说,没有充分证据显示使用任何药物神经保护策略能减少心脏骤停后患者的脑损伤。当然,我们期待新的有效的神经保护药物和新的药物治疗方法。

（五）代谢方面的监测与治疗

1. 监测　代谢方面需要监测的指标为连续乳酸、血清钾、血糖、尿量和血清肌酐等。连续监测乳酸以确认足够的组织灌注。监测血清钾是为了预防低钾诱发的心律失常。监测血糖以确认高血糖和低血糖。监测尿量和血清肌酐以便发现急性肾损伤

(AKI),维持血容量,作为持续肾脏替代治疗(CRRT)的指标。

2. 目标温度管理(Targeted Temperature Management,TTM)　近来的观点是所有心脏骤停后恢复自主循环的昏迷(即对语言指令缺乏有意义的反应)成年患者都应采用目标温度管理,目标温度选定在 32 ℃～36 ℃之间,达到目标后持续 24 h。对非电除颤心律,如心脏停搏、无脉电活动的院外心脏骤停后 ROSC 的无意识成年患者或院内心脏骤停患者来说,人工低温也可能是有益的。低温治疗已成为心脏骤停后昏迷的存活者标准治疗策略的一部分。

低温治疗的实际过程可依次分为 3 个阶段,即诱导、维持及复温。

诱导阶段:通常较容易开始,可使用冷盐水静脉输注或传统的冰袋包裹法,冰袋放置在腹股沟、腋窝及围绕着颈部和头部。在大多数病例里,都容易在 ROSC 后开始实施降温,因为他们的体温在第 1 个小时内通常会下降。用镇静及神经肌肉阻滞剂可以防止寒战,利于初期的降温。

维持阶段:需要监测有效体温以避免体温显著波动。这时最好应用具有连续体温反馈功能的体内或体外降温装置以维持目标体温。体外降温装置包括:冷却毯、水循环系统垫或更多的先进系统如冷气循环帐篷。体内降温装置是在股静脉或锁骨下静脉置入 M 血管内降温导管的方法,此方法近来虽获得业界推荐,但是属于成本较高的有创治疗。

复温阶段:可用体内或体外降温装置或其他加热系统进行调节。目前还不知道最理想的复温率,但较为一致的意见是每小时复温 0.25 ℃～0.5 ℃。在 TTM 后积极预防发热是十分重要的,因为有研究发现发热可恶化神经损伤。

由于代谢率、血浆电解质、血流动力学的改变都会非常迅速,因此在整个降温及复温的过程中都需要进行特殊护理。

低温治疗会伴有严重的并发症。寒战是最普遍的,尤其在整个诱导阶段。轻度的低温会增加全身血管阻力,减少心排血量。低温会诱导多种心律失常,最常见的是心动过缓。低温会诱发利尿,在并发血容量不足时将导致血流动力学不稳定。利尿能引起电解质异常,包括低磷、低钾、低镁和低钙,这些改变会导致心脏的节律障碍。要经常检测血浆电解质,维持电解质在正常值。低温降低了胰岛素的敏感性和胰岛素的分泌,这会导致高血糖。高血糖能应用胰岛素治疗(见"血糖控制"部分)。低温对血小板及其凝血功能有影响,它能损伤凝血功能及增加出血。低温还能损伤免疫系统,增加感染概率。在整个低温过程中,血清淀粉酶都会增高,但其意义还不太清楚。在体温降到 34 ℃时,镇静药及神经肌肉阻滞剂的清除率会减少到 30%。

硫酸镁是天然的 N-甲基-D-天门冬氨酸受体拮抗剂,它能降低寒战阈值,可以在降温过程中使用以减少寒战。镁也是一种血管扩张剂,因此它能提高降温率。它有抗心律失常的作用,硫酸镁(5 g)静脉输注能超过 5 h,涵盖了低温诱导的整个时期。加温皮肤也能降低寒战的阈值;皮肤温度每增高 4 ℃,寒战的阈值就降低 1 ℃。在血管内降温的过程中,应用充气式保温毯可以减少寒战的发生。

如果不能施行低温治疗或者有禁忌证,那么就要预防最轻微的发热。发热在心脏骤停后最初 48 h 最常见。在心脏骤停后最初 72 h 内的发热,要用退热药积极治疗。如果体温超过 37 ℃,不良神经系统预后的危险性就会增加一个级别。

虽然开始低温的最佳时间在临床上还没有很明确的定义,但是目前一致的意见是一旦有可能,就要马上开始降温。如果在 ROSC 后经过一定的时间间隔,即使再给予低温治疗也不再有益。这个时间间隔就是治疗窗,间隔多长时间目前尚未明确定义。开始降温时迅速静脉输注冰冻 0.9%NS 或乳酸林格氏液(30 ml/kg)是一个简单而有效的方法,但不推荐住院前使用。要使用镇静剂或神经肌肉阻滞剂进行适当的镇静以治疗寒战。神经肌肉阻滞剂通常需要适当的团注剂量,但只是偶尔需要连续静脉输注。

需要注意的是 2010 年欧洲复苏委员会制定的复苏指南将严重的全身性感染、确定的多器官衰竭、既存的凝血功能障碍等 3 种情况定为低温治疗的禁忌证。

3. 适度血糖控制 控制血糖是源于以往有研究发现,外科 ICU 危重病患者使用胰岛素严格控制血糖(4.4～6.1 mmol/L)能降低院内死亡率,并能保护中枢及外周的神经系统。心脏骤停后经常会发生高血糖。因此这些患者必须要密切监测血糖浓度,并用胰岛素注射治疗高血糖。最近的研究显示,心脏骤停后患者的血糖浓度最好能控制在 8 mmol/L 以下的目标范围,但严格控制血糖将导致严重低血糖(2.2 mmol/L)的更高发生率,且与不良神经预后相关。

目前的建议是心脏骤停后治疗低血糖(血糖<4.4 mmol/L)和高血糖,治疗高血糖的目标是维持血糖 8～10 mmol/L。

(六) 其他治疗

1. 镇静及神经肌肉阻滞 如果患者在 ROSC 后第 1 个 5～10 min 未能显示足够的觉醒征象,则需要气管插管(如果不是早已完成)、机械通气和镇静。适当的镇静能降低氧耗量,低温疗法能使氧耗进一步减少。采用一些镇静评分标准(如 Richmond 或 Ramsay 评分)来监测这些患者可能是有帮助的。阿片类药物(镇痛药)和安眠药(如异泊酚或苯二氮卓类)都能应用。在低温治疗期间,最理想的镇静能防止寒战及更早地达到目标体温。如果进行了深度镇静仍然发生寒战,可在密切监测镇静及某些神经系统征象(如癫痫)的同时使用神经肌肉阻滞药(可作团注或静脉输注)。因为心脏骤停后癫痫的发生率相对较高,所以在神经肌肉阻滞期间建议给患者进行持续脑电图(EEG)监测。在低温期间,会延长神经肌肉阻滞的持续时间。

虽然 ROSC 后给予至少 24 h 的镇静及通气已经是普遍的习惯,但仍没有有效的安全数据来支持在心脏骤停后需常规给予通气、镇静或神经肌肉阻滞剂。镇静及通气的持续时间可能会受到低温治疗的影响。

总的来说,心脏骤停后的危重患者需要进行镇静来保证机械通气及低温治疗。镇静评分表的使用可能对监测有帮助。在整个低温的诱导、维持、复温的过程中,适当的镇静对防止寒战的发生尤其重要。神经肌肉阻滞能促进低温的诱导,但如果需要连续注射神经肌肉阻滞剂,则要考虑进行持续 EEG 监测。

2. 肾上腺功能障碍的治疗 院外心脏骤停成功复苏的患者经常会发生相对性肾上腺功能不全,同时会伴随死亡率的上升。虽然在 ROSC 后存在相对性肾上腺功能不全,但还没有有效证据证实使用皮质醇治疗能提高远期的预后。在临床上,可根据患者病情特点加以考虑。

3. 急性肾功能衰竭的治疗 急性肾功能衰竭经常会在某些危重病患者的群组中发生。在心脏骤停的昏迷存活者中有一定发生率。其进行肾脏替代疗法的指征和其他危重病患者是一样的。

4. 感染的控制 与某些危重病患者的治疗过程一样,心脏骤停后的患者的治疗过程中不可避免会发生感染并发症。如因吸痰或者机械通气而导致的肺炎很可能是心脏骤停后昏迷患者最重要的并发症。院外心脏骤停患者的肺炎发生率会达到 50%。与其他插管的危重病患者相比,心脏骤停后患者插管第 1 个 48 h 内发生肺炎的危险性显著增加。对心脏骤停后患者感染的防治十分重要。

第四节　心脏骤停后的预后

对心脏骤停患者实施心肺复苏的目的是至少恢复其生活自理能力。但心脏骤停患者的总体预后较差。随着大脑对全身缺血易感性的增加,大多数成功复苏的心脏骤停患者都出现意识障碍,部分患者处于植物状态。对伴有神经功能损害的存活患者需要进一步的加强治疗,这给医疗保健系统、患者的家庭和整个社会带来了沉重的负担。预测心脏骤停患者的预后有重要意义。研究认为临床情况、电生理学结果、影像结果及血液标志物都可用于预测昏迷患者的神经功能预后,但多数数据、检查和标志物会受到镇静和神经肌肉阻滞药物的不同影响。又由于大脑昏迷时对药物可能更加敏感,而且心脏骤停后需要更长的时间代谢药物。因此,对于没有接受 TTM 的患者,利用临床检查预测不良神经结果的最早时间是在心脏骤停发生 72 h 后,但若怀疑有镇静药的残留作用或神经肌肉阻滞药干扰临床时,还可进一步延长时间。对于接受了 TTM 的患者,当镇静和神经肌肉阻滞药可能干扰临床检查时,应等体温回到正常 72 h 后再预测结果。

现在没有一项单一的机体数据或检查可以百分百准确预测心脏骤停后的神经功能恢复。在体温过低和用药消退后,综合使用多项检查结果,最可能提供准确的结果预测。已有的研究提示有助于临床判断心脏骤停后不良神经预后的指标见表 7 - 20 - 2。

表 7 - 20 - 2　有助于临床判断心脏骤停后不良神经预后的指标 *

- 心脏骤停后 72 h 或更长时间,双侧瞳孔对光反射消失(推荐定量测定)
- 心脏骤停后 72 h 或更长时间,双侧角膜反射消失
- 心脏骤停后 72 h 内发生肌痉挛(EEG 确认与脑相关)
- 心脏骤停后 72 h 内,血清 NSE 高值
- 心脏骤停后,脑部 CT 灰白比例下降
- 心脏骤停后 2~7 d 脑部 MRI 广泛区域弥散受限
- 心脏骤停后 2~7 d 脑部 MRI 广泛区域弥散系数下降
- 心脏骤停后,双侧体感诱发电位 N20 缺失大于 24 h
- 心脏骤停后 72 h 或更长,持续性癫痫持续状态
- 心脏骤停后在无镇静剂治疗下,EEG 持续 72 h 或更长时间的爆发抑制

　* 数据来源于 2020 年 AHA 和 ECC 发布的心肺复苏指南;这些指标的应用要注意排除休克、体温、代谢紊乱、镇静剂或神经肌肉阻滞剂及其他临床因素的可能影响;多指标综合判断的预测更为准确。
　缩写:EEG,脑电图;NSE,神经元特异性烯醇化酶;CT,计算机断层扫描;MRI,核磁共振成像

心脏骤停后综合征的治疗还没有成熟的方法,需要进一步研究与完善。

(吕建农)

第二十一章 多器官功能障碍综合征

随着现代医学的进步,遭受严重创伤、感染或大手术等重症患者可以耐受初始的打击而存活,但在随后的数日或1周后,仍有可能继发 ARDS、AKI、DIC 等多个器官或系统功能不全甚至衰竭而死亡。20 世纪 70 年代以来,多器官功能障碍综合征(Multiple Organ Dysfunction Syndrome, MODS)作为一个新的临床综合征,已成为严重感染、创伤和大手术后最常见的病死原因,是重症医学所面临的最大挑战之一。

一、概述

(一)定义

MODS 是指机体遭受急性损伤 24 h 后,出现两个或两个以上器官/系统的功能变化,在没有外界干预下不能维持内环境稳定的临床综合征。

(二)MODS 的认识过程

创伤及其相关因素引起的并发症常常导致病人的后续死亡。第二次世界大战期间及之前,循环性休克是最为突出的问题。随着对休克认识的进步,急性肾功能衰竭又成为威胁患者生命的难题。而到了 20 世纪 60 年代末,急性呼吸衰竭变为危重患者死亡的主要原因。20 世纪 70 年代以后,器官支持技术的进步,使得越来越多的危重病患者不再死于单一器官衰竭,而是死于多个器官衰竭,被称为"七十年代综合征"。至此,人们开始了对 MODS 的认识。

1973 年 Tilney 首先提出了"序贯性器官功能衰竭"的概念。作者观察了 18 例腹主动脉瘤术后并发急性肾衰竭的患者,尽管给予积极治疗,均先后出现急性肺水肿(非心源性)、急性胰腺炎和急性肾衰竭等序贯性功能衰竭,病死率高达 94%。作者认为腹主动脉瘤手术创伤导致患者发生多个器官的序贯性衰竭,并指出相继衰竭的器官可以是远隔器官,而并不一定是最初受损的器官。"序贯性器官功能衰竭"的提出,是多器官功能衰竭(MOF)研究的一个里程碑,为临床医师重视 MOF 奠定了基础。

1975 年 Baue 进一步提出了序贯性器官功能衰竭综合征,首次将 MOF 概括为一个综合征。Baue 研究发现 3 例患者的原发性疾病不同,但最终均发生 MOF 而死亡,尸检显示类似的结果。由于不同原发疾病导致了类似的多个器官相继发生功能衰竭,Baue 将其归纳为一个综合征——多系统进行性或序贯性器官功能衰竭,并指出当单一器官功能衰竭被征服或功能被替代后,多器官的衰竭正在成为一种新的威胁。

1977 年 Eiseman 将不同原发疾病导致的多个器官相继发生功能衰竭这一综合征命名为 MOF,这一术语简单明了,迅速被推广采用。应该指出,MOF 不是单纯的一种综合征,而是作为一个新的概念被提出来的。但一个疾病往往有一个发生、发展的过程,而器官功能衰竭已是疾病的最终表现。也就是说,MOF 这一术语不能反映疾病整个过程,也不利于疾病的早期干预或救治。因此,到 1991 年 8 月,美国胸科医师学会(ACCP)/危重病医学会(SCCM)提出以多器官功能障碍综合征(MODS)代替 MOF。而传统的 MOF 就是 MODS 继续发展的最严重的终末期结果。

以 MODS 代替 MOF 反映了人们对该综合征更为深入的认识和了解,具有重要的临床意义。第一,MODS 是一个包括早期内环境紊乱到 MOF 的连续的病理生理过程,而不是一个孤立事件,具有较广的内涵。第二,MODS 的提出也是对 MOF 痛苦反思的结果,当患者诊断为 MOF 时,器官功能衰竭已到晚期,常常痛失治疗时机。对多器官功能衰竭的早期干预,前提是对 MOF 的早期认识。MODS 的提出为早期认识、早期诊断以及早期干预奠定了基础。

(三)发生率与严重性

根据 1988～1990 年美国 40 家医院 17 449 例 ICU 患者的统计调查结果,MODS 患病率为 14%。北京协和医院 ICU 的临床流行病学调查显示,1991～1996 年 6 年期间 1 056 例危重病患者收住 ICU,339 例患者发生 MODS,患病率为 32.1%。作为 MODS 严重阶段的 MOF 的发生率一般占危重病人的 6%～7%,病死率高达 60%～94%,并与累及器官/系统的多少有关(表 7 - 21 - 1),累及器官/系统越多,死亡率越高。

表 7 - 21 - 1　MODS 的预后与累及的器官数相关

累及的器官个数	病死率(%)
0	3
1	30
2	50～60
3	85～100
4	72～100
5	100

MODS 的病死率还受病死危险因素的影响。MODS 患者存在病死危险因素时病死率增加。Knaus 等对 MODS 的病死危险因素做了大规模的临床调查,概括了 MODS 病死的相关危险因素(表 7 - 21 - 2)。

(四)发病类型

根据发病的快慢:速发型,为创伤、休克后<72 h 出现;迟发型,创伤、休克后>72 h 逐渐出现。

表 7 - 21 - 2　MODS 的病死危险因素

- 病危（APACHE Ⅱ＞20；APACHE Ⅲ＞30）
- 严重创伤（急性损伤评分＞25）
- 年龄＞65 岁（＞55 岁的创伤患者）
- 明确有感染或炎症的 ICU 患者
- 全身性感染
- 转入 ICU 后低血压超过 24 h
- 休克复苏后仍然存在氧债——血乳酸水平持续升高
- 重大手术
- 体外循环中主动脉阻断时间＞1.5 h
- 具有肝功能不全病史
- 长期酗酒

二、病因学

传统观念认为 MODS/MOF 是严重感染或创伤的直接后果，也就是说入侵的致病微生物及其毒素或组织损伤是导致 MODS 的根本原因。1973 年 Tilney 首先撰文指出相继衰竭的器官可以是远隔器官，而并不一定是最初受损的器官。1977 年 Polk 认为远隔器官的功能衰竭是隐匿性腹腔感染的结果。1980 年 Fry 进一步提出革兰阴性杆菌是导致 MOF 的最常见原因。受上述理论的影响，对于 MOF 的诊疗，临床上积极使用抗生素，并致力于寻找隐匿的感染灶，甚至在缺乏充分证据的情况下，主张经验性治疗或早期剖腹探查，以期发现隐匿的或未控制的感染灶，达到控制感染、防治 MOF 的目的。遗憾的是，积极的治疗并未获得预期疗效。

创伤感染是否是导致 MODS 的根本原因，值得怀疑。1985 年 Norton 观察了 21 例腹腔脓肿患者，经多次积极的腹腔引流和抗生素治疗，仍有 16 例死于 MODS。他认为即使充分的脓肿引流和抗生素治疗，并不能使 MODS 逆转，也不能降低病死率。之后，又有研究发现死于 MOF 的菌血症患者中，在剖腹探查或尸检中，有 30% 无感染灶发现。在此基础上，1985 年 Goris 指出，MODS 并非细菌/毒素或组织损伤直接作用的后果，可能是机体炎症反应紊乱的结果。这是 MODS 认识上的重大飞跃。根据一系列的实验和临床观察，形成 MODS 的理论假设，即机体在遭受细菌或毒素打击时，炎症细胞大量激活和炎症介质过量释放，并涌入循环产生持续性全身性炎症瀑布反应，这是导致 MODS 的根本原因。换句话说，感染或组织损伤导致机体炎症反应失控，造成广泛自身组织破坏，最终导致 MODS，甚至死亡。

研究又发现以下因素是 MODS 发病的危险因素：

（1）原先存在的危险因素：如高龄、慢性疾病、器官功能不全衰竭、嗜酒、糖尿病、血管性疾病、营养不良、免疫介导等。

（2）同时存在的危险因素：重要器官系统功能不全、长期低血压、炎症坏死组织、严重烧伤、重要中枢神经系统损伤、肠缺血、误吸等。

（3）继发的危险因素：气管内插管、无肠道营养、有创伤性设备、胃碱化、器官和系统功能不全、抗生素、营养不良等。

三、发病机理

MODS 的发病机制非常复杂,尚未完全清楚。以往认为 MODS 是感染、创伤、烧伤等严重机体损伤难以遏制的直接后果。近 20 年的研究涉及 MODS 的病理生理学、病理学、免疫学、分子生物学以及分子流行病学,对 MODS 的认识逐步深入。目前认为,MODS 不仅与感染、创伤等直接损伤有关,在某种程度上,MODS 与机体自身对感染、创伤的免疫炎症反应具有更为本质性的联系,也就是说 MODS 的最大威胁来自失控的炎症反应。目前比较令人接受的学说有以下几个。

（一）损伤后"二次打击"学说

MODS 往往是多元性和序贯性损伤的结果,而不是单一打击的结果。1985 年 Dietch 等提出 MODS 的"二次打击"学说(图 7-21-1),将创伤、感染、烧伤、休克等早期直接损伤作为第一次打击,第一次打击所造成的组织器官损伤是轻微的,虽不足以引起明显的临床症状,但最为重要的是,早期损伤激活了机体免疫系统。尽管炎症反应的程度较轻,但炎症细胞已经被动员起来,处于预激活状态。此后,如病情稳定,则炎症反应逐渐缓解,损伤组织得以修复。当病情进展恶化或继发感染、休克等情况,则构成第二次或第三次打击。第二次打击使已处于预激活状态的机体免疫系统爆发性激活,大量炎症细胞活化、炎症介质释放,结果炎症反应失控,导致组织器官的致命性损害。第二次打击强度本身可能不如第一次打击,但导致炎症反应的爆发性激活,往往是致命的。

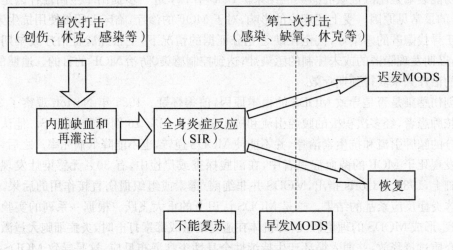

图 7-21-1 MODS 的"二次打击"学说

当第一次打击强度足够大时,可直接强烈激活机体炎症反应,导致 MODS,属于早发的 MODS。但大多数患者 MODS 是多元性和序贯性损伤的结果,并不是单一打击的结果,这类 MODS 属于迟发的 MODS。常见的第二次打击包括继发性感染、休克、缺氧、缺血、创伤、手术等。对于多发性创伤的患者,如创伤严重,则直接可导致 MODS。但多数患者经早期清创处理后基本稳定,而创伤早期发生的低血压导致各器官发生不同程度的缺血再灌注损伤及巨噬细胞、中性粒细胞激活,使患者出现发热、白细胞升高等炎症反应表现。创伤后 3~7 d,继发性感染或休克,使已处于预激活或激活状态的炎症细胞发生爆发性激活,结果使炎症反应失控,导致自身组织器官的损害,最终发展为 MODS。

（二）肠源性学说

肠源性学说，又称肠道动力学说，最早是由 Meakins 和 Marshall 提出的。1985 年 Goris 对 MODS 患者的研究显示，死于 MODS 的患者中，30％血培养阳性或有全身性感染的表现，但找不到感染灶。肠道是机体最大的细菌和毒素库，肠道有可能是 MODS 患者菌血症的来源。另外 MODS 患者菌血症的细菌往往与肠道菌群一致。因此，Meakins 和 Marshall 提出肠道可能是 MODS 发生发展的动力器官。

目前，支持肠源性学说的临床和实验研究证据包括：① 约三分之一的菌血症患者死于 MODS 而未发现明确的感染灶；② 肠道对缺血和再灌注损伤最为敏感，创伤或感染患者或动物模型中，细菌或毒素易位已被证实；③ 应用肠道营养，保持肠黏膜的完整性，可降低感染发生率。但对这一学说也有不同的看法：① 休克或创伤后，肠黏膜通透性增加与感染并发症并无必然联系；② 细菌可从肠系膜淋巴结中检出，但进入循环很少；③ 选择性消化道去污染（SDD）对降低肺部感染有益，但对 MODS 的发病和病死无明显影响。

根据目前的认识水平，肠道不仅仅是一个消化器官，由于肠黏膜内大量散在分布的淋巴细胞、肠系膜中广泛分布的淋巴结以及肝脏内大量的枯否细胞，肠道实际上也是一个免疫器官。在感染、创伤或休克时，即使没有细菌的易位，肠道内毒素的易位也将激活肠道及其相关的免疫炎症细胞，导致大量炎症介质的释放，参与 MODS 的发病。因此，肠道是炎症细胞激活、炎症介质释放的重要场地之一，也是炎症反应失控的策源地之一。从这一点来看，肠源性学说实际上是炎症反应学说的一部分。

1994 年，Mythen 将术后 MOF 的发病机制用流程图做了描述，较为全面地叙述了外科手术后病人诸多因素引起内脏和肠道低灌注，导致肠道黏膜屏障损害，致病微生物（如细菌）及其毒素易位，激活炎症病理通路，最终发生 MOF(MODS)（图 7-21-2）。

（三）缺血再灌注损伤学说

缺血再灌注损伤学说也称为自由基学说，主要包括三个方面：① 氧输送不足导致组织细胞直接的缺血缺氧性损害；② 缺血再灌注促发自由基大量释放；③ 白细胞与内皮细胞的互相作用，导致组织和器官损伤，最终发生 MODS。

缺血缺氧引起组织器官损伤是 MODS 的重要原因。当氧输送低于临界水平时，必然引起全身组织器官的缺血缺氧，导致器官功能损害。

缺血再灌注后自由基的释放也是导致 MODS 的重要机制。组织器官血流灌注的恢复或重建对于机体的生存是很有必要的，但却能诱导自由基的释放。黄嘌呤氧化酶和白细胞激活途径是自由基生成的主要来源。黄嘌呤脱氢酶转化为黄嘌呤氧化酶是自由基释放的前提，一般情况下，肠道再灌注 10 s 后，黄嘌呤脱氢酶即转化为黄嘌呤氧化酶；在心肌组织中，酶的转化发生于再灌注后 8 min 左右；而在肝脏、脾脏、肾脏和肺等器官，酶的转化发生在再灌注后 30 min。再灌注后不同组织器官酶转化时间的差异，是不同组织器官缺血再灌注损伤程度不同的基础。再灌注和自由基造成的损害往往比缺血更为严重。

（四）炎症反应失控学说

早先认为 MODS 是炎症反应的结果。炎症反应学说在 MODS 发病机制中的作用，得到大量实验和临床研究的证实：① 内毒素血症导致的 MODS 模型动物及因感染、烧伤和创伤而发生 MODS 患者，血浆和局部组织（如肺泡灌洗液、脑脊液、腹水、胸腔积液等）

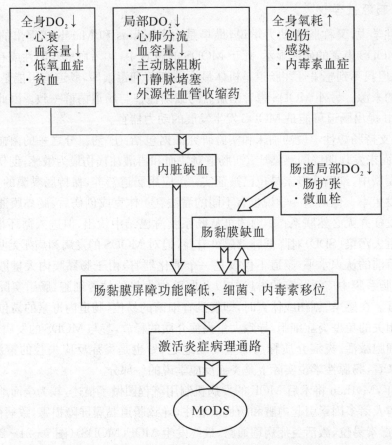

图 7‑21‑2　MODS 的肠源性学说

的炎症介质浓度明显升高,而且炎症介质的水平与疾病严重程度有一定关系;② 给动物注射内毒素或炎症介质(如 TNFα 和 IL‑1β),不但可引起严重炎症反应,而且可进一步诱发 MODS;给健康志愿者静脉注射小剂量内毒素和炎症介质也可导致明显的炎症反应;③ 注射单克隆抗体以阻断内毒素或炎症介质的效应,可防止感染动物发生 MODS,降低病死率。

　　由毒素和炎症介质诱导的失控炎症反应,在很大程度上作用于血管内皮细胞水平。正常情况下,内皮细胞表现为非炎症性表型,具有调节毛细血管血流、参与凝血和炎症反应的功能。当内毒素或炎症介质作用于内皮细胞时,内皮细胞可表达组织因子激活外源性凝血途径,表达表面受体,如内皮细胞‑粒细胞粘附分子(ELAM)、细胞间粘附分子(ICAM‑1)等,促进白细胞与内皮细胞粘附和激活。此时毛细血管不再是炎症细胞的被动通道,而是炎症反应的积极参与者,促进炎症细胞向感染损伤部位趋化,激活炎症细胞,增强炎症细胞对细菌和异物的清除能力,有助于感染的控制和局限。但当局部炎症反应放大或失控时,毒素和炎症介质不仅刺激损伤部位的毛细血管内皮,而且可能弥漫性损伤全身毛细血管内皮细胞,结果造成微血栓形成及器官功能损害,导致 MODS。

　　现将炎症反应学说用流程图作一综合(图 7‑21‑3)。

　　根据上述理论,抑制或中和关键性炎症介质,阻断炎症反应的多米诺效应,寻找防止 MODS 的"魔弹",一度成为 MODS 研究热点。动物实验显示早期给予单克隆抗体,阻断

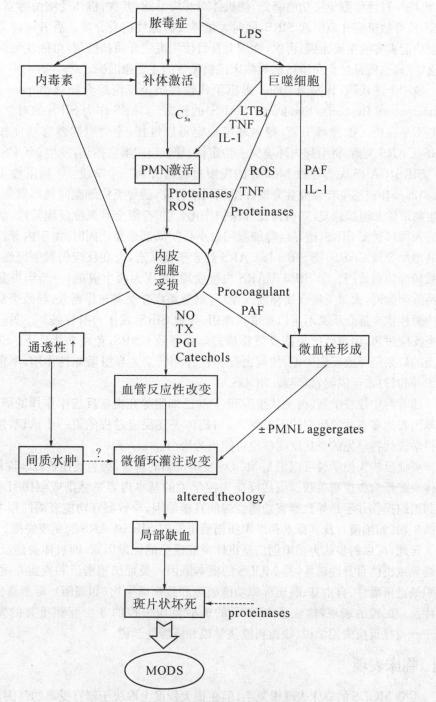

图 7 - 21 - 3　MODS 的炎症反应学说

内毒素、TNFα、IL-1β、IL-6 和 γ 干扰素（IFNγ）的作用,具有降低动物炎症反应和病死率的作用,结果令人鼓舞。令人失望的是,内毒素单抗、TNFα 单抗等炎症介质拮抗剂在临床试验中相继失败,甚至个别研究报道增加病死率。

　　抗介质治疗战略的失败,使人们深刻反思 MODS 的炎症反应机制。深入的研究又使人们重新认识 SIRS 在 MODS 中的作用。首先引起注意的是机体受细菌毒素、损伤打击后,出现一过性细胞免疫功能降低,使机体对感染易感;其次,机体受细菌毒素、损伤刺激后,不仅释放炎症介质引起 SIRS,同时大量释放内源性抗炎介质。后者可能是导致机体免疫功能损害的主要原因;再次,临床上盲目使用炎症介质拮抗剂,可能使免疫功能损伤加重,或许这就是炎症介质拮抗剂临床试验失败的主要原因。

鉴于上述认识,1996 年 Bone 提出了代偿性抗炎反应综合征(Compensatory Anti-inflammatory Response Syndrome,CARS)的概念。CARS 作为 SIRS 的对立面,两者常常是不平衡的。如保持平衡,则内环境稳定得以维持,不会引起器官功能损伤。一旦 SIRS/CARS 失衡,将引起内环境失去稳定性,导致组织器官损伤,发生 MODS。

SIRS/CARS 失衡导致 MODS 的发展过程可分为三个阶段:① 局限性炎症反应阶段:局部损伤或感染导致炎症介质在组织局部释放,诱导炎症细胞向局部聚集,促进病原微生物清除和组织修复,对机体发挥保护作用。② 有限全身炎症反应阶段:少量炎症介质进入循环诱发 SIRS,诱导巨噬细胞和血小板向局部聚集。同时,由于内源性抗炎介质释放增加导致 CARS,使 SIRS 与 CARS 处于平衡状态,炎症反应仍属生理性,目的在于增强局部防御作用。③ SIRS/CARS 失衡阶段:表现为两个极端,一是当炎症刺激过强或持续刺激时,大量炎症介质释放入循环,刺激炎症介质瀑布样释放,导致炎症反应过度而内源性抗炎症介质又不足以抵消其作用,导致 SIRS,发生自身性破坏。另一个极端是抗炎反应过强,内源性抗炎症介质释放过多而导致 CARS,免疫功能低下。SIRS/CARS 失衡的后果是炎症反应失控,使其由保护性作用转变为自身破坏性作用,不但损伤局部组织,同时打击远隔器官,导致 MODS。

随着对中性粒细胞、树突状细胞和 T 淋巴细胞等在炎症反应中作用的研究,炎症介质基因表达多态性的研究的不断深入,对机体炎症反应过程的进一步认识,用炎症反应失控学说代替早先的炎症反应学说可能更为恰当。

炎症反应失控学说可以说是 MODS 发病机制的基石,因为其他各种学说最终都将与机体炎症反应失控有关联。炎症反应失控学说的基本内容是感染或创伤引起的毒素释放和组织损伤并不是导致器官功能衰竭的直接原因,导致器官功能衰竭的根本原因是致病微生物(如细菌)/及其毒素和组织损伤所诱发的 SIRS/CARS 的免疫失衡。

至此,可以初步认为感染创伤是机体炎症反应的促发因素,而机体炎症反应的失控,最终导致机体自身性破坏,是 MODS 的根本原因。炎症细胞激活和炎症介质异常释放、组织缺血再灌注、自由基、肠道屏障功能破坏和致病微生物(如细菌)/毒素易位均是机体炎症反应失控的表现,构成了 MODS 的炎症反应失控的 3 个互相重叠的发病机制学说——炎症反应失控学说、缺血再灌注学说和肠源性学说。

四、临床表现

尽管 MODS 的临床表现很复杂,但在很大程度上取决于器官受累的范围及损伤是由一次打击还是由多次打击所致。

1. MODS 器官衰竭发生的时间特征　MODS 的各器官功能障碍的始发时间不同,一般无特定发病顺序。但在同类疾病引起的 MODS 中,器官功能障碍的顺序似乎有规律可循(表 7 - 21 - 3)。从表可知在 MODS 的发病过程中肺脏是最先累及的器官,但需要注意的是 Ehrlich 的结果仅是观察了 5 个器官和系统,并未涵盖所有的器官和系统。

表 7 - 21 - 3　MODS 的时间进程

系统	衰竭发作的平均间期
呼吸	2～3
血液	3～5
肾	4～5
肝	6～7
中枢神经	7～9

2. 各器官系统发生功能改变到衰竭的表现　MODS 临床表现的个体差异很大,一般情况下,MODS 病程为 14～21 d,并经历 4 个阶段,包括休克、复苏、高分解代谢状态和器官衰竭阶段。每个器官或系统在发病过程中,各个阶段都有其典型的临床特征(表 7 - 21 - 4)。

表 7 - 21 - 4　MODS 的临床分期与特征

器官/系统	第 1 阶段	第 2 阶段	第 3 阶段	第 4 阶段
一般情况	正常或轻度烦躁	急性病容,烦躁	一般情况差	濒死感
循环系统	容量需要增加	高动力状态,容量依赖	休克,心排出量下降,水肿	血管活性药物维持血压,水肿,$S_{\bar{v}}O_2$ 下降
呼吸系统	轻度呼碱	呼吸急促,呼碱、低氧血症	严重低氧血症,ARDS	高碳酸血症、气压伤
肾脏	少尿,利尿药反应差	肌酐清除率下降,轻度氮质血症	氮质血症,有血液透析指征	少尿,血透时循环不稳定
胃肠道	胃肠胀气	不能耐受食物	肠梗阻,应激性溃疡	腹泻,缺血性肠炎
肝脏	正常或轻度胆汁淤积	高胆红素血症,PT 延长	临床黄疸	转氨酶升高,严重黄疸
代谢	高血糖,胰岛素需要量增加	高分解代谢	代谢性酸中毒,高血糖	骨骼肌萎缩,乳酸酸中毒
中枢神经系统	意识模糊	嗜睡	昏睡	昏迷
血液系统	正常或轻度异常	血小板降低,白细胞增多或减少	凝血功能异常	不能纠正的凝血障碍

呼吸表现为:始轻度呼碱→PaO_2↓→需机械通气→FiO_2↑→PEEP＋纯氧→低氧。

循环表现为:始高动力状态(CO 可达 7.0 L/min)→BP↓(SBP＜80 mmHg),CI＜2.2 L/(min·m²),CVP ＞15 mmHg →药物、仪器支持循环→心律失常、心梗、短期停搏→心跳停止。

肾脏表现为:血清 BUN、Cr 缓慢↑→尿量↓,血钾↑,血 Cr＞442 μmol/L,血 BUN＞17.9 mmol/L→透析维持。

胃肠功能表现为:病人不能耐受饮料与食物(进食后腹泻)或胃肠蠕动消失,应激性溃疡→顽固性 UGIH、肠穿孔、坏死性肠炎、急性胰腺炎、自发性胆囊穿孔等。

代谢系统表现为:糖耐受性↓,加胰岛素→难以控制的高血糖;白蛋白用量不断↑;肌无力等。

尽管 MODS 涉及面广,临床表现复杂,但 MODS 具有以下显著特征:

(1) 发生功能障碍的器官往往是直接损伤器官的远隔器官。

(2) 从原发损伤到发生器官功能障碍在时间上有一定的间隔。

(3) 高排低阻的高动力状态是循环系统的特征。

(4) 高氧输送和氧利用障碍及内脏器官缺血缺氧,使氧供需矛盾尖锐。

(5) 持续高代谢状态和能源利用障碍。

五、诊断

完整的 MODS 诊断依据应该是:诱发因素/病因＋全身炎症反应综合征(SIRS)＋多器官功能障碍,即存在:① 严重创伤、感染、休克、延迟复苏以及大量坏死组织存留或凝血功能障碍等 MODS 的诱因/病因;② 存在全身炎症反应综合征、脓毒症或免疫功能缺陷;③ 存在两个以上器官/系统功能障碍。

(一) MODS 诊断标准

早在 1980 年 Fry 提出第一个 MOF 诊断标准,仅包含了呼吸、肝脏、肾脏和胃肠道系统。1997 年提出了修正的 Fry-MODS 诊断标准(表 7-21-5)。该标准结合国际常用的诊断标准,几乎包括了所有可能累及的器官或系统。当然,该标准未能包括 MODS 的整个病理生理过程,但避免了繁琐的程度评分,较为简便,增加了临床实用性。

表 7-21-5 多器官功能障碍综合征诊断标准

系统或器官	诊断标准
循环系统	收缩压低于 90 mmHg,并持续 1 h 以上,或需要药物支持才能使循环稳定
呼吸系统	急性起病,$PaO_2/FiO_2 \leqslant 200$ mmHg(无论是否应用 PEEP),X 线正位胸片见双侧肺浸润,肺动脉楔压≤18 mmHg 或无左房压力升高的证据
肾脏	血肌酐>2 mg/dL 伴有少尿或多尿,或需要血液净化治疗
肝脏	血胆红素>2 mg/dL,并伴有转氨酶升高,大于正常值 2 倍以上,或已出现肝昏迷
胃肠	上消化道出血,24 h 出血量超过 400 ml,或胃肠蠕动消失不能耐受食物,或出现消化道坏死或穿孔
血液	血小板$<50 \times 10^9$/L 或降低 25%,或出现弥散性血管内凝血
代谢	不能为机体提供所需的能量,糖耐量降低,需要用胰岛素;或出现骨骼肌萎缩、无力等表现
中枢神经系统	格拉斯哥昏迷评分<7 分

(二) MODS 评分

2001 年以来,国际学术组织推荐 Marshall 和 Vincent 的 MODS 评分法可用于 MODS 的诊断。

1995 年 Marshall 等提出的 MODS 计分法(表 7‑21‑6)。对 MODS 中 6 个器官系统功能障碍程度的评估,采用 0～4 的评分法。其评分依据是病人的生理学和生化测定的参数,并结合大量的临床资料进行统计学的处理、分析结果。如评为 0 多属正常的功能,若≥3 则可认为该器官系统有明显的功能障碍。这种评分法不仅有助于了解病情的发展,而且对预后的评估有很好的参考意义。

表 7‑21‑6　MODS 评分法(Marshall,1995)

器官系统	评分				
	0	**1**	**2**	**3**	**4**
呼吸[PaO_2/FiO_2(mmHg)]	＞300	226～300	151～225	76～150	≤75
肾脏[血肌酐(μmol/L)]	≤100	101～200	201～350	351～500	＞500
肝脏[胆红素(μmol/L)]	≤20	21～60	61～120	121～240	＞240
心血管(PAR)*	≤10.0	10.1～15	15.1～20.0	20.1～30.0	＞30
血液[血小板计数(×10^9/L)]	＞120	80～120	51～80	21～50	≤20
神经系统(Glasgow 评分)	15	13～14	10～12	7～9	≤6

＊PAR 为调整的血压与心率,PAR＝心率×右房压(或 CVP)/平均动脉压,以消除因应用血管活性药物产生的影响

MODS 的评分方法:每日进行评分,选择 24 h 期间每个指标中最为严重的结果;如果某个指标没有测得,则视为零;将 6 个指标的分值相加得到最后分值;新的分值在随后的 24 h 获得。

Marshall 提出的 MODS 计分法评估系统中,MODS 分数与病死率呈显著正相关(表 7‑21‑7),对临床 MODS 的预后判断也具有重要意义。

表 7‑21‑7　Marshall MODS 评分预测病人预后

Score	ICU Mortality	Hospital Mortality	ICU Stay
0	0%	0%	2 Days
1～4	1%～2%	7%	3 Days
5～8	3%～5%	16%	6 Days
9～12	25%	50%	10 Days
13～16	50%	70%	17 Days
17～20	75%	82%	21 Days
21～24	100%	100%	—

1996 年 Vincent 等提出了全身性感染相关性器官功能衰竭评分,即序贯性器官衰竭评分(Sequential Organ Failure Assessment,SOFA),它不但体现器官和系统功能衰竭的病理生理过程和程度评价,而且也是对疾病(感染)特异性的 MODS 进行评估(表 7‑21‑8)。

表 7 - 21 - 8　序贯性器官衰竭评分（Vincent 1996）

SOFA	0	1	2	3	4
PaO$_2$/FiO$_2$	≥400	<400	<300	<200[b]	<100[b]
肌酐(mg/dL) 或尿量(ml/d)	<1.2	1.2~1.9	2.0~3.4	3.5~4.9 or (<500)	>5.0 or (<200)
血胆红素 (μmol/L)	<21	21~33	34~102	103~204	>205
低血压 (mmHg)	NO	MAP<70	Dopa≤5 或 Dobu(任何 剂量)[a]	Dopa>5 或 Epi≤0.1 or NE≤0.1[a]	Dopa >15 或 Epi >0.1 or NE>0.1[a]
血小板 (×10^9/L)	≥150	<150	<100	<50	<20
Glasgow 评分	15	13~14	10~12	6~9	<6

a:应用 Dopa(多巴胺)、Dobu(多巴酚丁胺)、Epi(肾上腺素)、NE(去甲肾上腺素)至少 1 h[μg/(kg・min)];
b:机械通气

六、防治

MODS 的治疗原则包括积极处理危险因素/病因、免疫调理、器官/系统功能的保护和支持、促使受损器官/系统恢复正常功能等。目前常用的治疗方法仍然以综合支持为主,特异性治疗尚未成熟。

(一)加强对原发病的治疗

1. 加强对高危病人的监护　MODS 的高危病人包括在 ICU 内发生脓毒症或感染;年龄>65 岁;全身性菌血症、脓毒症;非细菌性菌血症;循环休克后,仍持续供氧不足;存在坏死或损伤的病灶;严重创伤或重大手术;肝功能衰竭的末期等。对这些病人应加强监护。

2. 积极有效地处理危险因素/病因　如早期及时控制休克;预防和控制感染;把握特异性治疗时机(如严重创伤的手术时机);避免医源性损害(如输液超负荷引起的肺水肿);慎用器官毒性药;不必要的呼吸支持;高浓度吸氧等。

(二)免疫调理

正确判断 MODS 患者 SIRS/CARS 失衡方向,是进行临床干预、恢复 SIRS 与 CARS 平衡的前提。虽然目前尚无快速、准确的指标应用于临床,以前的免疫调控治疗也没有获得成功,但有关中性粒细胞、树突状细胞和 T 淋巴细胞在炎症反应中的作用研究,炎症介质基因表达多态性的研究,为进一步的基因调控治疗和个体化的免疫调控治疗奠定了基础。免疫调控治疗出现了新曙光。

(三)器官系统功能的保护和支持

这是基本的治疗方法,实施时需注意整体协调、支持适度、多加保护、加强监测、随时调整等原则。不能简单地将多个单个器官的治疗措施叠加来作为对 MODS 的治疗。只有将各种医疗措施进行有机的结合,才能达到预期的效果。

1. 改善氧代谢 氧代谢障碍是 MODS 的特征之一,纠正组织缺氧是 MODS 重要的治疗目标。可参考的治疗目标是 CI>4. 5 L/(min·m²),氧供 600 ml/(min·m²),氧耗 170 ml/(min·m²)。改善氧代谢障碍、纠正组织缺氧的主要手段包括增加全身氧输送、降低全身氧需、改善组织细胞利用氧的能力等。

(1) 增加氧输送:提高氧输送是目前改善组织缺氧最可行的手段。氧输送是单位时间内心脏泵出的血液所携带的氧量,由心脏泵功能、动脉氧分压、血氧饱和度和血红蛋白浓度决定,因此,提高氧输送也就通过心脏、血液和肺交换功能三个方面来实现。

支持动脉氧合:氧疗、呼吸机辅助通气和控制通气是支持动脉氧合的常用手段。至于支持动脉氧合的目标,不同类型的患者有不同的要求。对于非急性呼吸窘迫综合征或急性呼衰患者,支持动脉氧合的目标是将动脉氧分压维持在 80 mmHg 以上,或动脉血氧饱和度维持在 94% 以上。但对于急性呼吸窘迫综合征和急性呼衰患者,将动脉氧分压维持在 80 mmHg 以上常常是困难的,往往需要提高呼吸机条件、增加呼气末正压水平或提高吸入氧浓度,有可能导致气压伤或干扰血液循环。因此,对于这类患者,支持动脉氧合的目标是将动脉氧分压维持在高于 55~60 mmHg 水平以上,或动脉血氧饱和度高于 90% 以上。之所以将动脉氧分压维持在 55~60 mmHg 以上,与动脉血氧离曲线的"S"形特征有关,当动脉氧分压高于 55~60 mmHg 水平时,动脉血氧饱和度达到 90%,进一步提高动脉氧分压,呼吸和循环的代价很大,但动脉血氧饱和度增加却并不明显,氧输送也就不会明显增加。

支持心排出量:增加心排出量也是提高全身氧输送的基本手段。保证适当的前负荷、应用正性肌力药物和降低心脏后负荷是支持心排出量的主要方法。调整前负荷是支持心排出量首先需要考虑的问题,也是最容易处理的环节。若前负荷不足,则可导致心排出量明显降低。而前负荷过高,又可能导致肺水肿和心脏功能降低。因此,调整心脏前负荷具有重要的临床意义。当然,对于危重病患者,由于血管张力的改变以及毛细血管通透性的明显增加,往往使患者的有效循环血量明显减少,也就是说,前负荷减少更为常见。监测中心静脉压、肺动脉楔压、中心静脉变异度、抬腿试验等,可指导前负荷的调整。液体负荷试验后或利尿后,观察肺动脉楔压与心排出量的关系(心功能曲线)的动态变化,比单纯监测压力的绝对值更有价值。补充血容量,可选择晶体液和胶体液,考虑到危重患者毛细血管通透性明显增加,晶体液在血管内的保持时间较短,易转移到组织间隙,对不能耐受容量负荷的患者应适当提高胶体液的补充比例。

支持血液携氧能力:维持适当的血红蛋白浓度是改善氧输送的重要手段之一。由于血红蛋白是氧气的载体,机体依赖血红蛋白将氧从肺毛细血管携带到组织毛细血管,维持适当的血红蛋白浓度实际上就是支持血液携氧能力。但是,并非血红蛋白浓度越高,就对机体越有利。当血红蛋白浓度过高时(如高于 140 g/L),血液黏度明显增加,不但增加心脏负荷,而且影响血液在毛细血管内的流动,最终影响组织氧合。现在一般认为,血红蛋白浓度的目标水平是 70~90 g/L 或血细胞比容维持在 30% 左右。

(2) 降低机体氧需:降低氧需在 MODS 治疗中常常被忽视。由于组织缺氧是氧供和氧需失衡的结果,氧需增加也是导致组织缺氧和 MODS 的原因之一,降低氧需对 MODS 的防治具有重要意义。

导致危重病患者氧需增加的因素很多,针对不同原因进行治疗,就成为防治 MODS 的重要手段。体温每增加 1 ℃,机体氧需增加 7%,氧耗可能增加 25%。因此,及时降温,对于发热患者就很必要。可采用解热镇痛药物和物理降温等手段。物理降温时,要特别注意防止患者出现寒战。一旦发生寒战,机体氧需将增加100%~400%,对机体的危害很大。疼痛和烦躁也是导致机体氧需增加的常见原因。有效的镇痛和镇静,使患者处于较为舒适的安静状态,对防止MODS有益。抽搐导致氧需增加也十分明显,及时止痉是必要的。正常情况下,呼吸肌的氧需占全身氧需的1%~3%。若患者出现呼吸困难或呼吸窘迫,则呼吸肌的氧耗骤增,呼吸肌的氧需可能增加到占全身氧需的20%~50%。呼吸氧需的明显增加,势必造成其他器官的缺氧。采取积极措施,如机械通气或提高机械通气条件,改善患者的呼吸困难程度,能明显降低患者呼吸肌氧需量。

(3) 改善内脏器官血流灌注:MODS和休克可导致全身血流分布异常,肠道和肾脏等内脏器官常常处于缺血状态,持续的缺血缺氧,将导致急性肾衰竭和肠道功能衰竭,加重MODS。改善内脏灌注是MODS治疗的重要方向。

在传统的血管活性药物应用中,关于药物对内脏器官灌注的影响认识十分模糊,甚至被忽视。我们常用的方法是多巴酚丁胺,小剂量米力农,前列腺素E,东莨菪碱,丹参、川芎嗪等具有活血化瘀作用的中药制剂。

(4) 提高组织细胞对氧的利用:维持机体内环境稳定,为受损细胞提供各种营养底物(包括新陈代谢所需的各种维生素、微量元素等),改善细胞有氧代谢。

2. 代谢支持与调理　MODS使患者处于高度应激状态,导致机体出现以高分解代谢为特征的代谢紊乱。机体分解代谢明显高于合成代谢,蛋白质分解、脂肪分解和糖异生明显增加,但糖的利用能力明显降低。Cerra将之称为自噬现象。严重情况下,机体蛋白质分解代谢较正常增加40%~50%,而骨骼肌的分解可增加70%~110%。分解产生的氨基酸部分经糖异生作用后供能,部分供肝脏合成急性反应蛋白。器官及组织细胞的功能维护和组织修复有赖于细胞得到适当的营养底物,机体高分解代谢和外源性营养利用障碍,可导致或进一步加重器官功能障碍。因此,在MODS早期,代谢支持和调理的目标应当是提供适当营养底物,防止细胞代谢紊乱,支持器官、组织的结构功能,参与调控免疫功能,减少器官功能障碍的产生。而在MODS的后期,代谢支持和调理的目标是进一步加速组织修复,促进患者康复。

1988年,Cerra提出代谢支持的含义是为机体提供足量的营养底物以维持细胞代谢的需要。与营养支持的区别在于,代谢支持既防止因底物供应受限影响器官的代谢和功能,又避免因底物供给量过多而增加器官的负担,影响器官的代谢和功能。其具体实施方法:① 非蛋白热卡一般为25~30 kcal/(kg·d),其中葡萄糖<200 g/d,40%~50%的热卡由脂肪提供,以防止糖代谢紊乱,减少二氧化碳生成,降低肺的负荷;② 提高氮的供应量[0.25~0.35 g/(kg·d)]或蛋白质[1.5~2.5 g/(kg·d)],其中45%为支链氨基酸,以减少体内蛋白质的分解和供给急性反应蛋白合成的需要;③ 非蛋白热卡与氮的比例降低到100 kcal∶1 g。当然具体实施时还要考虑个体差异与病情特点而有所调整。

尽管代谢支持的应用,对改善MODS的代谢紊乱有一定的疗效,但并不能完全避免或逆转代谢紊乱。

1989年,Shaw提出代谢调理的含义是应用药物或生物制剂调整机体的代谢状态。从降低代谢率或促进蛋白质合成的角度着手,应用药物和生物制剂,以调理机体的代谢。主要方法包括:① 应用布洛芬、吲哚美辛(消炎痛)等环氧化酶抑制药,抑制前列腺素合成,降低分解代谢率,减少蛋白质分解;② 应用胰岛素,促进糖代谢;③ 应用重组人生长激素和生长因子,促进蛋白质合成,改善负氮平衡。这方面的治疗仍需要不断完善。

3. 循环支持　循环支持主要是通过对血管内容量、心脏排血功能和血管张力的调整,使心排血量达到满足机体代谢所需的水平。可参见"脓毒症与脓毒性休克"一章。

4. 呼吸支持　主要是急性呼吸功能衰竭、ARDS 的防治,可参见第二篇。

5. 肾脏支持　维持适当的血容量,缓解肾血管痉挛,增加肾血流量,维持适当的尿量 [$0.5\sim1.0\,\mathrm{ml/(kg\cdot h)}$],慎用或不用肾毒性药物,根据肾功能状态及时调整用药剂量,适时合理应用肾脏替代治疗如 CVVH、IVVH 等血液净化技术。

6. 肝脏支持　注意维持肝脏血供,应用支链氨基酸和 EN 及保肝药的使用等,必要时可实施人工肝治疗。

7. 胃肠道支持　核心问题是改善胃肠血液灌注,防治胃肠黏膜屏障功能损害。主要措施:① 循环复苏直到胃肠 pHi 或胃肠局部 PCO_2 恢复正常水平;② 当肠道不能进食时,及时补充肠道黏膜细胞特殊营养底物,如谷氨酰胺、精氨酸、短链脂肪酸等;③ 早期肠内营养(EN),只要肠道功能允许,就给予肠内营养(包括膳食纤维);④ 适度应用制酸剂(如 H_2 受体拮抗剂、质子泵抑制剂),维持胃液 pH $3\sim4$;⑤ 胃黏膜保护剂的应用,如铋制剂、PGE_2 等;⑥ 稳妥处理应激相关性上消化道出血(SR-UGIH),如适当应用 H_2 受体拮抗剂、质子泵抑制剂,局部慎用血管收缩剂;⑦ 肠道清洁性治疗,如中药大黄的应用等。

8. 血液系统的支持　重点是贫血,出凝血功能的监测与调整,防治 DIC,防治深静脉血栓。参见"脓毒症和脓毒性休克"一章。

9. 中枢神经系统的支持　重点为保持适当的脑血流,防治脑水肿,改善脑细胞代谢,维持颅内内环境正常。

MODS 的治疗是相当困难的,需要不断探索、完善和提高。

(吕建农)

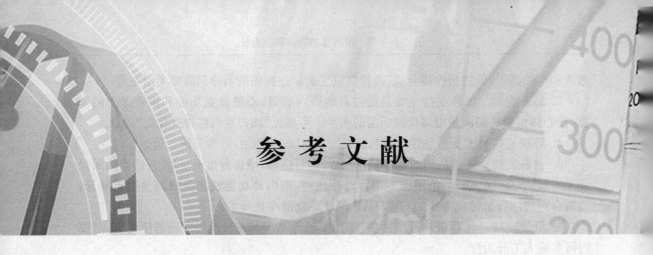

参 考 文 献

［1］Marino P L. The ICU Book［M］. 4th. USA：Wolters Kluwer ,2014.

［2］邱海波. ICU 主治医师手册［M］. 2 版. 南京：江苏科学技术出版社，2013.

［3］Bigatello L M, Allain R M, Hess D, et al. Critical Care Handbook of the Massachusetts General Hospital［M］. 5th. Philadelphia：Lippincott Williams and Wilkins，2010.

［4］PettersonM T, Begnoche V L, Graybeal J M. The effect of motion on pulse oximetry and its clinical significance［J］. Anesthesia and Analgesia，2007，105(6)：78－84.

［5］The ARDS Definition Task Force. Acute respiratory distress syndrome the Berlin definition. JAMA，2012：307.

［6］Zhan Q，Sun B，Liang L，et al. Early use of noninvasive positive pressure ventilation for acute lung injury：A multicenter randomized controlled trial. Crit Care Med 2012,40：455－460.

［7］Papazian L，Forel J M，Gacouin A，et al. Neuromuscular blockers in early acute respiratory distress syndrome［J］. New England Journal of Medicine，2010，363(12)：1107－1116.

［8］Slutsky A S. Consensus conference on mechanical ventilation：-January 28：30，1993 at Northbrook，Illinois，USA［J］. Intensive Care Medicine，1994，20(1)：64－79.

［9］Tobin M J. Advances in mechanical ventilation［J］. New England Journal of Medicine，2001，344(26)：1986－1996.

［10］Kondili E，Akoumianaki E，Alexopoulou C，et al. Identifying and relieving asynchrony during mechanical ventilation［J］. Expert Review of Respiratory Medicine，2009,3(3)：231－243.

［11］Heunks L M，van der Hoeven J G. Clinical review：The ABC of weaning failure-a structured approach［J］. Critical Care，2010，14(6)：245.

［12］Vincent J L，de Backer D. Circulatory shock［J］. New England Journal of Medicine，2013，369(18)：1726－1734.

［13］中国医师协会急诊医师分会,中国心胸血管麻醉学会急救与复苏分会. 中国急性心力

衰竭急诊临床实践指南(2017)[J]. 中华急诊医学杂志,2017,26(12):1347-1357.

[14] 中华医学会心血管病学分会心力衰竭学组,中国医师协会心力衰竭专业委员会,中华心血管病杂志编辑委员会. 中国心力衰竭诊断和治疗指南 2018[J]. 中华心血管病杂志,2018,46(10):760-789.

[15] Price S, Platz E, Cullen L, et al. Expert consensus document:Echocardiography and lung ultrasonography for the assessment and management of acute heart failure[J]. Nat. Rev. Cardiol. 2017;14(7): 427-440.

[16] 急性肾损伤专家共识小组. 急性肾损伤诊断与分类专家共识[J]. 中华肾脏病杂志,2006,22(11):661-663.

[17] Khwaja A. KDIGO clinical practice guidelines for acute kidney injury[J]. Nephron, 2012, 120(4):179-184.

[18] 胡家昌,丁小强,滕杰. 急性肾损伤肾脏替代治疗时机的研究进展[J]. 中华肾脏病杂志, 2015(9):715-720.

[19] Jun M, Bellomo R, Cass A, et al. Timing of renal replacement therapy and patient outcomes in the randomized evaluation of normal versus augmented level of replacement therapy study[J]. Critical Care Medicine, 2014, 42(8):1756-1765.

[20] 孙仁华,江荣林,黄曼,等. 重症患者早期肠内营养临床实践专家共识[J]. 中华危重病急救医学, 2018(8):715-721.

[21] 国外急诊/重症相关专家小组. 2018 共识声明:亚太和中东地区重症患者的营养治疗[J]. Clin Nutr ESPEN,2018,24:156-164.

[22] 中国医师协助呼吸医师分会. 中国呼吸危重症患者营养支持治疗专家共识[J]. 中华医学杂志,2020;100(8):573-585.

[23] Mc Clave S A,Taylor B E,Martindale R G, et al. Guidelines for the Provision and Assessment of Nutrition Support Therapy in the Adult Critically Ill Patient:Society of Critical Care Medicine (SCCM) and American Society for Parenteral and Enteral Nutrition (A. S. P. E. N.)[J]. Crit Care Med. 2016,44(2):390-438.

[24] Elke G, Hartl W H, Kreymann K G, et al. Clinical nutrition in critical care medicine -guideline of the German society for nutritional medicine (DGEM)[J]. Clinical Nutrition ESPEN, 2019, 33:220-275.

[25] 江荣林,吕宾. 危重症急性胃肠损伤学[M]. 杭州:浙江大学出版社,2017.

[26] Metlay J P, Waterer G W, Long A C, et al. Diagnosis and treatment of adults with community-acquired pneumonia. An official clinical practice guideline of the American thoracic society and infectious diseases society of America [J]. AmericanJournalofRespiratory and Critical Care Medicine, 2019, 200(7):45-67.

[27] Kalil AC, Metersky M L, Klompas M, et al. Management of adults with hospital-acquired and ventilator-associated pneumonia:2016 clinical practice guidelines by the infectious diseases society of America and the American thoracic society[J]. Clinical Infectious Diseases, 2016, 63(5):61-111.

[28] Torres A, Niederman M S, Chastre J, et al. International ERS/ESICM/ESCMID/ALAT guidelines for the management of hospital-acquired pneumonia and ventilator-

associated pneumonia：Guidelines for the management of hospital-acquired pneumonia（HAP）/ventilator-associated pneumonia（VAP）of the European Respiratory Society（ERS），European Society of Intensive Care Medicine（ESICM），European Society of Clinical Microbiology and Infectious Diseases（ESCMID）and Asociaci&. # 243；n Latinoamericana del T&. # 243；rax（ALAT）[J]．TheEuropeanRespiratory Journal，2017，50(3)：756 - 762．

[29] Marschall J，Mermel L A，Fakih M，et al．Strategies to prevent central line-associated bloodstream infections in acute care hospitals：2014 update[J]．Infection Control &. Hospital Epidemiology，2014，35(7)：753 - 771．

[30] Rhodes A，Evans L E，Alhazzani W，et al．Surviving sepsis campaign：International guidelines for management of sepsis and septic shock：2016[J]．Intensive Care Medicine，2017，43(3)：304 - 377．

[31] Singer M，Deutschman C S，Seymour CW，et al．The Third International Consensus Definitions for Sepsis and Septic Shock(Sepsis - 3)[J]．JAMA．2016,315(8)：801 - 10．

[32] Seymour C W，Liu V X，Iwashyna T J，et al．Assessment of clinical criteria for sepsis：For the third international consensus definitions for sepsis and septic shock（sepsis - 3)[J]．JAMA，2016，315(8)：762 - 774．

[33] Shankar-Hari M，Phillips G S，Levy M L，et al．Sepsis Definitions Task Force．Developing a New Definition and Assessing New Clinical Criteria for Septic Shock：For the Third International Consensus Definitions for Sepsis and Septic Shock（Sepsis - 3)[J]．JAMA,2016,315(8)：775 - 87．

[34] 安友仲,马晓春,于凯江,等.中国成人 ICU 镇痛和镇静治疗指南[J].中华重症医学电子杂志 ，2018,4(2)：90 - 113．

[35] 中国冷静治疗研究组.重症患者谵妄管理专家共识[J].中华内科杂志,2019,58(2)：108 - 118．

[36] Devlin J W，Skrobik Y，Gélinas C，et al．Clinical practice guidelines for the prevention and management of pain，agitation/sedation，delirium，immobility，and sleep disruption in adult patients in the ICU[J]．Critical Care Medicine，2018，46(9)：825 - 873．

[37] Neumar R W，Nolan J P，Adrie C，et al．Post-Cardiac Arrest Syndrome：Epidemiology，Pathophysiology，Treatment，and Prognostication A Consensus Statement From the International Liaison Committee on Resuscitation（American Heart Association，Australian and New Zealand Council on Resuscitation，European Resuscitation Council，Heart and Stroke Foundation of Canada，InterAmerican Heart Foundation，Resuscitation Council of Asia，and the Resuscitation Council of Southern Africa)；the American Heart Association Emergency Cardiovascular Care Committee；the Council on Cardiovascular Surgery and Anesthesia；the Council on Cardiopulmonary，Perioperative，and Critical Care；the Council on Clinical Cardiology；and the Stroke Council[J]．Circulation,2008,118(23)：2452 - 2483．

[38] Callaway C W，Donnino M W，Fink E L，et al．Part 8：Post-cardiac arrest care：

2015 American heart association guidelines update for cardiopulmonary resuscitation and emergency cardiovascular care[J]. Circulation, 2015, 132(2): 465 - 482.

[39] Panchal A R, Berg K M, Hirsch K G, et al. 2019 American heart association focused update on advanced cardiovascular life support: Use of advanced airways, vasopressors, and extracorporeal cardiopulmonary resuscitation during cardiac arrest: An update to the American heart association guidelines for cardiopulmonary resuscitation and emergency cardiovascular care[J]. Circulation, 2019, 140(24):881 - 894.

[40] Rahul Nanchal, Ram subramanian, Constantine J. Karvellas, et al. Guidelines for the Management of Adult Acute and Acute-on-Chronic Liver Failure in the ICU: Cardiovascular, Endocrine, Hematologic, Pulmonary, and Renal Considerations [J]. Crit Care Med, 2020,48(3):173 - 191.